스트레칭 처방

옮긴이 **유병규** 외

PRESCRIPTIVE STRETCHING

Kristian Berg

영 문 출 판 사

■옮긴이(가나다 순)

김성수 광주보건대학교 물리치료과 교수
김은혜 신구대학교 물리치료과 외래강사
김효철 원광디지털대학교 한방미용예술학과 교수
성윤희 경남대학교 물리치료학과 교수
유병규 신구대학교 물리치료과 교수
정덕조 서원대학교 사범대학 체육교육과 교수
정선영 경희대학교 의과대학 생리학교실 연구원
정연옥 동원대학 휘트니스건강관리과 교수
채정병 마산대학교 물리치료과 교수

Prescriptive Stretching
by Kristian Berg

스트레칭 처방

2012년 9월 7일 초판인쇄
2012년 9월 14일 초판발행

지은이 : Kristian Berg
옮긴이 : 유 병 규 외
발행인 : 박 병 조
발행처 : 도서출판 영문출판사
등 록 : 1987년 12월 21일 제 2-419호
주 소 : 서울시 강남구 삼성동 69-1
전 화 : (02)514-5590, 776-5590
팩 스 : (02)756-8943
홈페이지 : www.ymsbook.net
e-mail : yeongmunsa@empal.com
정 가 : 20,000원
ISBN 978-89-7224-308-3 93510

• 파본은 교환해 드립니다.

저자 소개 / About The Author

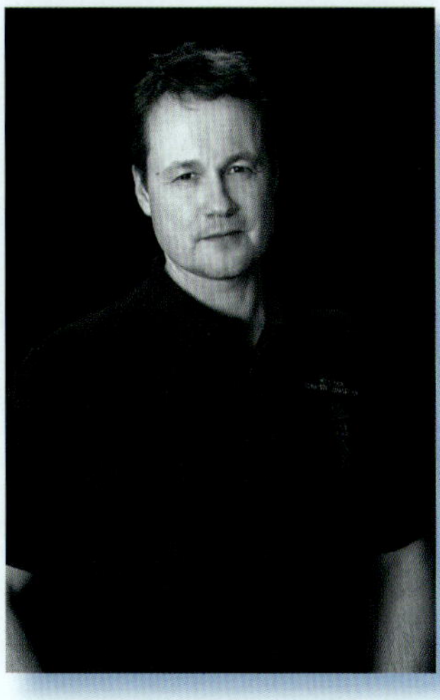

Kristian Berg는 도수치료와 척추, 결합조직 스트레칭을 중점적으로 하는 마사지 치료 분야의 박사이다. Berg 박사는 1988년부터 스웨덴의 스톡홀름에서 클리닉을 운영하고 있으며, 해부학과 도수치료 기법의 국제 트레이닝 코스에 해마다 참가하고 있다. 그는 그의 클리닉에서 스트레칭과 근육 균형 치료로 30,000명 이상의 환자들을 치료하였다. Berg 박사는 개인 트레이닝 학교(Personal training school)의 교장이며 스톡홀름에서 마사지 도수 의학을 가르치는 스칸디나비아 대학에서 해부학을 강의하고 있으며, 스웨덴과 유럽을 통틀어 스트레칭과 운동선수 트레이닝 분야에서 매우 존경받는 강사이다.

마사지 치료사가 되기 전에 Berg 박사는 유명한 체육 전문가이며, 유능한 주니어 테니스 선수였다. 최근에는 다양한 스포츠 운동선수로 출전하였으며, 남아메리카의 최고봉인 앙콩카과산(Aconcagua)을 등반하였다. 현재 Berg 박사는 스웨덴의 Svatsjo에 거주하고 있다.

역자서문

무엇보다 먼저 좋은 책을 귀한 사람들과 함께 번역할 수 있도록 허락하신 주님의 사랑과 은혜에 감사를 드립니다.

스트레칭에 관한 이론과 치료방법들은 지속적으로 발전하여 전문가를 위한 스트레칭이나 일반인을 위한 스트레칭 서적들은 쉽게 접할 수 있지만 스트레칭이 왜 필요한지에 대한 이유를 설명한 책들은 많지 않습니다. 이러한 현실 속에서 스트레칭과 선수트레이닝 분야에서 존경받는 마시지 치료사이며 현재 스칸디나비아 대학에서 해부학을 강의하고 있는 Kristian Berg 박사가 "스트레칭 처방"이라는 책을 집필하였습니다.

이 책은 통증에 대한 신속한 평가와 일반적인 질환에 대한 구체적인 권고사항을 통해 환자가 지닌 불편함을 감소시킬 수 있도록 구성되어 있고 스트레칭이 일어나는 관련 근육의 해부학적 그림과 함께 통증감소, 근육의 통증완화, 균형과 유연성 증진 등을 소개하였습니다. 뿐 아니라, 일반적인 손상을 예방하기 위한 효과적인 단계별 스트레칭 방법과 개인별 맞춤형 스트레칭 프로그램을 제시하였습니다. 이러한 책의 구성과 제시된 프로그램들은 체육, 건강, 보건의료 관련 전문가들이나 학생들에게 그리고 건강에 관심을 갖고 운동하는 일반인들에게 스트레칭 처방과 방법을 바르게 적용할 수 있는 나침판 역할을 할 것이라 확신합니다.

본 역자들은 이 책을 번역하면서 원저자의 학문적 의미를 놓치지 않으려고 노력하였으나 번역을 마치고 보니 부족하고 아쉬운 점이 많습니다. 그럼에도 불구하고 이 책을 출판하기로 결정한 것은 다양한 스트레칭 관련 일반 서적 및 전문 서적과는 달리 이 책이 지닌 특유한 장점들이 많기 때문입니다. 뿐 아니라, 본 역자들은 스트레칭 분야가 발전하길 기대하고 이 책이 그 발전에 미약하지만 작은 역할을 할 수 있을 것이라 기대하기 때문입니다.

끝으로, 어려운 출판 여건 속에서도 이 책의 출판에 물심양면으로 도움을 주신 영문출판사 박병조 사장님을 비롯한 편집실 직원 여러분의 수고에 깊이 감사드리며, 이 책을 접하는 모든 분들께 스트레칭 처방에 대한 이해와 사랑을 부탁드립니다.

2012년 8월
역자일동

목차 / Contents

서론 / Introduction

사람들은 두 종류로 분류할 수 있다 - 요통이 있는 사람과 요통을 가질 가능성이 있는 사람

치료사로서 신경근골격계 질환을 치료하면서, 치료 후 환자들로부터 '스트레칭이 정말 필요한가요? 스트레칭을 해야만 하나요?' 라는 질문들을 들었다.

대답은 'yes' 도 아니고 'no' 도 아니다. 분명하지는 않지만, 우리 중의 대부분은 스트레칭을 하지 않으면 어떤 결과가 나타날지 알고 있을 것이다. 유감스럽게도, 스트레칭을 하지 않았을 때 나타나는 결과를 우리는 통증이 나타나고서야 인식할 수 있고, 이러한 것을 예방하기 위해 우리는 몸을 지속적으로 관리해야만 한다.

심지어 우리의 행동에 의해 야기되는 통증이 나타난 후에도 깨닫지 못하기도 한다. 현재까지 우리의 신체는 관리를 필요로 하지 않았고, 그 결과 현재의 통증이 시작되는 이유가 되었다. 지난 6개월 동안 양치질을 하지 않았다면, 그것에 의해 생겨난 충치에 놀라지 않겠는가? 통증에 대비해야만 한다. 우리의 신체는 지난 20년간 무엇을 해왔는지 잊지 않는다 .

우리에게 스트레칭이 필요한가? 스트레칭과 운동은 매일 신체를 관리하는 방법 중 하나이다. 이것은 양치질하는 습관과 다를 것이 없다.

여러 형태의 스트레칭은 사람과 동물에 의해 습관적으로 연습되어 왔다. 고양이나 개가 걷는 모습을 생각해보면, 모든 활동을 시작하기 전에 어깨와 엉덩관절 근육을 스트레칭한다. 우리의 삶에서 요구도가 줄어들고, 활동이 감소한다고 해서 이러한 동물적 본능이 없어지는 것이 가능할까? 비록 사실일 수 있으나, 본능은 여전히 남는다. 아침에 하품을 할 때, 허리를 구부리고 팔을 위와 바깥쪽으로 스트레칭하는 경향을 보이는 것이 좋은 예이다.

체조선수로 보낸 지난 10년은 정말이지 고통스러웠다. 지속적인 통증이 등(back)에서 느껴졌고, 심지어 선수생활을 하는 중에도 통증이 나타났다. 나는 체조선수로서 몸이 유연했기에 근육과 유연성에 대해 자신이 있다고 생각했다. 이후에, 마사지 치료사가 되기 위해 공부하는 동안 이전에는 결코 알지 못했던 근육들을 알게 되었다.

그러나 내가 학생이었던 시절 동안에도 나의 등은 지속적으로 손상 받고 있었다. 치료에 상관없이 통증은 조금씩 증가하였다. 얼마 후, 나는 특정한 근육을 지속적으로 스트레칭함으로써 통증이 완화되며 몸이 좋아진다는 느낌을 받기 시작하였다. 나는 신체의 다른 부분의 근육도 부드럽고 유연하게 만들어야겠다고 결심하였다. 나는 결실을 얻기 시작하였다. 현재는 나의 등에 신경을 쓰지 않는다. 운동이나 실수로 인해 통증이 느껴지기 시작했다면, 이전에 스트레칭 했던 근육을 스트레칭한다. 스트레칭을 하면, 통증은 사라지게 된다. 돌이켜 생각해보면, 내가 지금 알고 있는 것을 그 때도 알았더라면 체조선수로서 어떻게 행동했을지 종종 궁금해진다. 하나의 근육이 건강해지면 다른 세계를 만들 수 있다.

나는 나의 환자에게도 적용시키려고 한 경험이 있다. 모든 환자에게 하나의 운동을 집에서 하게 한다. 나는 누가 숙제를 했고, 누가 숙제를 잊었는지 쉽게 알 수 있다. 함께 운동함으로써 통증이 감소되고 움직임이 증가하는 원하는 결과들을 쉽게 얻게 된다.

스트레칭 책과 잡지는 종종 획기적인 스트레칭으로 가득차 있다. 안타깝게도, 스트레칭이 왜 진정으로 필요한지에 대한 이유는 설명되어 있지 않다. 논문에 나타난 운동들은 가끔 잘못되었거나 위험하며, 그것을 수행하기 위한 교육들도 종종 불완전하여 실행하기가 힘들며 또는 존재하지 않는 것도 있다.

이 책은 모든 다른 도구와 같은 하나의 도구이다. 이러한 스트레칭은 주의해서 다루어야만 한다. 책을 읽고 그림을 완전히 공부해라. 완벽하고 정확하게 할 수 있다면 운동을 시작해라.

인체의 근육과 뼈
/ Muscles and Bones of the Human Body

근육의 라틴어 이름은 종종 근육이 무엇처럼 보이는지 또는 어떤 기능을 하는지를 나타내기 때문에 일반적으로 라틴어 용어를 학습하게 된다. 어깨올림근(견갑거근; levator scapulae)을 예로 들어보자. 현대 용어인 *들어 올리는 근육(elevator)*의 기원은 *올림근(거근; levator)*이라는 의미를 지닌 '일으키다' 라는 *levito*로부터 유래되었다. *Scapula*(어깨뼈)는 어깨 잎(shoulder blade)을 의미하는 라틴어이다. 이러한 예는 끝이 없으며, 근육의 이름이 라틴어와 유사하다면 근육 위치와 기능을 쉽게 추론할 수 있을 것이다. 여기 몇몇 예를 들어본다.

abdominis(배곧은근; 복근) = abdomen(복부)
abductor(벌림근; 외전근) = outward moving (밖으로 움직이는)
adductor(모음근; 내전근) = inward moving (안으로 움직이는)
antebrachii(아래팔; 전완) = forearm(전완)
anterior(앞쪽; 전방) = front side(전면)
bi(둘) = Two(둘)
brachii(위팔; 상완) = upper arm(상완)
brevis(짧은근; 단근) = short(짧은)
caput(머리) = head(머리)
dorsum(뒤쪽) = back(등쪽)

externus(바깥쪽의; 외회전의) = outer/external(바깥의)
extensor(폄근; 신전근) = muscle that extends/ straightens(쭉 뻗은 근육)
femoris(넙다리; 대퇴) = thigh(허벅지)
flexor(굽힘근; 굴곡근) = muscle that bends(구부러진 근육)
infra(아래의) = below(아래의)
internus(내회전의) = inner/internal(안쪽의)
lateralis(가쪽근; 외측근) = toward the side(외측으로)
levator(올림근; 거근) = muscle that raises (들어 올리는 근육)
longus(긴근; 장근) = long(긴)
magnus/major(큰) = large/greater than(커다란)
minimus/minor(작은) = small/lesser than(작은)
musculus(근육의) = muscle(근육)
musculi(근육) = muscle(근육)
oblique(비스듬한) = slanted(기울어진)
posterior(뒤쪽) = back side(등쪽)
processue(돌기) = process(돌기)
spinae(척추) = spine(척추)
supra(위쪽의) = above(위의)
tri(세 개) = three(세 개)

스트레칭에 관한 정보

본 책에서는 스트레칭하는 법을 설명할 때 오른쪽을 기준으로 설명하였다.
왼쪽 스트레칭하는 것 또한 잊지 말아야 한다.

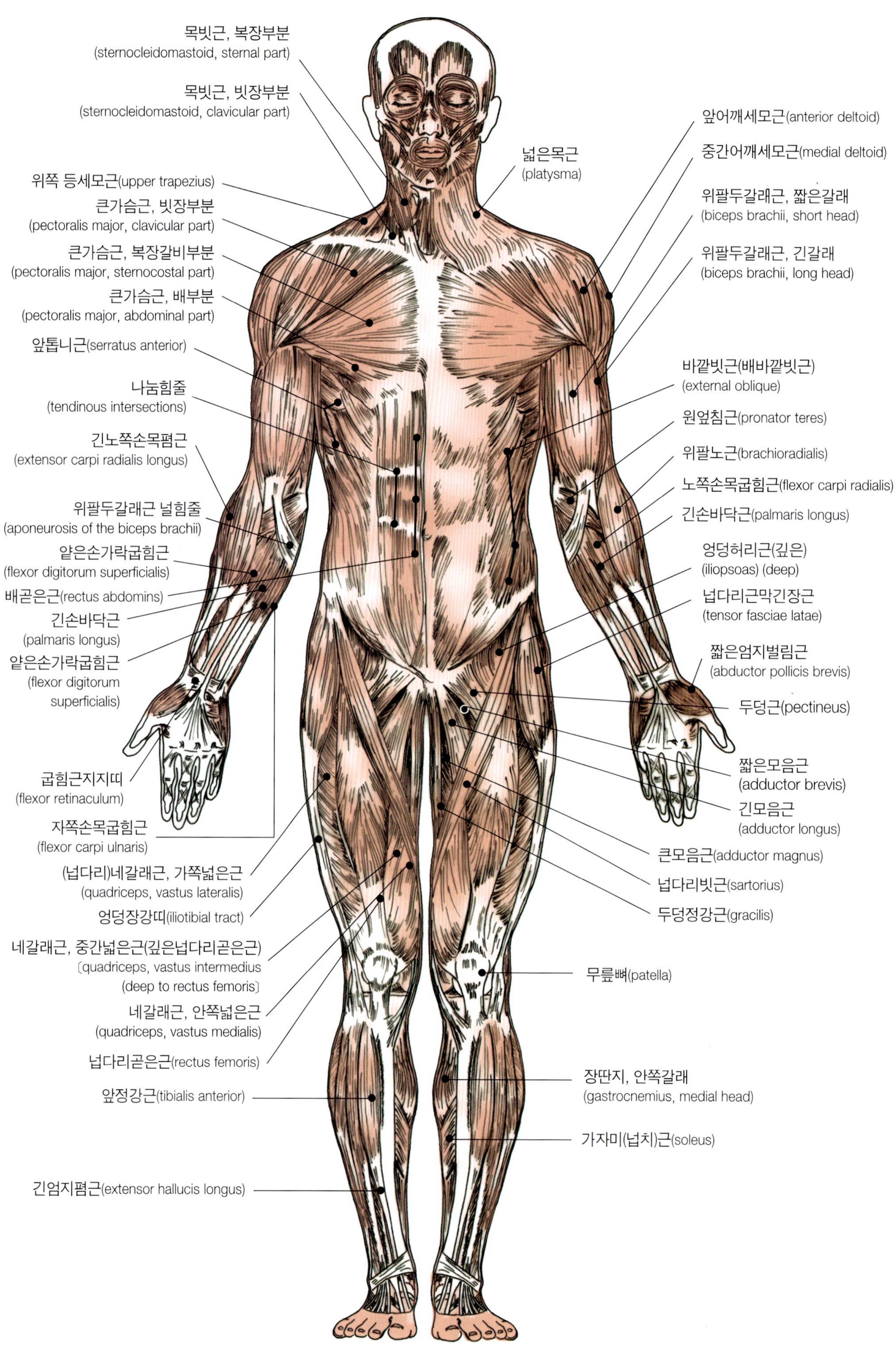

목빗근, 복장부분
(sternocleidomastoid, sternal part)
목빗근, 빗장부분
(sternocleidomastoid, clavicular part)
위쪽 등세모근(upper trapezius)
큰가슴근, 빗장부분
(pectoralis major, clavicular part)
큰가슴근, 복장갈비부분
(pectoralis major, sternocostal part)
큰가슴근, 배부분
(pectoralis major, abdominal part)
앞톱니근(serratus anterior)
나눔힘줄
(tendinous intersections)
긴노쪽손목폄근
(extensor carpi radialis longus)
위팔두갈래근 널힘줄
(aponeurosis of the biceps brachii)
얕은손가락굽힘근
(flexor digitorum superficialis)
배곧은근(rectus abdomins)
긴손바닥근
(palmaris longus)
얕은손가락굽힘근
(flexor digitorum
superficialis)
굽힘근지지띠
(flexor retinaculum)
자쪽손목굽힘근
(flexor carpi ulnaris)
(넙다리)네갈래근, 가쪽넓은근
(quadriceps, vastus lateralis)
엉덩장강띠(iliotibial tract)
네갈래근, 중간넓은근(깊은넙다리곧은근)
〔quadriceps, vastus intermedius
(deep to rectus femoris)〕
네갈래근, 안쪽넓은근
(quadriceps, vastus medialis)
넙다리곧은근(rectus femoris)
앞정강근(tibialis anterior)
긴엄지폄근(extensor hallucis longus)
넓은목근
(platysma)
앞어깨세모근(anterior deltoid)
중간어깨세모근(medial deltoid)
위팔두갈래근, 짧은갈래
(biceps brachii, short head)
위팔두갈래근, 긴갈래
(biceps brachii, long head)
바깥빗근(배바깥빗근)
(external oblique)
원엎침근(pronator teres)
위팔노근(brachioradialis)
노쪽손목굽힘근(flexor carpi radialis)
긴손바닥근(palmaris longus)
엉덩허리근(깊은)
(iliopsoas) (deep)
넙다리근막긴장근
(tensor fasciae latae)
짧은엄지벌림근
(abductor pollicis brevis)
두덩근(pectineus)
짧은모음근
(adductor brevis)
긴모음근
(adductor longus)
큰모음근(adductor magnus)
넙다리빗근(sartorius)
두덩정강근(gracilis)
무릎뼈(patella)
장딴지, 안쪽갈래
(gastrocnemius, medial head)
가자미(넙치)근(soleus)

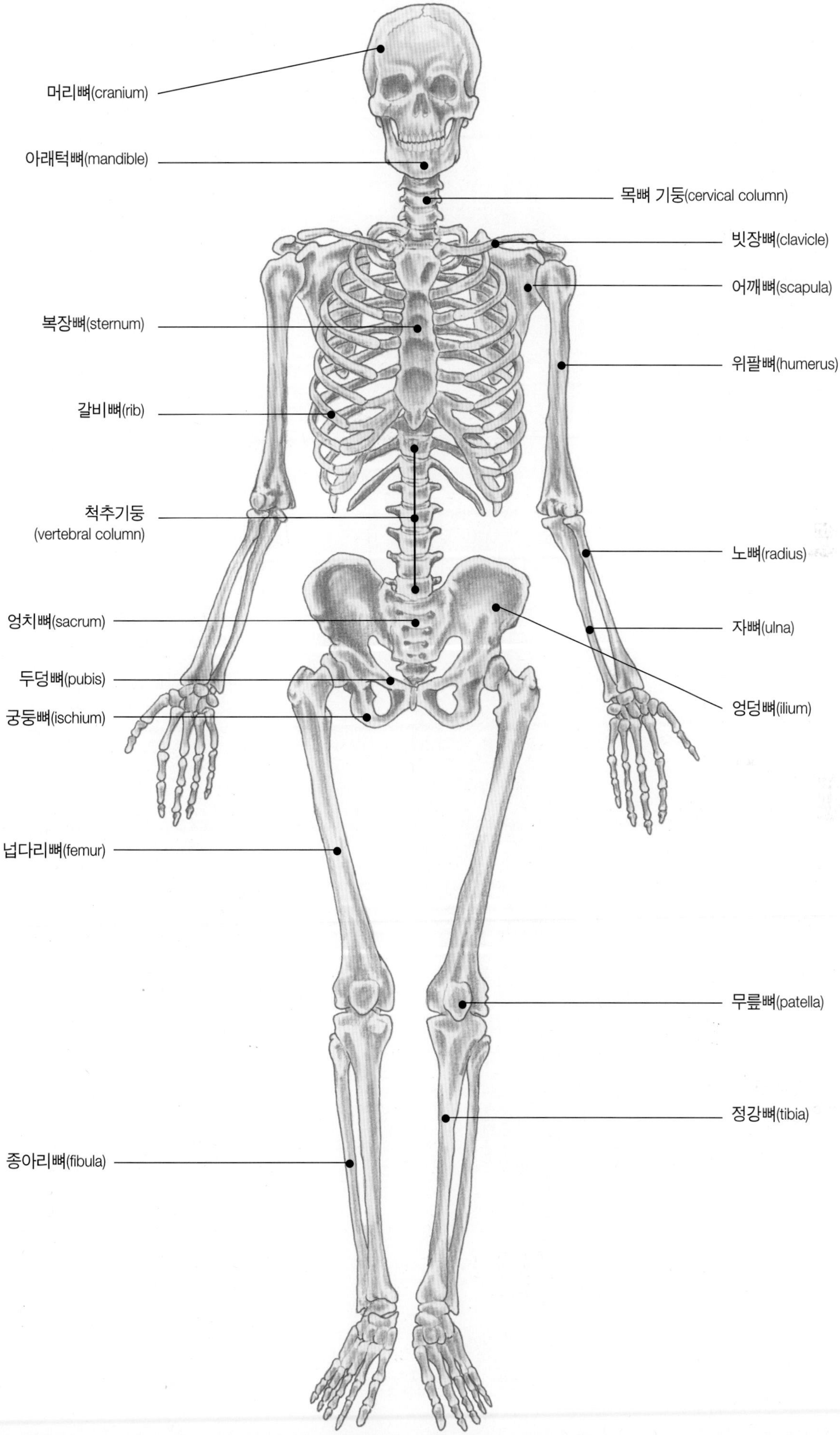

머리뼈(cranium)
아래턱뼈(mandible)
목뼈 기둥(cervical column)
빗장뼈(clavicle)
어깨뼈(scapula)
복장뼈(sternum)
위팔뼈(humerus)
갈비뼈(rib)
척추기둥
(vertebral column)
노뼈(radius)
엉치뼈(sacrum)
자뼈(ulna)
두덩뼈(pubis)
궁둥뼈(ischium)
엉덩뼈(ilium)
넙다리뼈(femur)
무릎뼈(patella)
정강뼈(tibia)
종아리뼈(fibula)

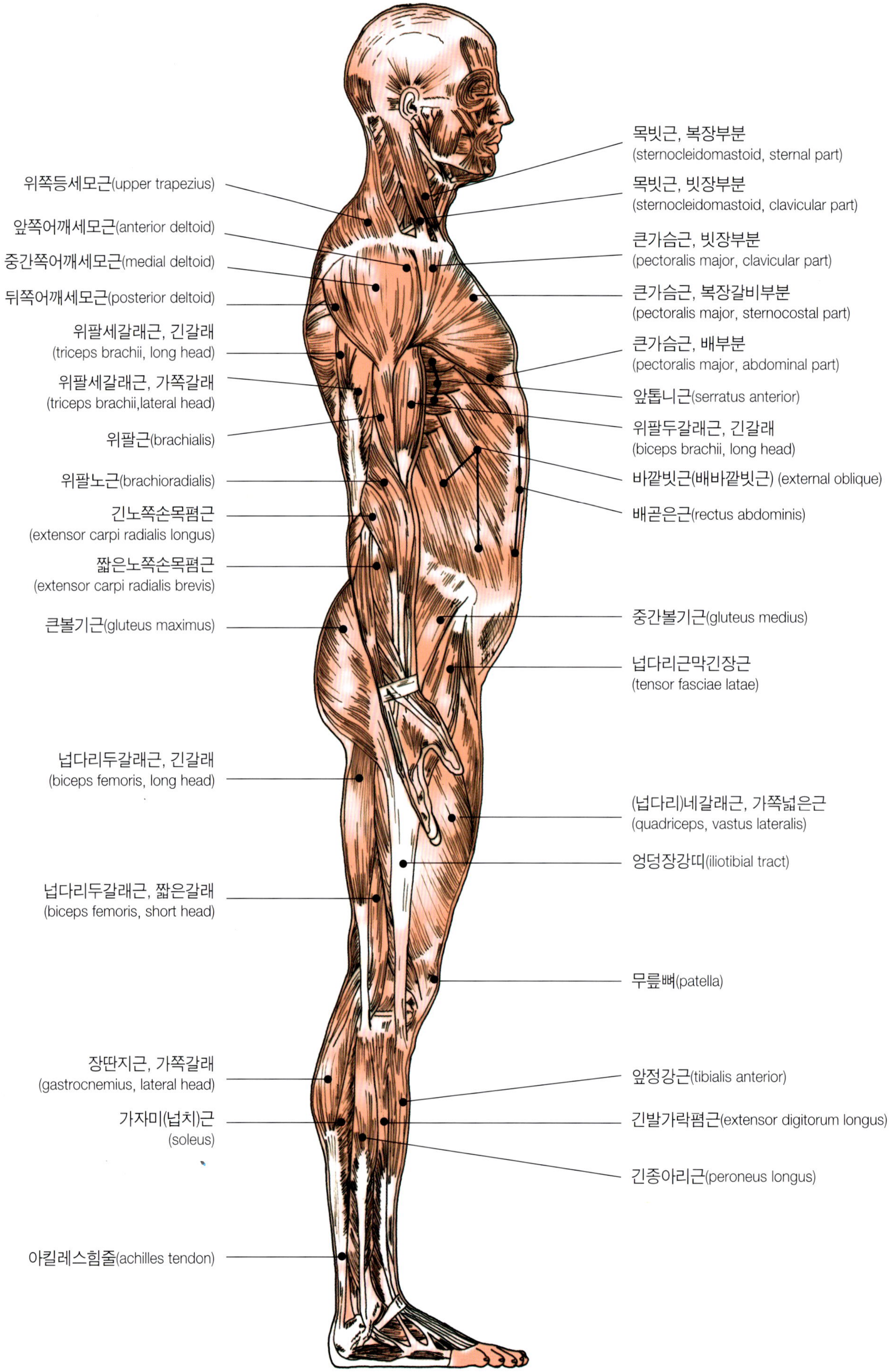
목빗근, 복장부분
(sternocleidomastoid, sternal part)
위쪽등세모근(upper trapezius)
목빗근, 빗장부분
(sternocleidomastoid, clavicular part)
앞쪽어깨세모근(anterior deltoid)
큰가슴근, 빗장부분
(pectoralis major, clavicular part)
중간쪽어깨세모근(medial deltoid)
뒤쪽어깨세모근(posterior deltoid)
큰가슴근, 복장갈비부분
(pectoralis major, sternocostal part)
위팔세갈래근, 긴갈래
(triceps brachii, long head)
큰가슴근, 배부분
(pectoralis major, abdominal part)
위팔세갈래근, 가쪽갈래
(triceps brachii,lateral head)
앞톱니근(serratus anterior)
위팔두갈래근, 긴갈래
(biceps brachii, long head)
위팔근(brachialis)
바깥빗근(배바깥빗근) (external oblique)
위팔노근(brachioradialis)
긴노쪽손목폄근
(extensor carpi radialis longus)
배곧은근(rectus abdominis)
짧은노쪽손목폄근
(extensor carpi radialis brevis)
중간볼기근(gluteus medius)
큰볼기근(gluteus maximus)
넙다리근막긴장근
(tensor fasciae latae)
넙다리두갈래근, 긴갈래
(biceps femoris, long head)
(넙다리)네갈래근, 가쪽넓은근
(quadriceps, vastus lateralis)
엉덩정강띠(iliotibial tract)
넙다리두갈래근, 짧은갈래
(biceps femoris, short head)
무릎뼈(patella)
장딴지근, 가쪽갈래
(gastrocnemius, lateral head)
앞정강근(tibialis anterior)
가자미(넙치)근
(soleus)
긴발가락폄근(extensor digitorum longus)
긴종아리근(peroneus longus)
아킬레스힘줄(achilles tendon)

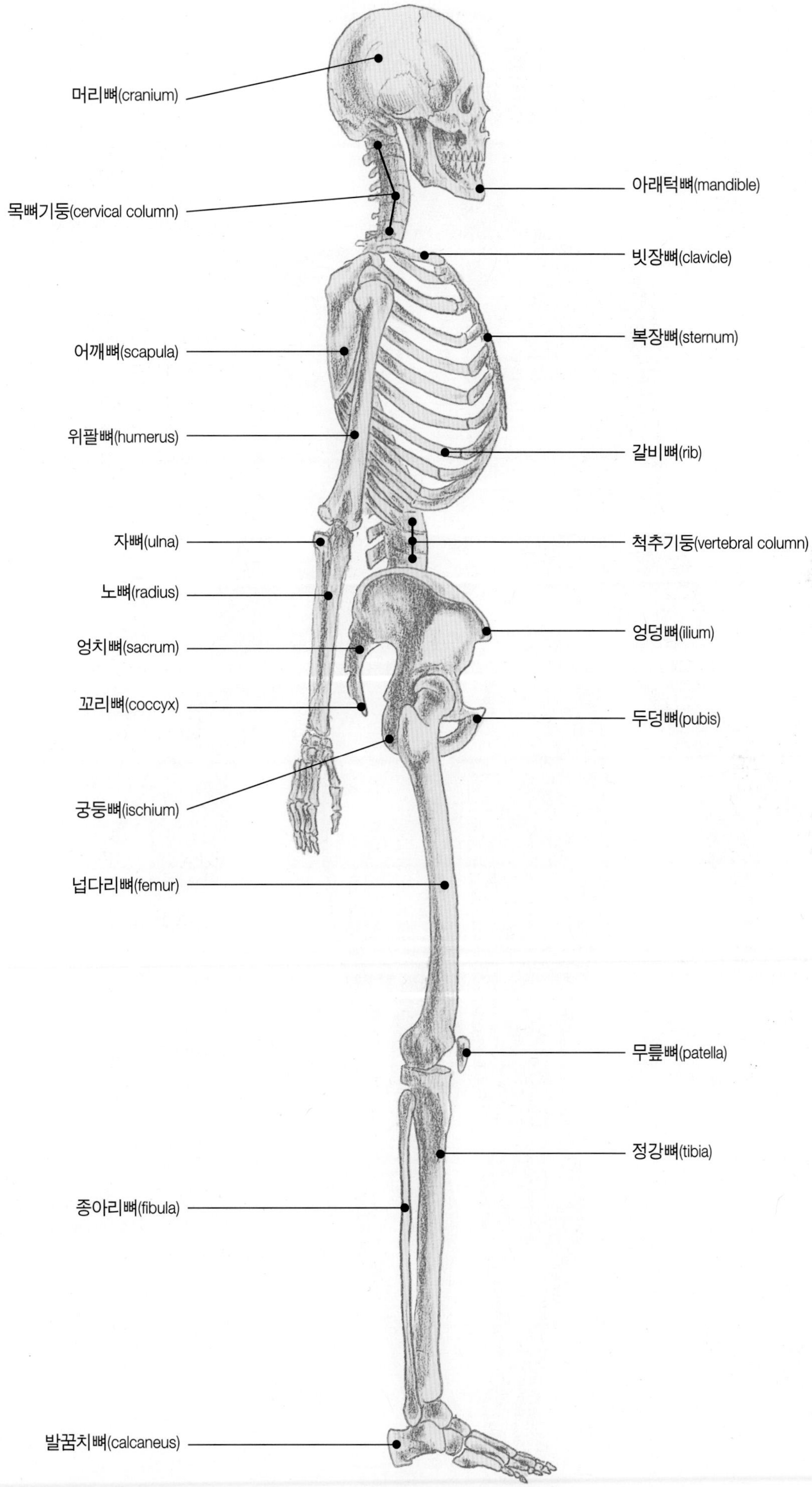

머리뼈(cranium)
아래턱뼈(mandible)
목뼈기둥(cervical column)
빗장뼈(clavicle)
복장뼈(sternum)
어깨뼈(scapula)
위팔뼈(humerus)
갈비뼈(rib)
자뼈(ulna)
척추기둥(vertebral column)
노뼈(radius)
엉덩뼈(ilium)
엉치뼈(sacrum)
꼬리뼈(coccyx)
두덩뼈(pubis)
궁둥뼈(ischium)
넙다리뼈(femur)
무릎뼈(patella)
정강뼈(tibia)
종아리뼈(fibula)
발꿈치뼈(calcaneus)

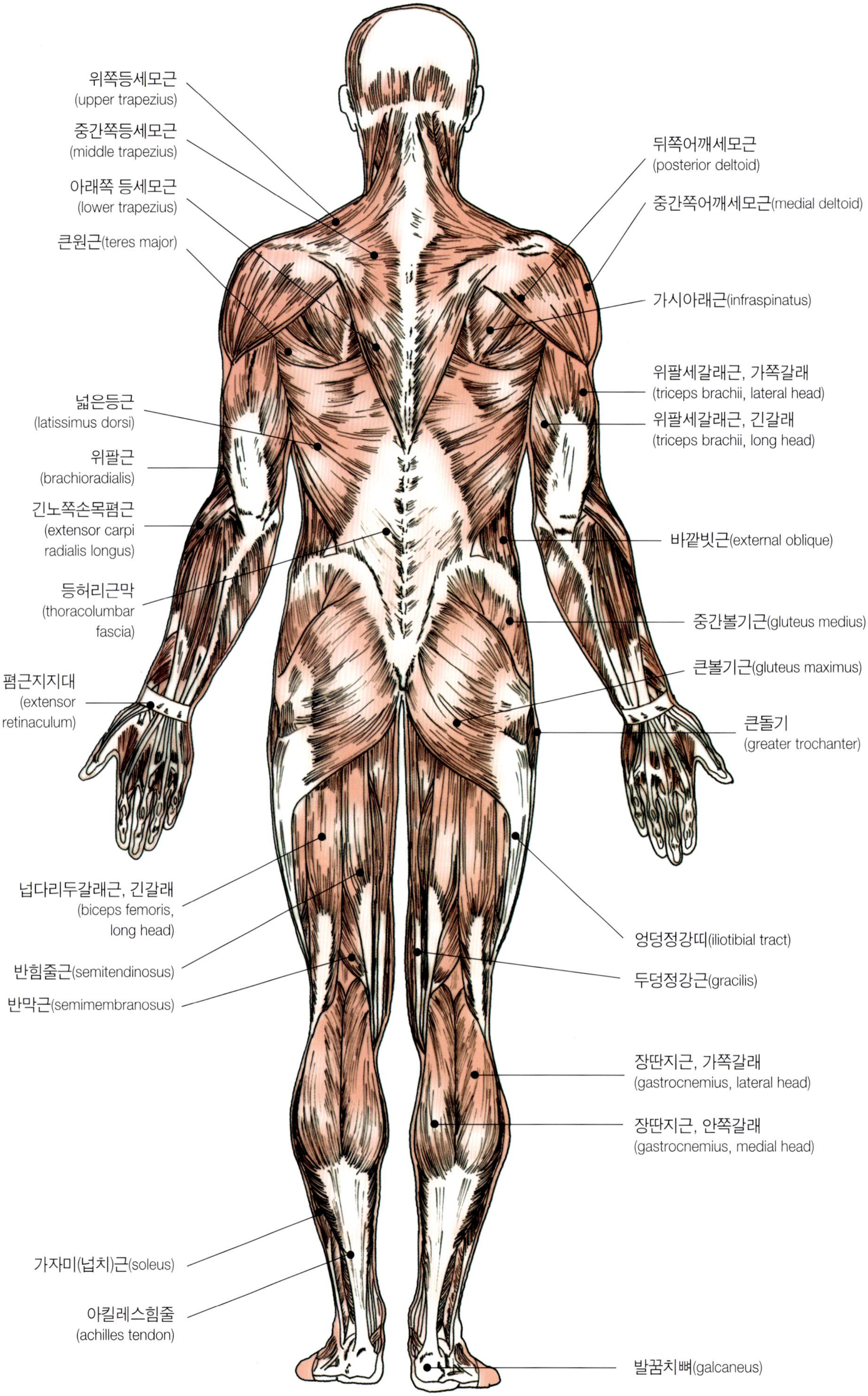
위쪽등세모근
(upper trapezius)
중간쪽등세모근
(middle trapezius)
아래쪽 등세모근
(lower trapezius)
큰원근(teres major)
넓은등근
(latissimus dorsi)
위팔근
(brachioradialis)
긴노쪽손목폄근
(extensor carpi radialis longus)
등허리근막
(thoracolumbar fascia)
폄근지지대
(extensor retinaculum)
넙다리두갈래근, 긴갈래
(biceps femoris, long head)
반힘줄근(semitendinosus)
반막근(semimembranosus)
가자미(넙치)근(soleus)
아킬레스힘줄
(achilles tendon)
뒤쪽어깨세모근
(posterior deltoid)
중간쪽어깨세모근(medial deltoid)
가시아래근(infraspinatus)
위팔세갈래근, 가쪽갈래
(triceps brachii, lateral head)
위팔세갈래근, 긴갈래
(triceps brachii, long head)
바깥빗근(external oblique)
중간볼기근(gluteus medius)
큰볼기근(gluteus maximus)
큰돌기
(greater trochanter)
엉덩정강띠(iliotibial tract)
두덩정강근(gracilis)
장딴지근, 가쪽갈래
(gastrocnemius, lateral head)
장딴지근, 안쪽갈래
(gastrocnemius, medial head)
발꿈치뼈(galcaneus)

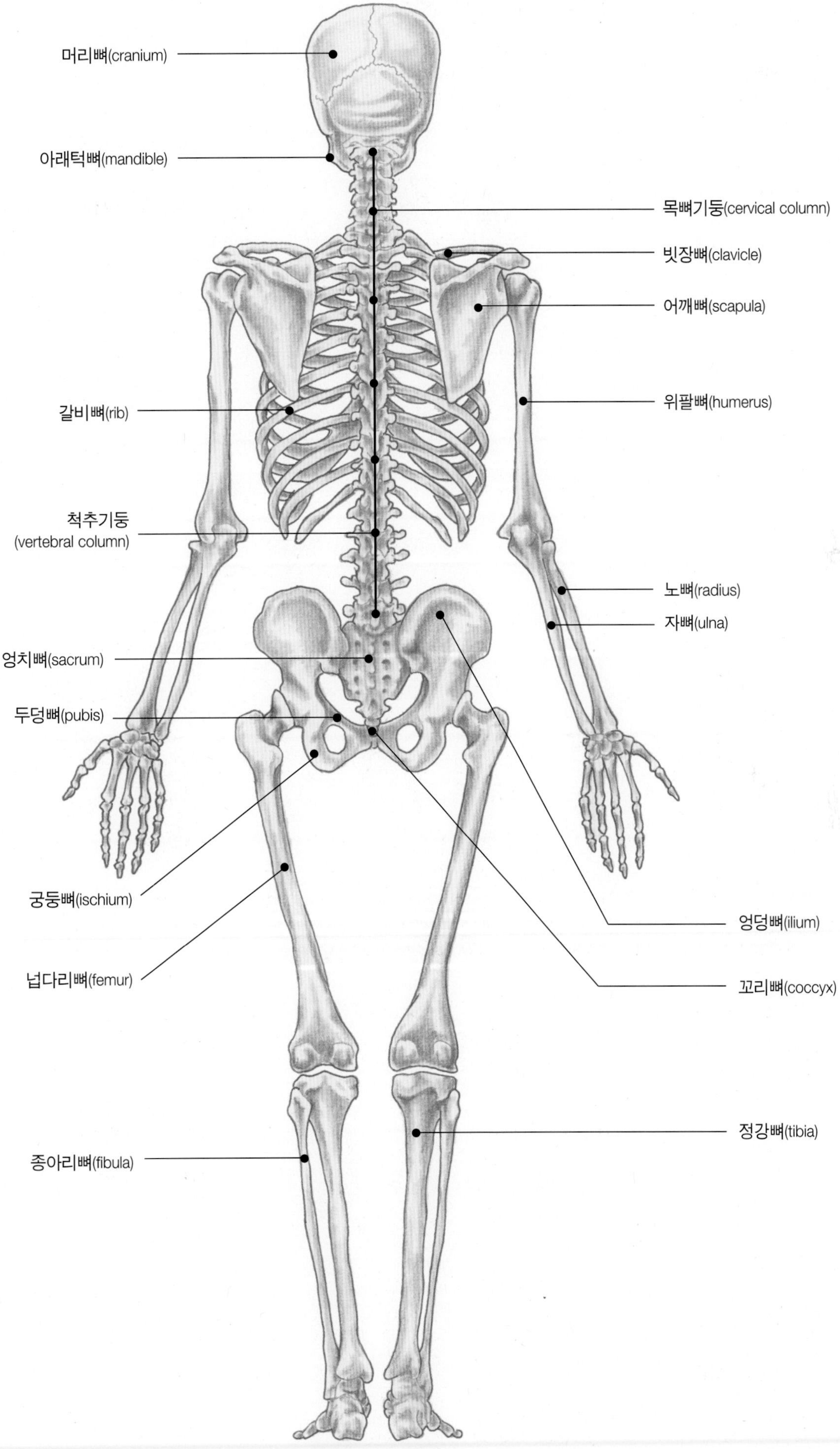
머리뼈(cranium)
아래턱뼈(mandible)
목뼈기둥(cervical column)
빗장뼈(clavicle)
어깨뼈(scapula)
위팔뼈(humerus)
갈비뼈(rib)
척추기둥
(vertebral column)
노뼈(radius)
자뼈(ulna)
엉치뼈(sacrum)
두덩뼈(pubis)
궁둥뼈(ischium)
엉덩뼈(ilium)
넙다리뼈(femur)
꼬리뼈(coccyx)
정강뼈(tibia)
종아리뼈(fibula)

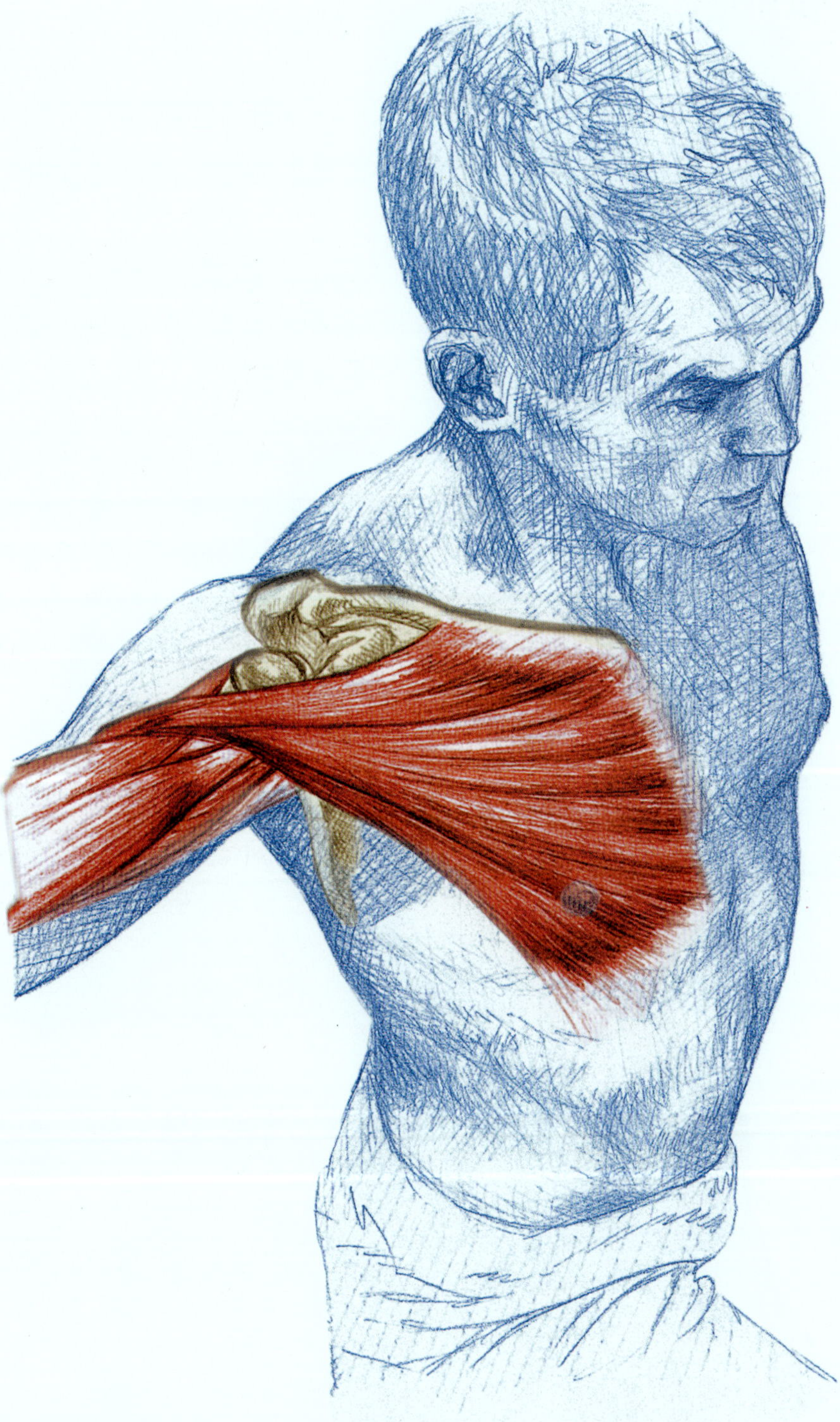

스트레칭의 기본

Stretching Fundamentals

생리학 / Physiology

인체는 놀라운 창조물이다. 다양한 인체 계통은 시각, 청각, 그리고 신장과 심장 순환처럼 하고자하는 모든 일들을 가능하게 한다. 가장 중요한 인체 계통 중 하나는 움직임, 유연성, 근력, 협응 그리고 균형을 조절하는 운동계(motor system)이다.

운동계는 뼈, 관절, 그리고 골격근으로 구성되며 이것은 일생동안 저항을 통해 튼튼함을 유지하게 된다. 아동기가 건물을 짓기 위한 블록을 쌓는 시기라면 성인기는 지어진 건물을 유지하는 시기이다.

움직임이 유발될 때, 움직임에 영향을 받는 곳으로 혈류는 증가한다. 혈액은 근육이 필요로 하는 산소와 다른 영양분들을 운반한다. 또한, 근육을 부드럽게 만들기 위해 온도를 상승시킨다. 근육에 대한 저항은 성장을 촉진시키고, 그 결과 신체는 다음 운동을 수행하기 위해 더욱 튼튼해진다. 저항을 단계적으로 증가시키면 신체는 적응할 기회를 가지게 된다. 만약 저항을 너무 빠르게 증가시키면 근육에 과부하가 걸린다. 이러한 과부하는 상대적이며 과부하는 너무 오랜 시간 걷는 것, 너무 자주 걷는 것 또는 너무 무거운 물건을 드는 것 등을 포함한다. 심지어 장시간 앉아 있는 것으로도 근육에 과부하를 줄 수 있다.

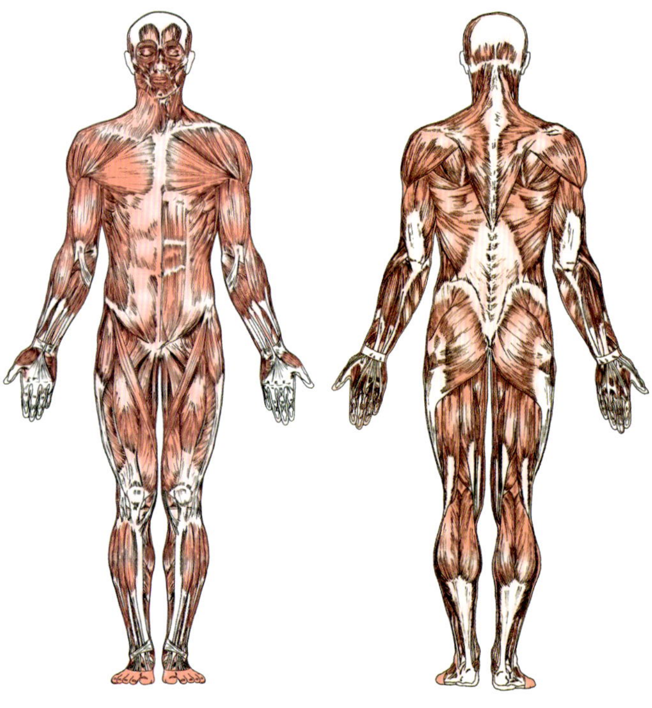

인체는 300개의 골격근으로 구성되어 있다.

모든 종류의 훈련이나 스트레칭을 수행하는 동안 단계적으로 저항을 증가시키는 것은 부상방지를 위해 매우 중요하다. 비록 저항이 너무 약하여 느껴지지 않을지라도 우리의 몸은 수행하는 모든 것들을 인식한다. 만약 짧은 시간에 너무 많은 일을 수행한다면 신체는 저항하게 되고 이로 인해 통증을 느끼게 될 것이다.

근육계 / The Muscular System

인체는 관절에서의 움직임을 만들기 위해 디자인된 약 300개의 골격근으로 구성되어 있다. 이러한 근육은 고무밴드와 비슷한 특성을 가지며 근육이 작용하게 되면 근육은 고무밴드처럼 당겨진다. 근육의 탄력성이 증가하게 되면 더욱 부드러운 움직임이 유발될 것이다.

어떠한 일도 하지 않는 근육은 휴식상태이므로 이 동안에는 강해지지 않는다. 대신, 근육이 단단해지고 짧아지면 통증을 유발시키는 원인이 된다. 모든 일을 수행하기 위한 목적으로 근육이 사용되지는 않기 때문에 근육이 일할 때 근육은 쉽게 피로해질 수 있다. 그 결과, 의자를 움직이는 것과 같은 단순하고 매일 하는 동작에 의해서도 당신의 등은 피로해질 수 있다.

인체는 균형을 필요로 한다. 근육을 사용할 때 인체의 앞쪽 근육들은 모두 앞쪽으로 당겨진다. 만약 이러한 근육들이 짧아진다면 구부정한 자세를 유발하게 될 것이다. 따라서 똑바로 서기 위해서는 뒤쪽 근육들이 앞쪽 근육과 똑같이 길고 강하거나 짧고 약해야 한다. 가장 최고의 시나리오는 신체의 앞쪽과 뒤쪽의 근육이 동일한 탄력을 가지면서 균형을 유지하는 것이고 이러한 상태에서는 적은 에너지가 요구된다.

신체의 서로 다른 부분에 위치한 근육간의 상호관계는 (앞뒤 또는 좌우) 건강(well-being)과 수행 모두를 위해 매우 중요하다.

반복적인 사용으로 짧아진 근육은(예: 스트레스를 받는 동안) 시간이 지날수록 혈액순환의 감소로 인해 탄력성이 줄어들고 단단해지며 움직임은 감소한다.

길항근 / Antagonists

길항근은 현재 수축하거나 스트레칭을 하고 있는 근육의 반대 움직임을 야기하는 근육이다. 팔꿈치를 구부리는 근육이라면 길항근은 팔꿈치를 펴는 근육이다. 따라서 선택한 근육을 움직이고자 할 때 단단해져 있는 길항근은 움직임의 저항으로 작용할 수 있다. 길항근이 가지고 있는 문제점의 원인을 알고 있다면 더욱 효율적으로 움직일 수 있을 것이다. 예를 들어, 달리는 동안에는 엉덩관절 굽힘근과 넙다리네갈래근을 사용하여 다리를 앞쪽으로 움직이게 될 것이다. 다리를 뒤로 움직이게 하는 허벅지 뒤쪽 근육은 다리가 앞쪽으로 움직일 때 신장되어야 한다. 이러한 근육이 단단하다면 움직임을 방해하게 될 것이다. 달리기 전에 이러한 근육을 신장하는 것으로 더욱 효율적인 움직임을 유발할 수 있다.

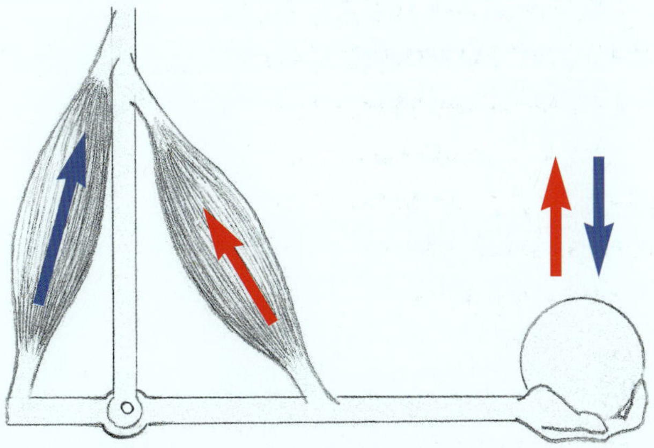

붉은색은 공을 위로 올리고, 파란색은 공을 아래로 내린다.
두 근육은 반대 방향으로 작용하고 따라서
두 근육은 길항근이 된다.

짧아진 근육과 통증유발점
/ Shortened Muscles and Trigger Points

근육이 일을 할 때 근육은 산출물을 만들게 되는데 이러한 산출물 중 하나가 젖산이다. 오랜 시간 동안 물건을 옮기는 일을 한다면 근육에서 타는 듯한 느낌을 가지게 될 것이다. 첫째로, 근육에서 타는 듯한 느낌을 느끼게 되고 점점 피로해지면 근육은 실제적인 손상을 입기 시작한다. 옮기던 물건을 멈추면 혈액은 근육에서 젖산을 제거하기 때문에 통증은 사라지게 된다.

만약 근육이 지속적으로 긴장도가 높아지게 되면 과도한 젖산으로 인해 문제가 유발된다. 최근에는 스트레스에 의해 목과 어깨 부분의 근육에서 높은 긴장도가 지속되는 현상이 나타난다. 또한, 이러한 현상은 근육을 약하게 만들거나 몸이 짧아진 근육에 적응하여 나쁜 자세를 만드는 원인이 된다. 이러한 나쁜 습관은 바른 자세로 서거나 앉을 때 증가된 저항을 유발하기도 하며 이러한 저항은 근육을 더욱 짧게 만들 수 있다.

통증유발점(trigger point)은 쌀알로부터 콩알까지 다양한 크기의 근육내의 매듭으로 설명할 수 있다. 통증유발점은 국소적이나 신체의 다른 모든 부위에서 통증을 야기할 수 있다. 또한 통증유발점은 활성화되어 있거나 잠복기에 있을 수도 있다. 예를 들어, 등세모근과 같은 어깨부위의 활성화된 통증유발점은 눈과 앞쪽머리부위 그리고 귀 주위의 두통을 야기할 수 있다. 동일부위에 잠복되어 있는 통증유발점은 압력을 가했을 때 유사한 통증을 유발할 수 있다.

통증유발점은 정적인 상태에서 짧아지고 단단한 근육의 형태에서 나타나며 젖산을 생성한다. 또한 휴식없이 과도하게 일을 하는 근육에서 통증유발점이 나타날 수 있다. 통증유발점은 다리나 팔, 손 쪽으로 방사되는 통증을 야기할 수 있고 국소적 통증의 원인이 되기도 한다. 이러한 통증유발점은 통증의 원인을 찾는데 도움을 준다. 스트레칭은 통증유발점을 제거하거나 활성화되어 있는 통증유발점을 잠복기로 만들기 위한 좋은 방법이다.

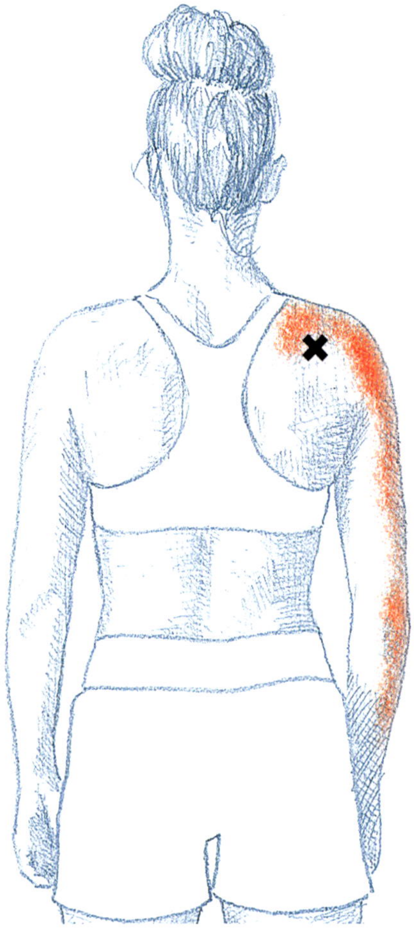

X 표시는 통증유발점의 위치를 나타내고, 색칠된 부분은 통증을 느끼는 부위를 나타낸다. 반드시 모든 부위가 영향을 받는 것은 아니다.

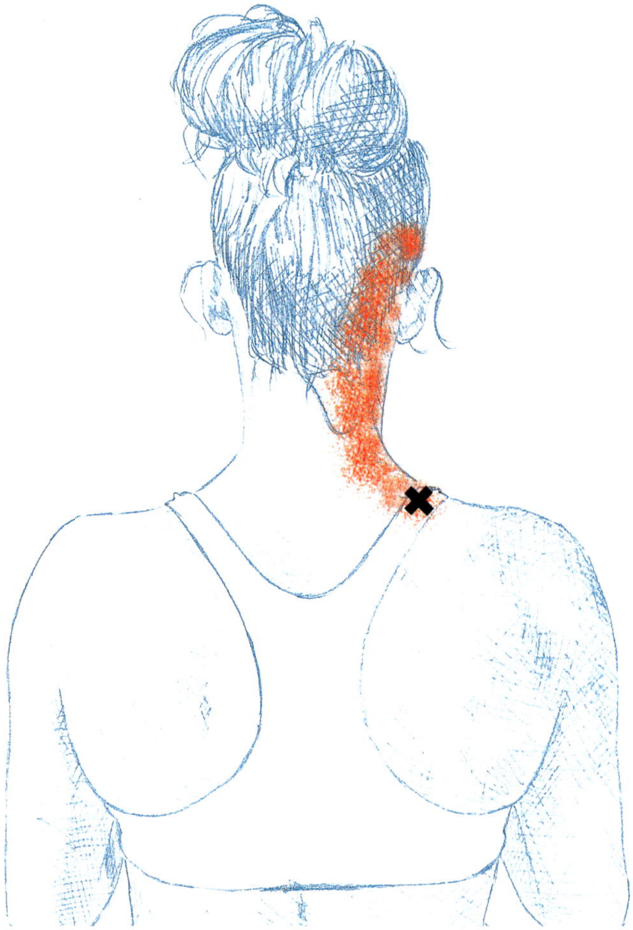

위등세모근에 위치한 통증유발점으로부터 야기되는 가장 일반적인 두통

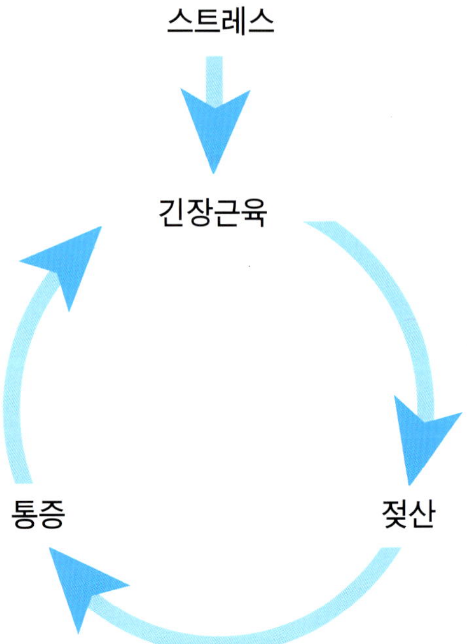

짧아진 근육과 통증유발점을 야기시키는 가장 일반적인 원인:

- 스트레스
- 불량한 자세
- 정적인 부하
- 앉아있는 자세(일반적인 비활동성)
- 불안정한 자세에서의 장시간 수면
- 반복적인 움직임(특히, 머리 위로의 움직임)
- 올바르지 않은 방법으로의 훈련
- 다리를 꼬고 앉는 자세
- 동일한 어깨로 가방을 매는 습관
- 추위

골격계
/ The Skeletal System

근육과 폐(lung)로부터 간(liver)과 장(intestines)까지 신체의 모든 장기들은 골격에 매달려 있다. 만약 골격이 매우 잘 부러진다면 모든 장기들은 떨어지게 될 것이다. 움직임과 부하는 골격을 강하게 하고 낮 동안 일을 수행하기 위해 밤 동안 스스로 재형성 한다. 그러나 좌업생활은 골격을 강하게 만들 수 없다. 비활동성은 골격의 재형성을 중단시키고 더 얇고 내구성이 약해지도록 만든다. 유감스럽게도 강한 골격을 재형성하기 위한 시간은 제한적이다. 이러한 과정은 25세까지 이루어지지만 그 후에는 대체적으로 골격의 강화가 매우 어렵다. 따라서 아이들을 하루 종일 텔레비전과 컴퓨터 앞에 앉혀두는 대신에 밖으로 내보내 움직일 수 있도록 해야만 한다. 골격과 신체는 휴식이 아닌 일을 수행하기 위해 창조되었다.

뼈가 부러졌을 때 인체는 부러진 뼈를 치유하고, 또 다른 골절의 유발을 감소시키기 위해 조직의 윗부분에 부가적인 층을 형성하게 된다.

관절 / Joints

관절 또는 뼈 사이의 결합은 운동계의 가장 민감한 부분이다. 뼈의 끝부분은 마찰과 진동을 감소시키기 위한 연골로 덮여있다. 연골은 출생 후 첫 해 동안 두꺼워지며 연골이 더욱 두꺼워지고 기능적이 되기 위해서는 부하(load)가 가해져야 한다.

문은 지속적으로 열렸다 닫혔다 하지만 기름이 부족하면 끽끽 소리를 내기 시작한다. 움직임을 유발하는 우리의 관절도 기능을 유지하기 위해 관리해야 하며 가장 좋은 방법으로 부하를 가해주는 것이다. 관절운동범위를 통해 관절을 움직이는 것은 관절을 자극하고 다음 운동을 수행할 때 더욱 협조적인 움직임을 유발한다.

사용하는 관절은 뻣뻣해지지 않는다. 그러나 12시간 동안 고정하는 것으로도 팔꿉관절의 움직임은 본래 기능의 30% 정도가 감소하게 된다.

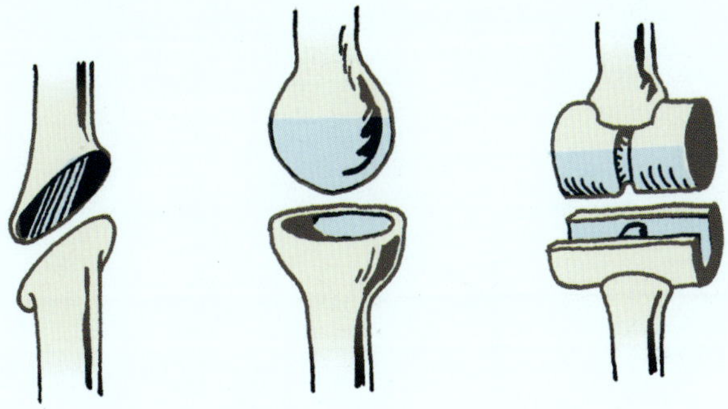

평면관절, 구와관절(ball-and-socket joint), 그리고 경첩관절(hinge joint)은 인체에 존재하는 6개의 관절 중 3개이다. 관절의 모양은 관절이 수행할 수 있는 움직임을 결정한다.

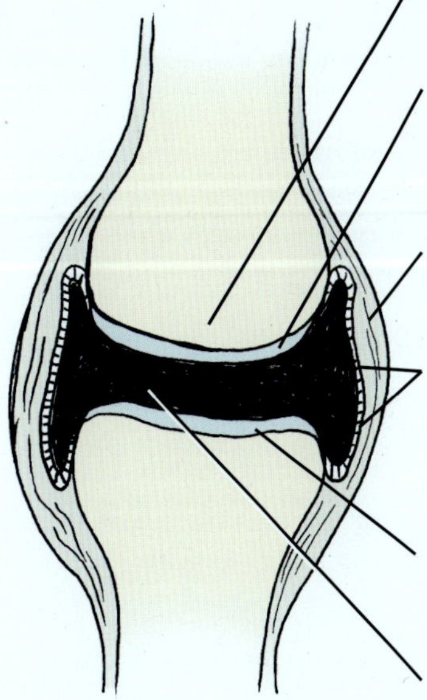

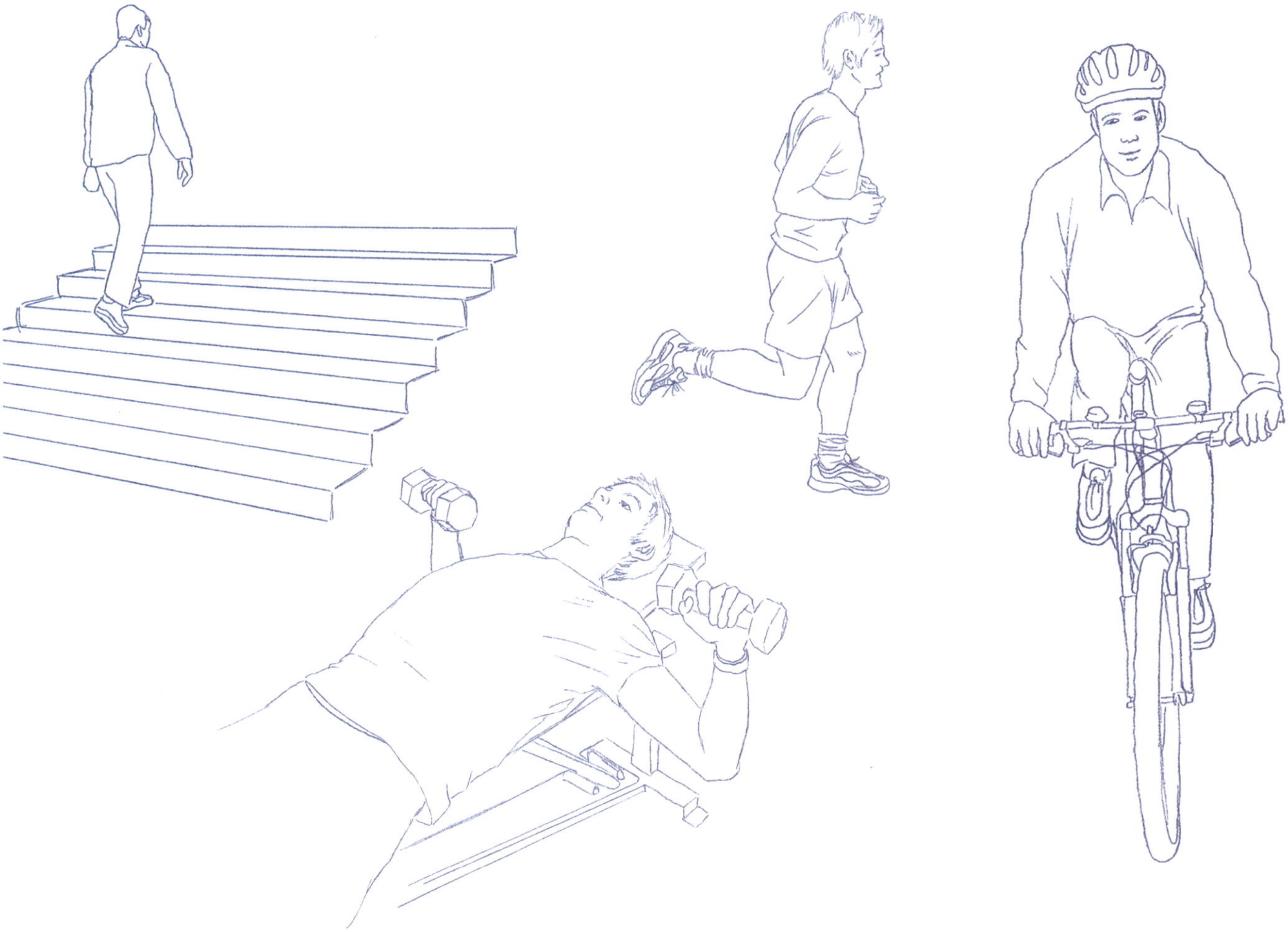

하루에 최소 30분 움직이는 것은 전체적으로 신체와 등 부분을 보호하기 위한 최상의 방법이다.

움직여라! / Get Moving!

의자, 에스컬레이터와 엘리베이터 등 편리함을 제공하는 현대 생활은 불행하게도 신체에서 요구하는 자극을 제거하게 되었다. 하루 종일 휴식을 취하는 것은 손상과 고통으로부터 우리 신체를 구하는 것이 아니다. 대신에, 신체가 좋은 기분을 느낄 수 있는 기회를 감소시키는 것이다. 아마도 우리 몸은 배낭을 메고 주말에 걷기 위해 만들어 졌을지도 모른다. 이것은 어린 아이와 노인 모두에게 항상 해당된다.

트랙을 얼마나 걸었는지를 기록하는 가장 좋은 방법은 모든 걸음을 측정하는 보행계(만보계)를 사용하는 것이다. 그러나 다리가 걷는 일을 하기 위해서는 휴식이 필요하다. 모든 관절과 근육이 최적의 상태를 유지하기 위해서는 매일 활동을 필요로 한다. 신체가 최적의 상태를 가질 때 우리 또한 좋은 느낌을 갖게 된다.

보행계(Pedometer)

1,000보 이하:	운동 전문가(코치)에게 가야만 하는 단계
1,000보 – 3,000보:	움직임의 부족으로 건강을 위협하는 단계
3,000보 – 5,000보:	더욱 밖으로 나아가 움직여야 하는 단계(better)
5,000보 – 10,000보:	목표에 근접했으나 조금 더 보행수를 늘려야 하는 단계(good)
10,000보 이상:	건강을 위한 유익함이 나타나기 시작하는 단계(good work)

비활동성의 결과
/ Results of Inactivity

심장 / Heart

심장이 자극을 받지 못한다면 거의 일을 하지 않게 된다. 이러한 현상을 예방하기 위해서는 추가적으로 더 많은 운동량이 필요하다. 또한 약한 심장은 순환을 방해하기도 한다.

근육 / Muscles

근육의 작용을 필요로 할 때 일을 수행하기 위해서는 근육이 사용되지 않고 방치되어 있는 것을 예방해야 한다. 힘줄은 약해지고 갑작스런 움직임에 의해 쉽게 끊어지고 적절한 상태를 유지하지 못하는 근육은 탄력성이 감소되고 딱딱해진다.

관절 / Joints

청소년기 동안 신체의 연골은 움직임에 의해 강화된다. 활동이 적은 아이의 연골은 활동적인 아이의 연골보다 얇아지게 된다. 얇아진 연골은 관절염의 위험 요인을 증가시킨다.

골격 / Bones

연골처럼 부하가 가해졌을 때 골격은 더욱 튼튼해진다. 부서지기 쉬운 골격의 주된 원인은 비활동성이다. 골다공증은 노인에게 있어 골절을 야기하는 가장 일반적인 원인이다.

순환 / Circulation

비활동성은 모세혈관이나 작은 혈관이 사라지는 원인이 되고 근육과 다른 조직으로의 산소 분배를 억제한다.

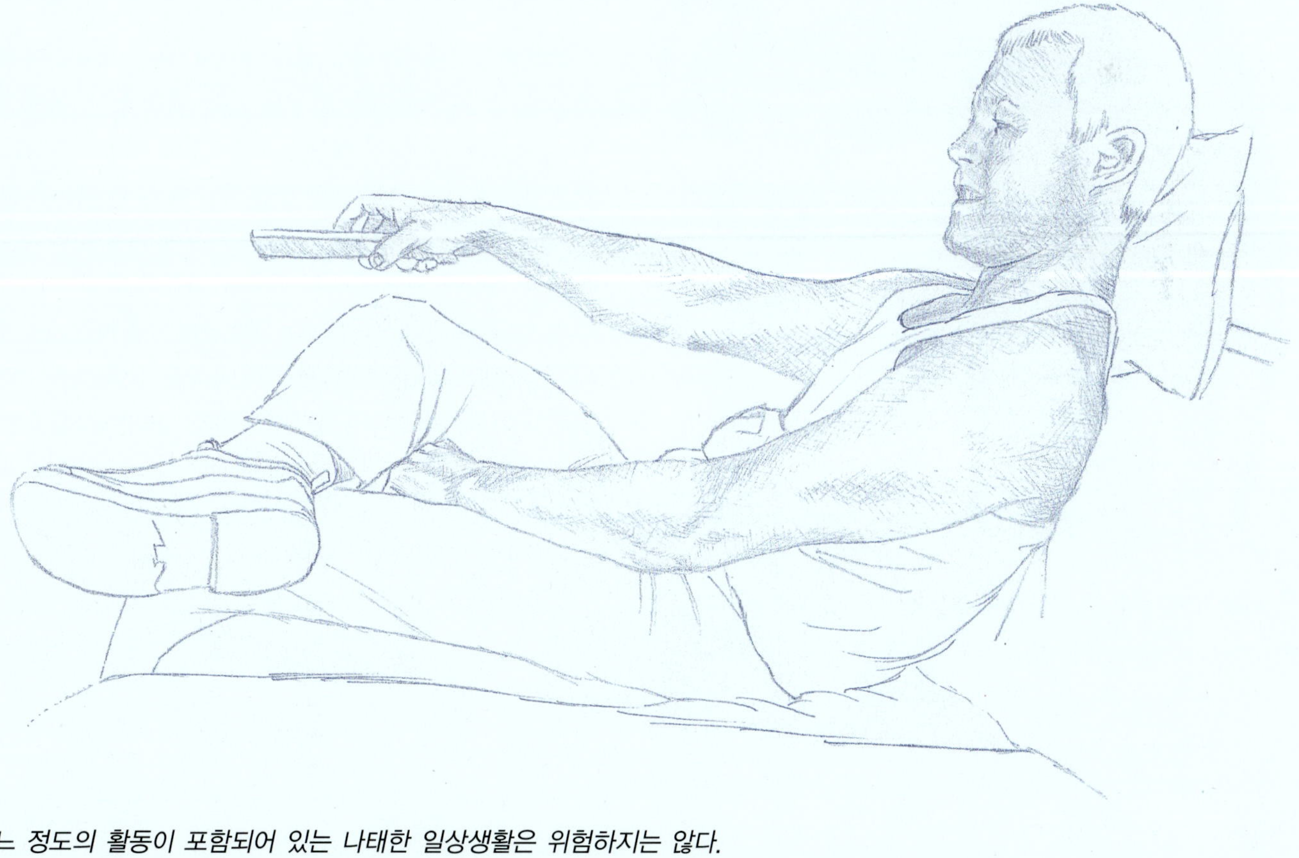

어느 정도의 활동이 포함되어 있는 나태한 일상생활은 위험하지는 않다.

왜 스트레칭인가? / Why Stretch?

스트레칭에 대한 많은 연구들 중 상당수는 연구수행에 어려움을 겪고 있다.
그러나 최근에 적절하게 설계된 연구에서는 지속적인 스트레칭이 통증을 감소시키고 근력을 증가시킨다고 보고하고 있다. 심지어 몇몇 연구에서는 여러 종류의 운동에서 부상을 예방하기 위한 방법으로 스트레칭을 적용할 수 있다고 설명하고 있다.

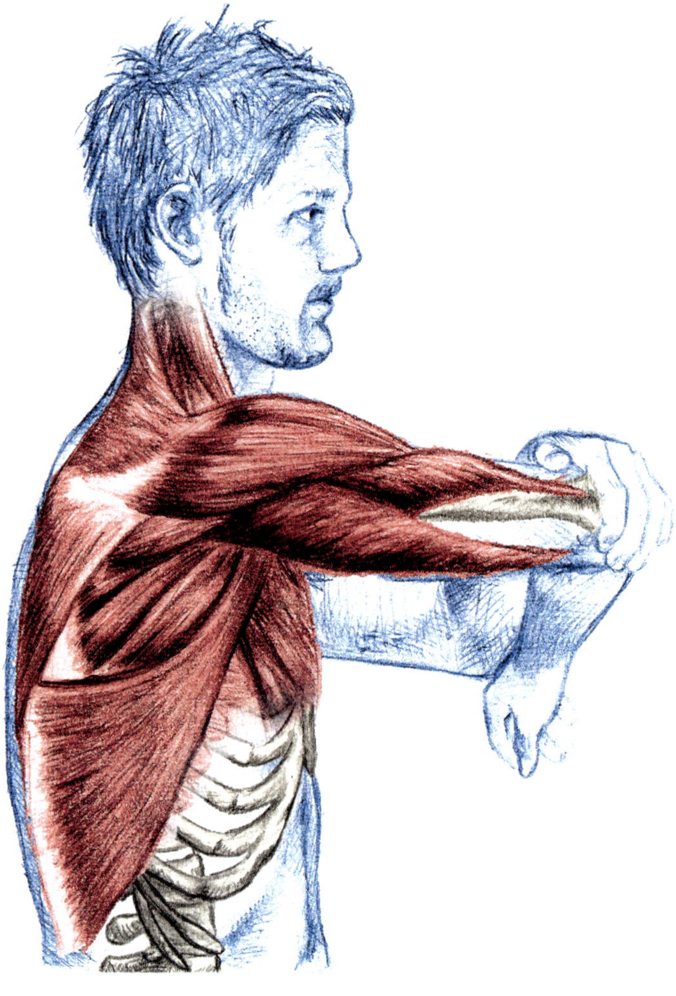

어깨 앞쪽 통증을 감소시킬 수 있는 가시아래근 스트레칭.

몇몇 연구에서는 근육의 화학적 구성은 통증에 의해 변한다고 보고하고 있다. 스트레칭은 근육 내 혈류량을 증가시키고 혈액은 근육 내 통증을 야기하는 물질을 제거하여 그 결과 통증을 감소시킨다.

어떤 연구에서는 스트레칭이 움직임을 증가시키기는 하지만 스트레칭으로 유발되는 결과는 스트레칭 기술과 대상자의 나이에 의존한다고 설명하고 있다. 또 다른 연구에서는 스트레칭이 통증내성을 증가시킨다고 하였다.

스트레칭이 움직임을 어떻게 증가시키는지에 대하여 과학적으로 설명하지 못하는 연구도 있다. 예를 들어, 목에 발생한 갑작스런 움직임의 제한은 스트레칭에 의해 즉시 관절운동범위를 증가시킬 수 있고 통증 수준을 감소시킬 수 있다. 그러나 이러한 현상의 원인이 스트레칭에 의한 근육의 신장 아니면 이완에 의한 것인지에 대한 과학적 입증이 어렵다. 몇몇 연구에서는 근육 강화는 길항근의 스트레칭이 유발된다고 하였다. 이러한 결과는 근력 운동을 위해 특히 관심을 가져야 한다. 가슴 근육의 스트레칭은 넓은등근의 운동 시 움직임의 유발과 근력 향상 모든 측면에서 도움이 되기 때문이다.

어떻게 스트레칭을 할 것인가?
/ How to Stretch

잘못된 방법에 의한 스트레칭은 시간 낭비이며 손상의 위험을 증가시킨다. 근육이 스트레칭될 때 근육이 어떠한 형태의 일을 수행하든지 반대방향으로 최소한의 작용이 유발된다는 것을 인식해야 한다.

만약 근육이 팔꿈치를 구부리는 일을 한다면 그 근육을 스트레칭하기 위해서는 팔꿈치를 펴야 한다. 허리의 아치(arch)를 증가시키고 무릎을 펴고 엉덩관절을 굽히는 근육을 스트레칭한다면 엉덩관절은 펴고 무릎은 구부리며 허리의 굽힘은 감소시켜야 한다. 이러한 것들 중 하나만 수행한다면 원하는 스트레칭이 나타나지 않을 수 있다. 그것은 더 많은 관절에 움직임이 증가하여 손상을 야기할 수도 있다. 운동을 효율적이고 안전하게 하기 위해서 스트레칭 전문가를 따라 해 보는 것이 필요하다.

4가지 주요 원리 / Four Main Principles

안전하게 스트레칭을 하기 위해서는 통증의 방지, 느린 속도로의 스트레칭, 정확한 근육의 스트레칭 그리고 필요한 관절과 근육을 스트레칭해야 한다는 4가지 원칙을 지켜야 한다. 이러한 원칙은 안전한 스트레칭과 신체에 대한 인식을 증가시키고 더욱 효과적으로 수행하기 위해서 디자인되었다.

통증의 방지

만약 주의 깊게 스트레칭 한다면 근육은 원하는 상태로 반응할 것이다. 강한 스트레칭은 원치 않는 근육을 동원하게 된다. 만약 통증이 유발될 때까지 스트레칭을 한다면 우리의 신체는 위험한 상황으로 인식하여 인체의 방어기전이 작용하게 될 것이다. 근육은 통증이 유발되면 스스로를 보호하기 위해 수축한다. 이것은 스트레칭을 통해 얻고자 했던 목표와 반대의 결과를 초래한다. 스트레칭 동안에 나타나는 약한 통증은 불편함이 전체적으로 퍼지지 않는다면 좋은 느낌으로 인식하게 될 것이다. 그러나 손상을 야기하는 통증과 스트레칭 시 나타나는 얼얼한 느낌은 구분해야만 한다.

느린 속도의 스트레칭

팔이나 다리에서 던지는 듯한 동작의 스트레칭을 한다면 근육은 매우 빠르게 스트레칭 될 것이다. 이러한 현상은 우리 몸으로 하여금 근육이 찢어지거나 손상을 당하는 것처럼 느끼게 된다. 또 다시 이러한 현상이 유발된다면 근육을 보호하기 위해 수축이 나타날 것이다.

정확한 근육의 스트레칭

당연한 얘기지만 이러한 원칙을 따르기 위해서는 정확한 방법을 사용하여 스트레칭을 해야만 한다. 잘못된 방향의 한 쌍의 움직임은 근육의 스트레칭 대신 관절낭을 당기거나 이와 유사한 신체의 손상을 유발한다. 스트레칭이 신체에 적용하는 가치있는 시간이 되기 위해서는 올바르고 정확한 스트레칭을 수행하는 것이 가장 중요하다.

다른 근육과 관절의 작용금지

주의력이 떨어지고 적절하지 않은 스트레칭은 실질적으로 다른 근육과 관절에 부적절한 영향을 미쳐 컨디션을 좋지 않게 만든다. 일반적인 이러한 실수는 몇몇 사람들이 스트레칭은 나쁘고 통증을 야기한다고 말하는 이유를 제공한다.

4가지 주요원리

- 통증을 유발하지 않도록 한다.
- 천천히 스트레칭을 한다.
- 정확한 근육에 스트레칭 한다.
- 다른 근육과 관절이 작용하는 것을 금지한다.

가장 중요한 원칙 / The Golden Rule

스트레칭은 적절한 기술과 연습이 요구된다. 모든 다른 훈련과 마찬가지로 연습은 완벽함을 만들어낸다. 움직임을 시작할 때 모든 각(angle)들은 정확한 위치에 있어야 하며, 정확한 속도와 자세로 움직여야만 한다. 주목해야할 점은 근육을 스트레칭함에 따라 가능한 작게 관절을 움직여야만 한다는 것이다. 인간은 유연성과 편안함을 느끼기 위해 최소한의 저항이 필요하지만 이러한 접근법은 좋은 스트레칭의 방법은 아니다.

고려사항 / Considerations

스트레칭은 차가울 때와 따뜻할 때 중 언제 해야만 하는가?

많은 사람들은 따뜻한 환경일 때 편안함과 유연성을 더욱 느끼게 된다. 그러나 따뜻하게 만들지 않고 스트레칭을 할 수 있을까? 스트레칭 기본원칙에 따른다면 손상의 위험성은 없을 것이다. 만약, 좋은 컨디션을 위해 하루에 10회 스트레칭이 요구된다면 매번 준비운동을 하는 것은 어렵거나 비현실적일 수 있다.

스트레칭은 운동 전과 후 중 언제 해야만 하는가?

좋은 기분을 느끼거나 튼튼해지기 위해 운동을 한다면 운동을 수행하기 전과 후, 심지어 운동 중에도 스트레칭을 해야 한다. 만약 무거운 물건을 든다면 스트레칭은 작용하는 근육뿐만 아니라 그 길항근에도 도움이 된다. 길항근이 유연성이 좋고 근력이 약하다면 스트레칭은 쉽게 손상위험을 감소시킬 수 있다. 단단하고 짧아진 종아리 근육은 종종 보폭에 영향을 미치기 때문에 종아리 근육에 스트레칭을 실시하는 것은 달리는 동안 종아리 근육 손상을 방지할 수 있다.

스트레칭은 하루 중 언제 해야만 하는가?

스트레칭의 효과를 극대화시키기 위해서는 양치질을 하거나 샤워를 하는 것처럼 일상생활에서의 나타나는 좋은 습관처럼 한 부분이 되어야 한다. 근육들은 빈번하게 관리를 필요로 한다. 만약 단단해지거나 짧아진 근육과 관련된 문제가 있을 때는 더욱 그러하다. 비록 느낌이 약한 스트레칭일지라도 두통을 예방할 수 있다.

스트레칭을 위해서 무엇이 필요한가?

스트레칭을 위해서는 어떠한 기구도 필요하지 않다. 이 책에 소개된 모든 운동은 집, 일터 또는 운동장에서 할 수 있다. 벽, 탁자, 전화번호부, 수건, 다리미 판 등 모든 것이 좋은 도구가 된다.

가장 중요한 원칙

최소한의 관절 움직임으로 최대의 스트레칭을 수행하라.

실행 / Performance

스트레칭을 위한 몇몇 방법들이 존재하지만 기본적인 개념은 동일하다. 스트레칭은 근육이 늘어나야만 한다.

가장 안전하고 효과적인 방법은 수축–이완이라고 불리기도 하는 PNF방법이다. 이러한 방법은 인체의 방어기전을 기본으로 한다. 첫째, 스스로에 대항하여 일을 시작할 때까지 근육을 스트레칭하면 신체는 근육이 단단해진다는 메시지를 보내게 되고 스스로를 방어한다. 이 자세를 유지함으로써 근육은 위험가능성을 잊어버리게 되고 신체는 다시 이완하게 된다.

또한 수의적으로 단단해지는 것은 인체 방어기전의 작용을 감소시킬 수 있다. PNF 방법은 인체가 스트레칭과 대항하지 않도록 디자인되었다. 4가지 기본원칙은 가장 효과적인 결과를 얻기 위해 제시되었다.

PNF 방법의 단계 / Steps of The PNF Method

PNF 방법은 6가지 부분으로 구분되어 있다:

1. 바른 시작자세를 확인한다.
2. 끝지점(ending point)에 닿을 때까지 스트레칭을 실시한다.
3. 이완한다.
4. 움직임 없이 근육을 수축한다.
5. 이완한다.
6. 새로운 끝지점까지 스트레칭한다.

운동과 원하는 목표에 따라 마지막 4단계를 3-6회 정도 반복한다.

끝지점 / Ending point

끝지점은 어떠한 이유에서든 움직임이 멈추는 자세이다. 몇몇 끝지점은 움직이고 다른 것들은 고정되어 있다. 근육을 스트레칭할 때는 빠르거나 느리게 끝지점에 도달하게 된다. 근육에서 찌르는 듯한 느낌이나 통증을 느끼게 되면 정지해야 할 것이다. 움직이는 방향을 향해 주행하는 연부조직(근육과 피부)이나 골조직에 의해 멈춰지기도 한다. PNF방법 동안 끝지점은 근육의 가벼운 통증이 느껴질 때 도달하게 된다. 만약 다른 종류의 끝지점에 도달하게 된다면 정확한 방법으로 스트레칭을 수행하기 위해 쉬거나 멈춰야만 한다. 어떤 스트레칭은 다른 근육의 스트레칭이 선행되지 않으면 유발되지 않을 수도 있다.

시작자세 / Starting position

서 있는 자세, 앉은 자세, 누워 있는 자세 등 어떤 자세든간에 시작자세가 정확하지 않다면 효과적인 스트레칭은 불가능하다. 만약 스트레칭을 위한 시작자세가 어렵다면 거울을 사용하거나 자세를 확인해줄 수 있는 누군가가 필요하게 될 것이다. 시작 전에 그림을 주의깊게 살펴보거나 설명을 읽도록 한다.

스트레칭 / Stretching

스트레칭 동안 가벼운 통증을 느낄 때까지 근육을 신장시킬 수 있다. 스트레칭(인체의 방어기전이 작용하는 것을 예방하기 위해서)을 효과적으로 수행하기 위해서 정확한 방향으로 조절하고 느리게 실시한다. 스트레칭의 방향은 화살표로 표시되어 있다.

이완 / Relaxation

더욱 이완할 수 있더라도 이완기 동안에는 끝지점에서 그 자세를 유지해야 한다. 이 지점에서 근육은 수축하기 위한 노력을 하지 않아야 한다. 만약 능동적으로 이완할 수 있다면 스트레칭은 더욱 효과적일 것이다.

수축 / Contraction

수축은 인체의 방어기전을 속이기 위해 신체를 혼란스럽게 만드는 다른 방법이다. 움직임을 방지하기 위해 몇몇 저항(자신의 손, 바닥 또는 벽)에 대항하여 스트레칭된 근육을 수축하는 것이다. 움직임 없이 수축하는 것은 인체 방어기전을 더욱 감소시키게 된다. 이 기간 동안 이전 단계에서 느꼈던 가벼운 통증은 감소되거나 사라지게 된다. 만약 통증이 증가한다면 초기 스트레칭 단계에서 너무 많이 움직인 것이다. 모든 것이 정확하다면 새로운 끝지점에 도달할 때까지 다시 스트레칭을 하는 것이 가능하다고 느낄 것이다.

언제 스트레칭을 금지해야 하는가? / When to Avoid Stretching

거의 대부분의 경우 스트레칭이 유용하지만 어떠한 상황에서는 스트레칭을 완전히 금지하거나 특별한 관리가 필요할 때도 있다.

연령 / Age

아동들은 성인보다 더욱 유연하다. 나이가 들어감에 따라 신체는 더욱 뻣뻣해지고 유연성이 떨어지며 적응력이 감소하게 된다. 그렇다고 나이가 들어감에 따라 스트레칭을 중단해야하는 것은 아니다. 움직임을 향상시킬 수 있고 스트레칭에 의해 유연성을 회복할 수 있지만 연령이 원인이 되는 몇몇 통증은 금지한다. 분리된 움직임을 유발할 수 없을 때 근육을 이완시키기 위해 충분히 움직인다. 이것은 전신을 조절하는데 도움이 될 것이다. 나이가 들어감에 따라 기억해야 하는 것 중 가장 중요한 것은 스트레칭에 힘을 주어서는 안된다는 것이다. 또한, 젊었을 때처럼 쉽고 빠르게 결과를 얻으려 하지 말아야 한다는 것이다.

손상 후 / After Injury

몇몇 손상 후에는 곧바로 스트레칭을 시작할 수 있다. 그러나 다른 손상들은 스트레칭을 하기 위해 기다리는 것이 더욱 효과적일 수도 있다. 일반적으로 근육 경직이 있거나 근육이 당기는 느낌이 있다면 스트레칭은 48시간 이후에 시작해야만 한다. 만약 심각한 손상이라면 더욱 오랜 시간을 기다려야 한다. 무릎이나 발목을 삐는 것과 같은 관절 손상이 있다면 손상을 진단받을 때까지 스트레칭을 하지 않는 것이 좋다. 확실한 것은 평가를 위해 물리치료사나 마사지 치료사(신경근골격계 전문가)에게 평가를 받아야만 한다는 것이다.

목이 뻣뻣해지거나 요통과 같은 급성 손상이 있는 경우에는 근육을 스트레칭해주는 것은 좋은 방법이다. 이러한 손상에서는 움직임이 종종 최고의 치료가 되기도 한다. 정확한 방법으로 실시해야만 한다.

스트레칭은 반복적인 움직임에 의해 유발되는 손상에 추천되기도 한다. 이것은 힘줄을 자극할 수 있도록 근육을 짧고 단단하게 만드는 결과를 가져 온다. 스트레칭을 하거나 근육을 수축할 때 통증이 증가되면 중지하고 4가지 기본원칙에 근거하여 스트레칭을 적용해야 하는 것을 꼭 기억해야 한다.

목과 허리의 뒤틀림(구부러짐)

목이 뻣뻣하거나 허리에서 과도한 움직임이 나타날 때 정확한 진단이 내려지지 않기도 한다. 이러한 통증은 근육의 경련과 경직에서부터 그 부분의 척추관절까지의 문제에 대한 결과일 수 있다(또는 이러한 것들의 복합적인 이유). 통증과 움직임 감소를 야기하는 모든 상태는 정확한 진단이 요구되고 그 결과, 정확한 치료를 받을 수 있다. 의사들은 종종 이러한 손상을 급성 요통이라 진단하기도 하지만 이러한 진단은 통증의 정확한 위치나 원인을 제공할 수 없다.

오랫동안 의사들은 급성요통을 위해 2주 동안 침상안정을 관례적으로 처방해왔다. 오늘날, 우리는 치료를 위해 움직임을 유지하는 것이 필요하다는 것을 알고 있다. 급성요통을 경험한 사람은 누구나 진단을 위해 마사지 치료사, 카이로프락터, 물리치료사나 의사를 만나야만 한다.

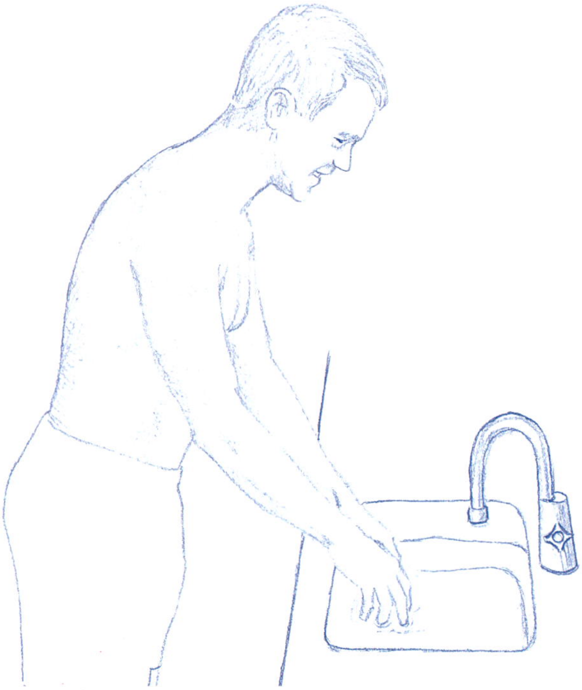

접시를 닦기 위해 약간 앞쪽으로 기대는 것은 등에 무리를 줄 수 있다.

과운동성 / Hypermobility

과운동성은 관절의 움직임이 과도하게 나타나는 것을 의미한다. 체조선수, 무용수, 그리고 무술을 배우는 학생들이 이러한 경우를 경험하게 될 것이다. 과운동성은 유전적인 문제에 의해 야기되기도 한다. 만약 관절에서 과운동성이 나타난다면 관절 손상을 가져올 수 있고 관절과 그 주위 인대는 초기 통증 신호를 전달할 수 있다.

재미있는 현상으로 관절주위를 싸고 있는 근육이 짧다면 관절의 움직임이 과도하게 나타나기도 한다. 따라서 과운동성은 근육이 이완되고 유연하다는 것을 의미하지는 않는다는 것이다. 관절의 더 큰 문제를 유발하지 않기 위해서 스트레칭의 기본 원리를 따라야만 한다. 스트레칭을 할 근육과 방법의 선택은 과운동성이 나타나는 대상자가 스트레칭을 필요로 하는지에 따라 결정된다. 스트레칭이 무엇이고 건강하게 스트레칭을 하기위한 방법을 알아야만 한다.

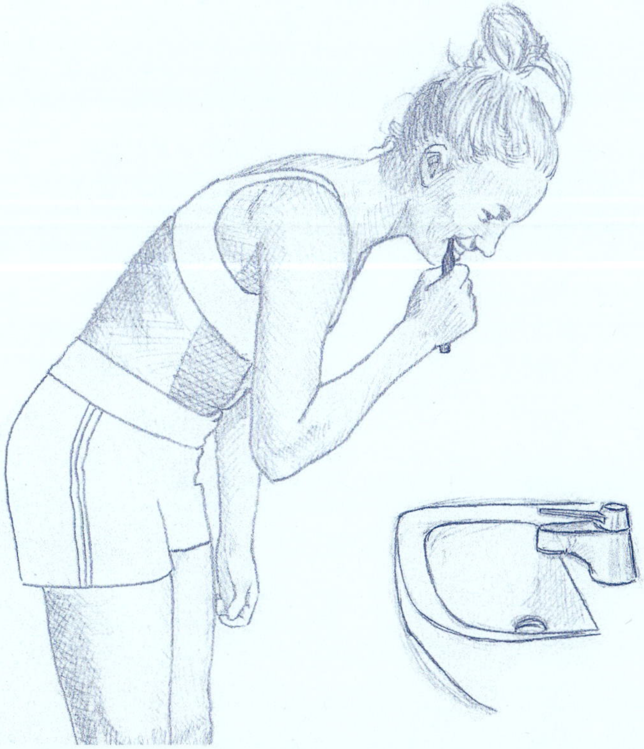

많은 일상생활을 하는 장소들에서 허리를 많이 사용하게 된다. 앞쪽으로 구부리는 것은 허리에 부담을 주는 자세이다.

임신 / Pregnancy

많은 여성들은 임신 중에 요통을 경험하게 된다. 이것은 태아의 무게가 추가되는 것에 일차적인 이유가 있지만 증가된 업무량으로 인해 근육이 짧아지기 때문이기도 하다. 스트레칭 운동을 한 대부분의 여성들은 어느 정도 통증이 감소되는 것을 경험한다.

스트레칭을 하는 동안이나 이후에 골반에서 통증이 나타나지 않는다면 임신 중에도 스트레칭을 할 수 있다. 임신직후 골반 바닥의 인대들이 서로 당기게 된다. 이러한 현상은 출산 후 12주 동안 실시하는 스트레칭 프로그램으로 회복할 수 있다. 만약, 임신 중에 스트레칭을 어떻게 해야 하는지 확실하지 않다면 물리치료사나 마사지 치료사에게 물어보아야 한다.

의학적 고려사항 / Medical Considerations

약을 사용하거나 질병을 가지고 있다면 스트레칭은 부정적인 영향을 미칠 수 있다. 그러나 만약 콜티손(cortisone)을 고농도로 사용하고 있다면 정상적인 상태보다 더욱 주의깊게 스트레칭을 해야만 한다. 만약 콜티손을 주사 받고 있다면, 10일 동안 주사 맞은 부분의 스트레칭은 금지해야한다. 확실하지 않다면 의사나 건강관리 전문가와 상담해야 한다.

운동의 금지 / Exercises to Avoid

일반적으로 모든 운동은 관절에서 최대운동을 유발하지만 최적 상태가 아닌 근육을 스트레칭할 때 최대운동이 나타나지 않을 수도 있다. 그 예로, 허벅지 앞쪽 근육을 스트레칭하고자 할 때 뒤꿈치는 엉덩이 뒤쪽으로 가져가야만 한다. 이러한 경우 무릎관절의 굽힘이 나타나기는 하지만 근육의 스트레칭이 효율적으로 유발되는지는 의문으로 남는다. 또한 운동의 일부분은 허리뼈 하부에 스트레스를 야기하기도 한다. 여기에서 주된 문제는 시작 자세가 누워 있는 자세라는 것이다. 대신에 86쪽에 넙다리곧은근을 위한 반듯하게 누운 자세 운동을 시도해 보아라. 유연성에 대한 다른 느낌을 가지게 될 것이다.

다음의 운동은 금지해야 한다:

- 서 있는 자세에서 허벅지 뒤쪽 근육에 대한 스트레칭
- 서 있는 자세에서 허벅지 안쪽 근육에 대한 스트레칭
- 종아리가 허벅지에 닿아있는 동안 엎드린 자세에서 허벅지 앞쪽 근육에 대한 스트레칭
- 앉은 자세에서 엉덩이 근육에 대한 스트레칭
- 뒤쪽으로 다리를 뻗고 선 자세에서 엉덩관절 굽힘근에 대한 스트레칭
- 어깨 높이보다 낮은 높이로 팔을 쭉 뻗은 자세에서 가슴부위 스트레칭
- 무릎을 꿇은 자세에서 허벅지 앞쪽 근육 스트레칭
- 서 있는 자세에서 허벅지 앞쪽 근육 스트레칭
- 무릎 사이에 손을 교차해 놓고 등을 구부정하게 만들어 선 자세에서 어깨뼈(shoulder blades) 사이 근육에 대한 스트레칭

다음의 상태는 스트레칭을 실시하지 말아야 한다:

- 골절 후
- 고열 중
- 관절에 염증이 있을 때
- 근육을 덮고 있는 피부에 개방성 상처가 있거나 봉합한 경우

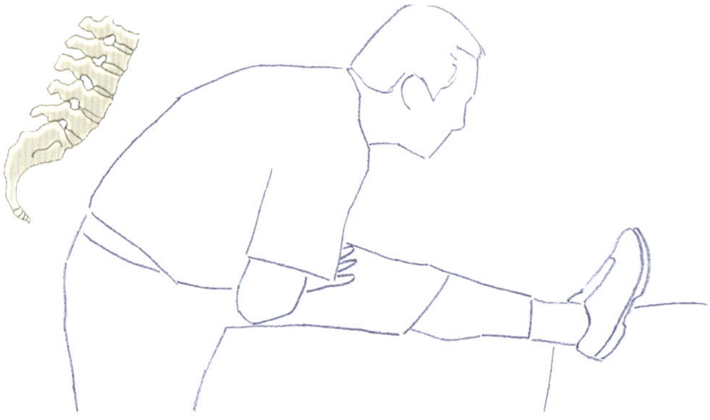

과도하게 폄(과신전)된 다리와 구부정한 자세로 허벅지 뒤쪽 근육을 스트레칭하면 무릎관절과 허리에 과도한 스트레스가 가해지게 된다.

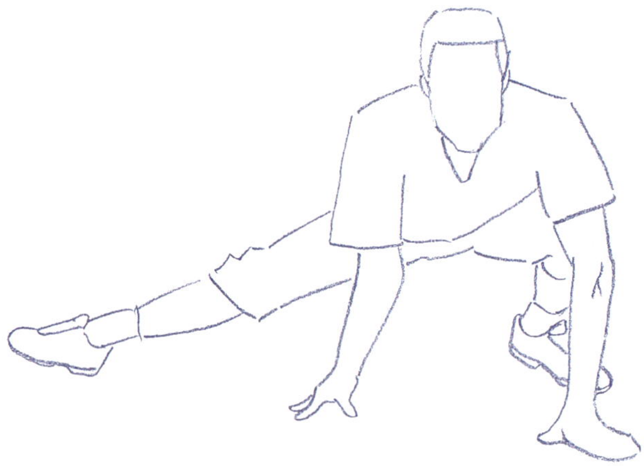

앞뒤로 두 발이 벌어진 자세에서의 허벅지 안쪽 근육에 대한 스트레칭은 추천되지 않는다. 이러한 운동은 무릎 안쪽에 스트레스를 유발한다.

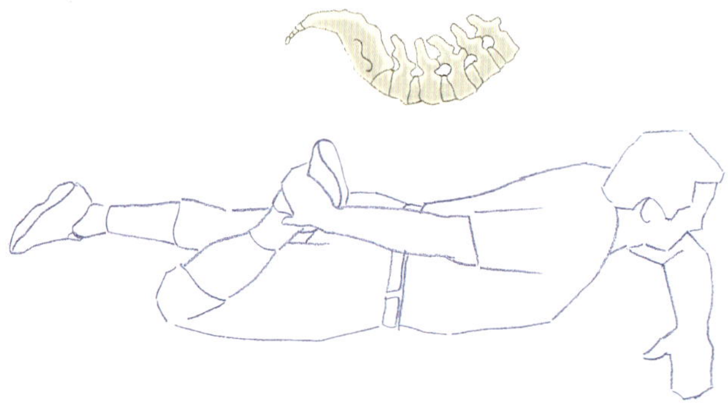

누운 자세에서 허벅지 앞쪽 근육에 대한 스트레칭은 허리 아래쪽에 과도한 움직임을 야기하게 된다. 또한 무릎관절의 움직임을 최대화시킨다.

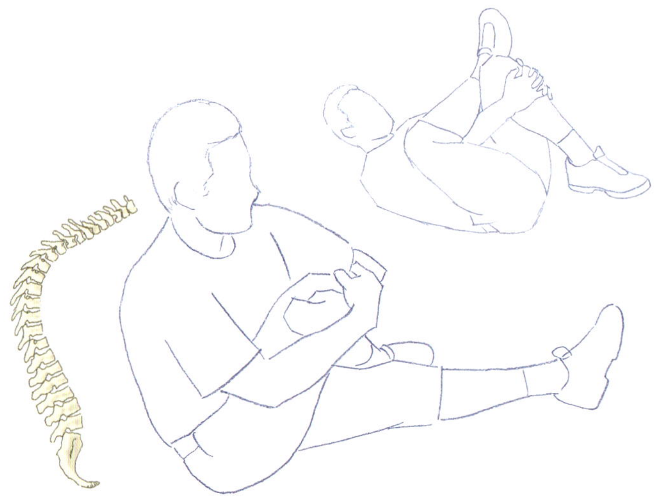

엉덩이 근육을 스트레칭할 때 허리의 아래쪽은 그림처럼 둥글게 되는 것이 아니라 아치를 형성하게 된다.

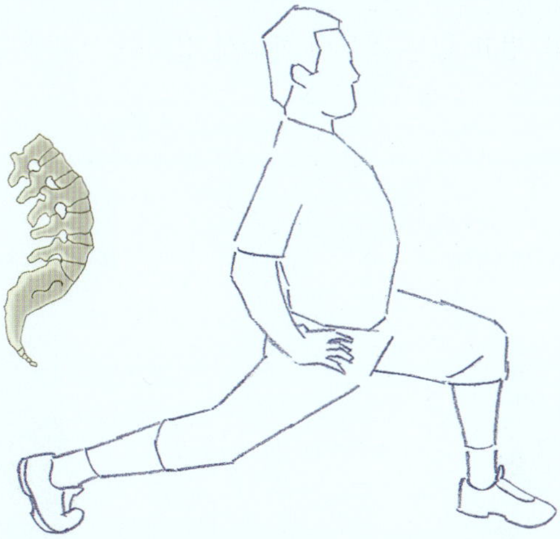

뒤쪽 다리를 뻗은 상태로 선 자세에서의 엉덩관절 굽힘근의 스트레칭은 추천되지 않는다. 엉덩관절 굽힘근을 스트레칭할 때는 허리 아랫부분의 굽힘이 증가하지 않아야 하고 대신에, 허리가 평평해져야 한다.

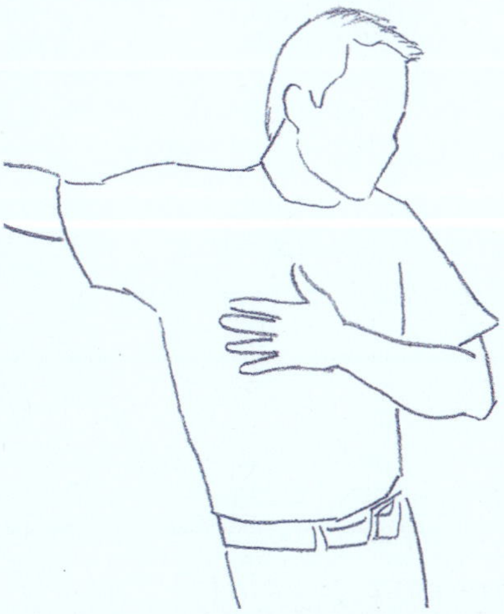

어깨 높이보다 낮게 팔을 뻗은 상태로의 가슴근육에 대한 스트레칭은 추천되지 않는다. 팔을 뻗은 자세를 유지하는 것은 팔꿉관절의 스트레스를 야기한다.

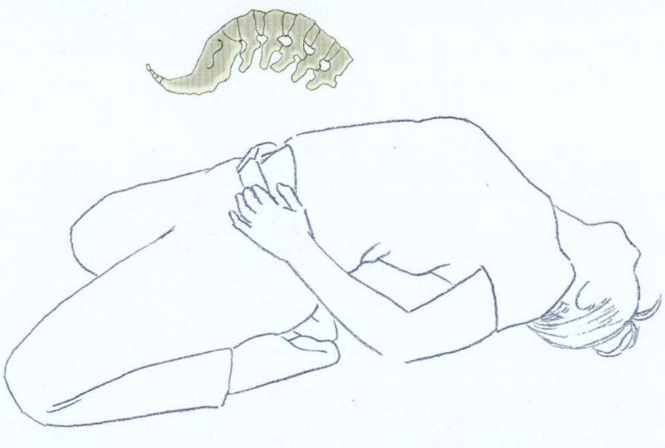

무릎을 꿇은 자세에서 허벅지 앞쪽 근육에 대한 스트레칭은 허리의 굽힘 증가와 무릎관절의 과도한 움직임으로 인해 추천되지 않는다.

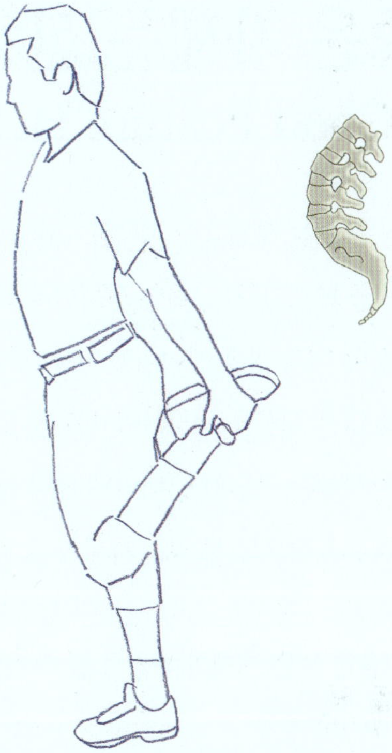

서 있는 동안 허벅지 앞쪽 근육을 스트레칭할 때는 움직임의 많은 부분이 허리 아랫부분에서 유발된다. 또한 무릎관절의 과도한 운동도 야기된다.

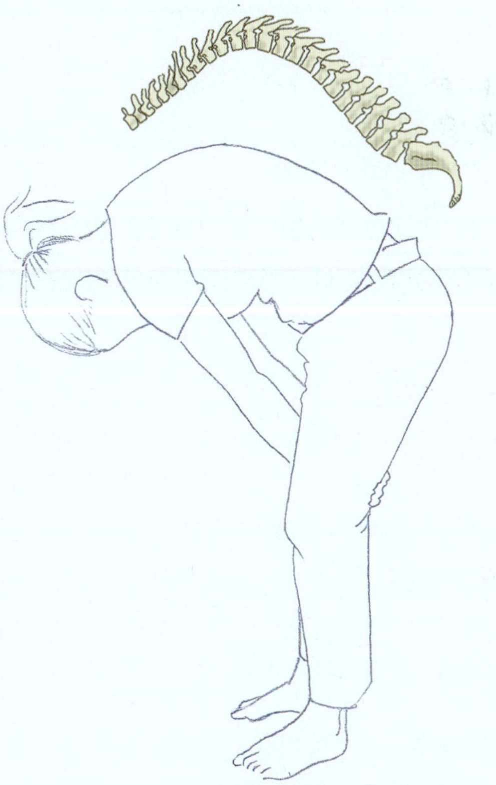

선 자세에서 어깨뼈 사이 근육에 대한 스트레칭은 척추 디스크의 과도한 스트레스를 야기한다.

좋은 자세는 신체를 돕는다 / Good Posture Helps The Body

좋은 자세는 불필요한 정적인 수축을 제거함으로써 근육을 보호한다. 근육이 정적인 수축을 위해 힘을 쓰고 있을 때 더욱 많은 에너지를 사용하게 되고 그 결과 더욱 많은 젖산을 생성하여 피로를 유발하게 된다. 좋은 자세는 가능한 인체의 중심에 하중을 가까이 두고 매우 효율적으로 서 있는 자세이다.

다음은 나쁜 자세의 원인이 될 수 있다:

- 짧아진 근육
- 약한 근육
- 장시간 치료되지 않은 손상
- 주변 사람들의 자세(아이들은 어른을 따라한다)
- 걱정과 스트레스
- 통증

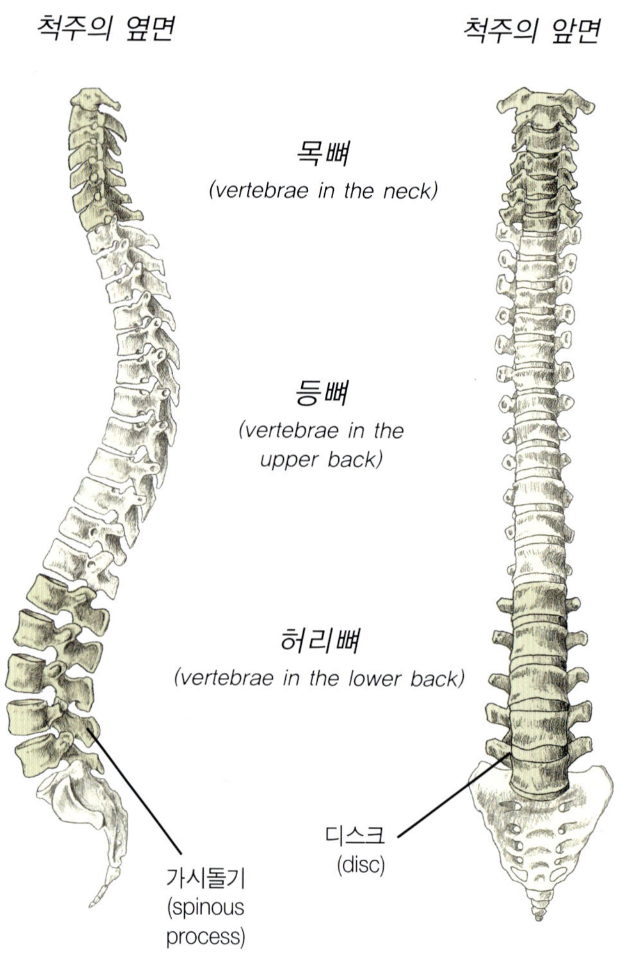

척주 / Spinal Column

척주는 과도한 하중 없이 좋은 자세를 형성하기 위해 쌓여진 단단한 덩어리이다. 척주와 주변 근육들은 유용한 방식으로 인체를 치료하기 위한 기회를 제공한다.

척주는 바닥보다 위쪽으로 갈수록 점점 작아지는 24개의 분리된 척추로 구성되어 있다. 척주는 서로 다른 관절과 인대에 의해 함께 묶여있다. 엉치뼈와 꼬리뼈는 척주의 바닥에 위치한다. 엉치뼈는 5개의 척추로 만들어졌으며 관골 사이의 쐐기모양의 하나의 뼈로 융합되어 있다. 엉치 아래의 뼈는 종종 꼬리뼈라 불리우며 4-5개의 작은 척추로 구성되어 있으며 하나로 융합되어 있다.

전체 척추는 다수의 작은 근육들로 덮여 있다. 척주의 끝 부분을 제외하고는 각각의 척추뼈 사이에 디스크(disc)가 존재한다.

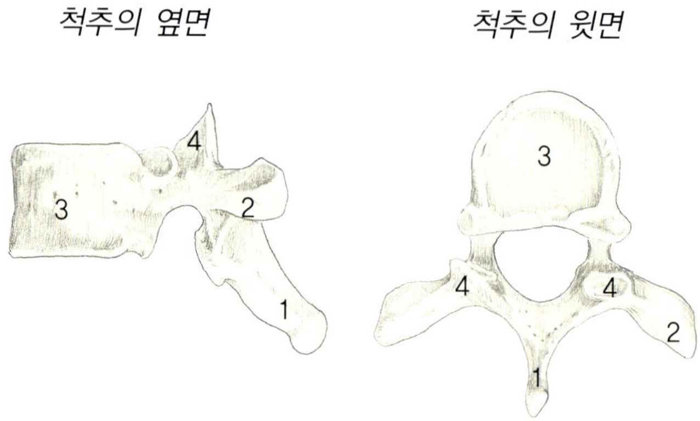

1. 가시돌기
2. 가로돌기
3. 척추뼈몸통
4. 척추관절(척추결합)

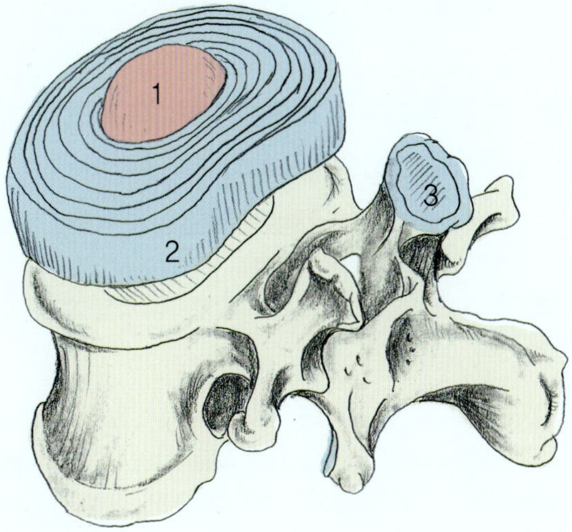

1. 수핵(nucleus pulposus) : 젤리와 같은 물질
2. 섬유륜(annulus fibrosus) : 섬유연골 고리
3. 척추결합

이것은 연골 고리와 젤리와 같은 물질의 핵으로 이루어져 있다. 디스크는 운동화의 바닥처럼 쿠션 역할을 한다.

디스크는 진동과 충격을 흡수하는 완충작용을 한다. 만약 디스크가 없다면 척주는 서 있거나 걷는 동안에 반복적인 힘에 의해 부서지게 된다. 척주는 측면으로 봤을 때 3개의 굴곡으로 구분되어 있는 인체 중심에 위치한 움직이는 기둥이다.

목에 위치하는 7개의 뼈는 굴곡 또는 전만을 형성한다. 가슴 부위를 구성하는 다음 12개의 뼈는 구부정한 둥근 모양 또는 후만을 형성한다. 굴곡의 증가나 감소는 압력을 감소시킬 수 있기 때문에 이러한 형태는 충격을 흡수하는데 도움을 준다. 이러한 움직이는 작은 조각들의 위치를 유지하기 위해서 척주는 인대와 작은 근육들로 덮여 있고 이것들은 움직임을 가능하게 하며 인체의 뒷면을 안정화시키기 위해 함께 작용한다.

척추는 더 큰 요구를 받게 된다. 이것은 단지 척수를 보호하고 신체의 직립을 유지하기 위한 것이 아니다. 우리가 뛰거나 걸을 때 구부러지거나 충격을 흡수하고 무거운 물건을 들어올릴 때 거대한 압력을 견디기에 충분히 유연하다. 동시에 여러 방향으로 움직일 수 있도록 만들기 위해서도 필요하다. 이러한 것들이 인체의 한 부분으로 정교하게 구성되어 있는 이유이다.

다음은 척추의 움직임이다:

1. 가쪽굽힘(측면굴곡)
2. 뒤쪽굽힘(후방굴곡)
3. 앞쪽굽힘(전방굴곡)

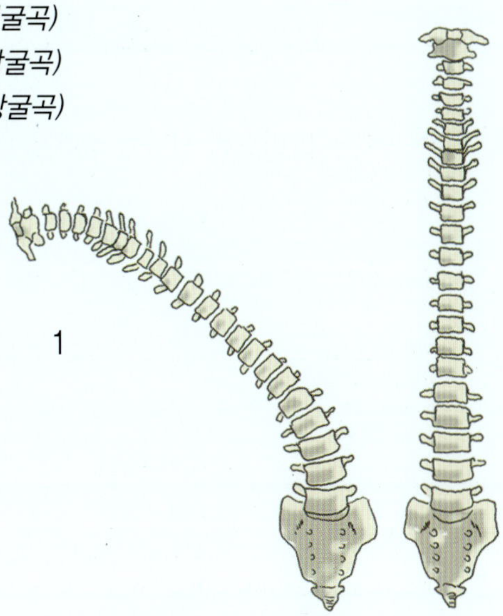

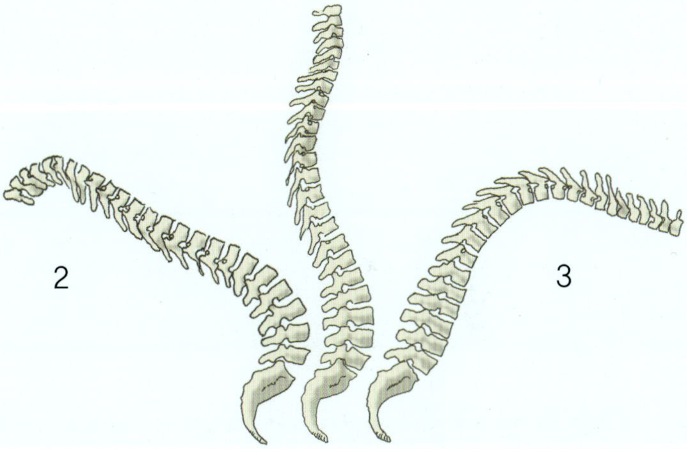

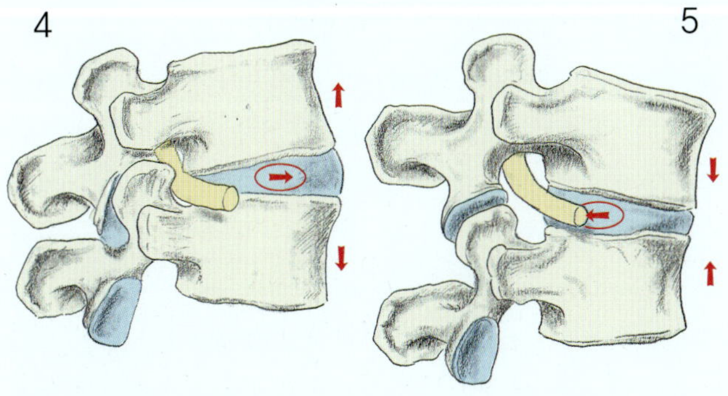

4. 뒤쪽굽힘은 신경이 통과하는 공간을 감소시킨다.
5. 앞쪽굽힘은 신경이 통과하는 공간을 증가시키지만 디스크 앞쪽에 가해지는 압력을 증가시키고 뒤쪽 수핵에 가해지는 힘을 증가시키기도 한다.

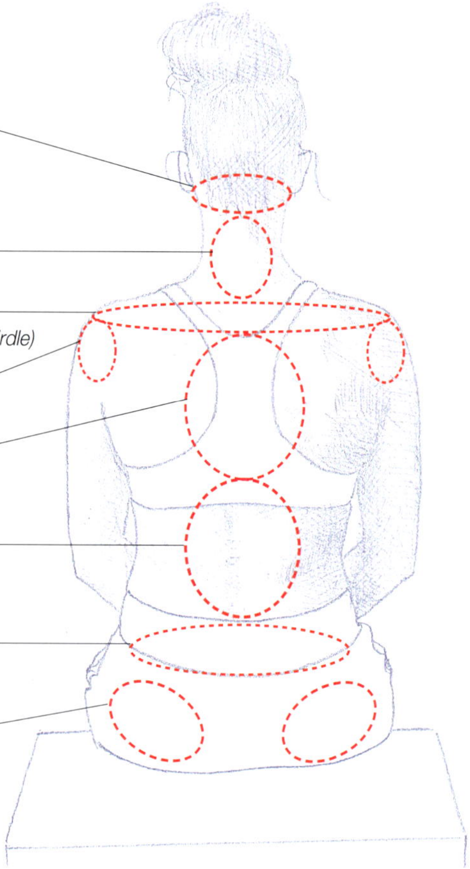

등의 부분

정말로 당신이 디스크 파열을 원한다면 아래와 같은 나쁜 습관들로 연습하라.

나쁜 자세로 걸어 다니며 가능한 오랫동안 구부정한 자세로 앉아 있거나 서 있는다. 만약 지면으로부터의 힘이 척추의 중심을 통과하지 않는다면 디스크 손상을 야기할 수 있는 힘은 9배까지 증가하게 된다.

무거운 물건을 들 때 다리를 절대 사용하지 말아야 한다. 다리를 뻗고 허리를 구부려 물건을 드는 것은 한 번이든 그 이상이든 간에 디스크가 파열될 수 있는 가장 이상적인 방법이다. 만약 물건을 드는 동안 몸을 돌리는 것은 디스크 손상의 기회를 증가시키게 된다.

이러한 현상은 오랜 시간 앉아 있는 것만으로도 충분히 야기될 수 있으며 지속적으로 이러한 자세를 유지하는 것 또한 원인이 된다.

디스크 파열은 스스로 유발되는 것이 아니라는 것을 기억해야 한다.

디스크의 파열 / Ruptured Discs

디스크가 파열되면 연골 고리는 끊어지고 중앙에 젤리와 같은 물질은 세어 나온다. 운이 없다면 디스크 파열은 신경을 압박하게 되고 통증을 야기하는 염증이나 자극을 유발할 수 있다. 통증은 임펄스(impulse)를 통해 눌려진 신경이 지배하는 부분에 방사되거나 국소적으로 나타날 수 있다. 파열이 가장 일반적으로 나타나는 부분은 허리부분의 4-5번째 허리뼈 사이이다. 불행하게도, 이 부분은 궁둥신경이 위치하는 부분이기도 하다. 만약 궁둥신경이 압박된다면 통증은 다리에서 발까지 방사되어 나타나고 심지어 반사와 운동조절이 감소되게 될지도 모른다. 그러나 대부분의 디스크 파열은 비대칭적으로 나타나며 모든 경우에서 통증이나 증상을 야기하지는 않는다. 실제적으로 대부분의 사람들은 45세쯤 최소 한 번의 디스크 파열을 경험하게 된다.

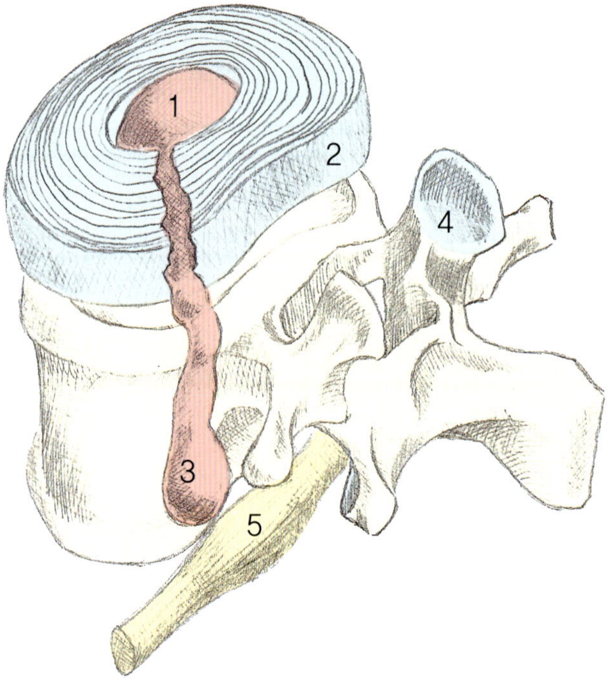

1. 수핵
2. 섬유륜
3. 신경쪽으로 수핵이 흐르는 현상(아이템 5)
4. 척추의 결합

배근육 / Abdominal Muscles

배근육의 위치와 운동방법은 알고 있지만 배근육의 작용이 필요할 때 사용하는 방법은 알지 못한다. 배근육은 자세와 척추의 건강에 중요한 역할을 하며 신체의 윗부분과 아랫부분 사이의 안정성을 제공하고 척주에서 디스크에 가해지는 압력을 감소시킨다.

배근육의 주된 4개의 근육은 전면에 배곧은근, 배바깥빗근, 배안쪽빗근 그리고 배가로근이다. 이러한 근육의 주된 기능은 몸통을 앞쪽으로 구부리고 몸통을 돌리고 몸통을 옆쪽으로 구부리는 것이다. 모든 기능이 중요하지만 가장 중요한 기능은 복부내압을 형성하는 것이다. 복부내압은 배근육을 수축하고 입을 다물고 호흡하는 것에 의해 유발된다. 복강의 압력증가는 척추 사이의 간격을 넓히고, 디스크에 가해지는 압력을 감소시킨다. 강한 복부내압은 디스크 아래쪽에 가해지는 압력을 50% 이상 감소시키고 디스크 위쪽에 걸리는 압력을 30% 이상 감소시킨다. 이러한 사실을 알고 있다면 무거운 물건을 들 때 배근육에 의해 이러한 압력이 유발되는 이유를 쉽게 이해할 수 있을 것이다.

디스크에 가해지는 압력을 감소시키기 위해서는 배근육이 수축되어야만 한다. 간단한 이야기지만 많은 사람들은 배근육을 정확하게 강화시키지 못한다. 몇몇은 배를 미는 것에 의해 배근육이 강화된다고 생각하고 다른 사람들은 배를 안으로 당기는 것으로 배근육 강화를 시도한다. 이러한 모든 행동은 원하는 효과를 얻을 수 없다.

배근육 검사 / Test Your Abs

- 벽에 등을 기대고 선다. 발뒤꿈치, 엉덩이, 어깨뼈, 머리의 뒤쪽 부분은 모두 벽에 닿아 있어야 한다. 그리고 엉덩이와 어깨를 벽에 유지하면서 벽을 향해 허리 부분을 밀도록 한다. 만약 이해할 수 없거나 허리 부분이 정확히 벽쪽으로 움직이는지 알 수 없다면 허리와 벽 사이에 손을 두도록 한다.

- 다리와 발 그리고 등을 평평한 곳에 대고 눕는다. 정상적으로 바닥과 허리 부분 사이에서 공간을 느낄 수 있을 것이다. 그리고 바닥쪽을 향해 등을 아래로 민다. 허리와 바닥 사이에 손을 넣으면 허리를 아래쪽으로 밀 때 어떻게 단단해지는지를 느낄 수 있을 것이다.

이 운동에서 배근육은 거의 단독으로 작용한다. 몇몇 사람들은 벽이나 바닥쪽으로 허리 아랫부분을 움직일 수 없다; 그들은 배근육을 활성화 시킬 수 없다. 원하는 움직임을 유발하기 위해 허리를 움직이지 않은 상태로 몸을 돌리거나 뒤트는 운동을 한다. 이러한 운동은 배근육 검사를 성공적으로 수행하기 위한 것이다. 이러한 움직임은 배근육의 사용을 필요로하며 더욱 이완된 자세를 형성하는데 도움을 준다.

배근육이 수축하는 것이 불가능해 보인다면 기침을 하거나 체중을 아래쪽으로 이동해야 한다. 다리의 앞쪽에 있는 엉덩관절 굽힘근이나 넙다리네갈래근과 같은 다른 근육들이 수축하거나 짧아진다면 배근육이 수축하는 것이 힘들어진다는 것을 알게 될 것이다. 이러한 근육의 스트레칭은 책의 운동부분의 83쪽과 86쪽에 설명되어 있다.

좋은 자세 / Good Posture

서 있는 자세 / Standing

측면에서 봤을 때 귀, 어깨, 엉덩관절, 무릎관절, 그리고 발 모두가 하나의 직선을 형성해야 한다. 척주가 정상적인 곡선을 이루고 있을 때 척주에 의해서 흡수되는 충격은 척주와 디스크를 따라 똑바로 지나갈 수 있다. 무릎관절은 과신전보다 약간 굽혀져 있어야 한다.

일반적인 실수 / Common Mistakes

- 턱을 앞쪽으로 내밀어 귀가 어깨 앞쪽으로 나오게 되면 독수리의 목(vulture neck)과 같은 자세가 유발된다.
- 앞쪽으로 둥글게 굽은 어깨는 등에 혹이 달려있는 것과 같은 자세(hump back)가 유발된다.
- 엉덩이를 앞쪽으로 밀고 허리의 굴곡이 유의하게 증가된 자세(많은 경우 휴식자세)
- 엉덩이가 뒤쪽으로 기울어져 허리의 굴곡이 감소되면, 택시를 잡는 자세(call taxicab ass)가 유발된다.

앞쪽에서 보면 머리는 똑바로 구부러지지 않고 회전되어 있지 않다(미묘한 차이 때문에 구별하기 어렵다). 어깨는 머리 아래쪽에 있고 양쪽이 같은 높이로 위치하고 있다. 발은 엉덩이 넓이 만큼 벌려져 위치하고 있으며 발가락은 약간 대각선 방향으로 있다.

이런 자세는 매우 간단해 보이지만 실제적으로 이렇게 바르게 서 있는 사람들은 드물다. 대개 앞쪽이나 뒤쪽 또는 옆으로 구부러져 있거나 한쪽으로 체중을 지지해서 서 있는 경우가 많다.

바르게 서는 방법 :

- 발은 엉덩관절의 너비만큼 벌리고 양쪽 발가락은 같은 각도로 바깥쪽을 향해야 한다.
- 체중은 발의 뒤꿈치와 발의 앞쪽 모두에 똑같이 지지되도록 한다.
- 무릎은 약간 구부린다. 먼저 무릎을 과다폄시키고 그 후 약간 구부린다. 이 자세는 무릎을 약 1 인치(2.5 cm) 정도 앞쪽으로 가져가는 것으로도 충분히 유발된다.
- 배근육은 안정성을 위해 약간 수축한다.
- 척추는 자연스러운 굴곡을 유지한다.
- 어깨는 아래로 내린다.
- 머리는 똑바로 한다.

누군가가 어깨를 아래로 밀어준 것이 의해 이 자세를 테스트 할 수 있다. 만약 똑바로 서 있다면 흔들리지 않을 것이다. 이러한 압력에 의해 앞쪽으로 복부가 밀리지 않는 것이 중요하다. 만약 복부가 앞쪽으로 밀린다면 허리의 굴곡은 증가하게 된다. 이러한 현상은 벽에 서서 운동했던 것처럼 배근육을 수축하고 허리를 평평하게 하는 것으로 교정할 수 있다.

좋은 자세 / Good Posture

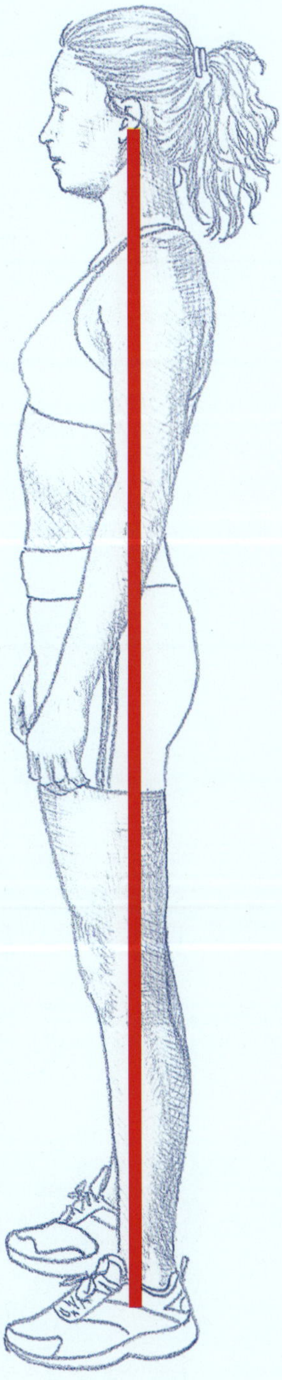

직선은 귀, 어깨, 척추, 무릎관절, 그리고 발목의 바깥쪽을 통과하는 가상의 선이다.

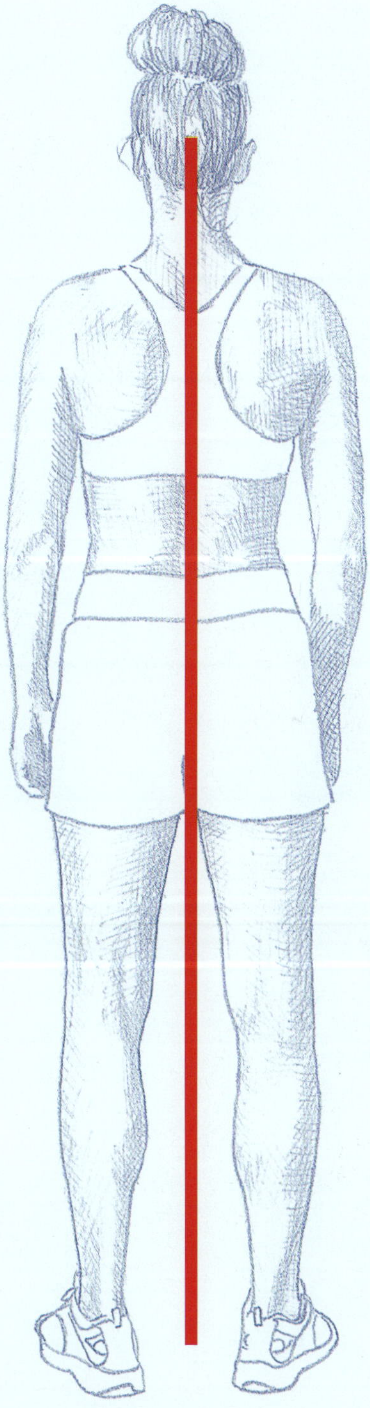

체중은 이 선의 왼쪽과 오른쪽에 똑같이 나누어져 있어야 한다.

나쁜 자세 / Bad Posture

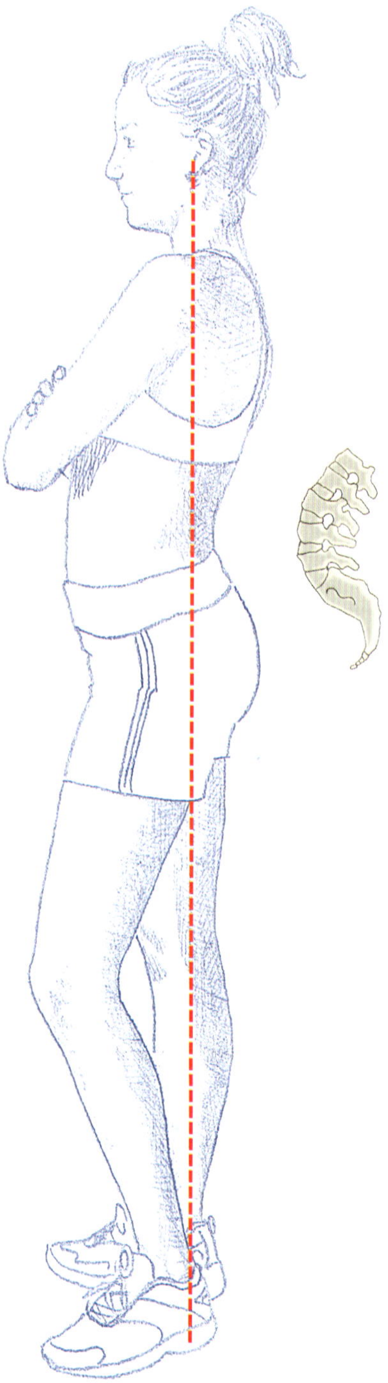

한쪽 다리로 기울어져 있고 허리의 굽힘이 증가하여 직선이 허리에서부터 멀리 떨어져 있다.

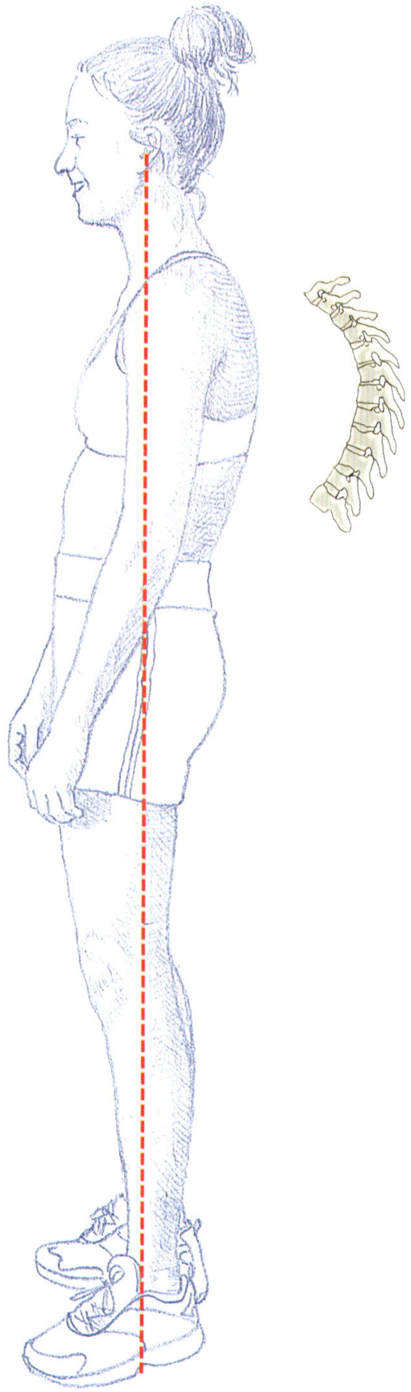

구부정해서 직선이 앞쪽으로 이동해있다.

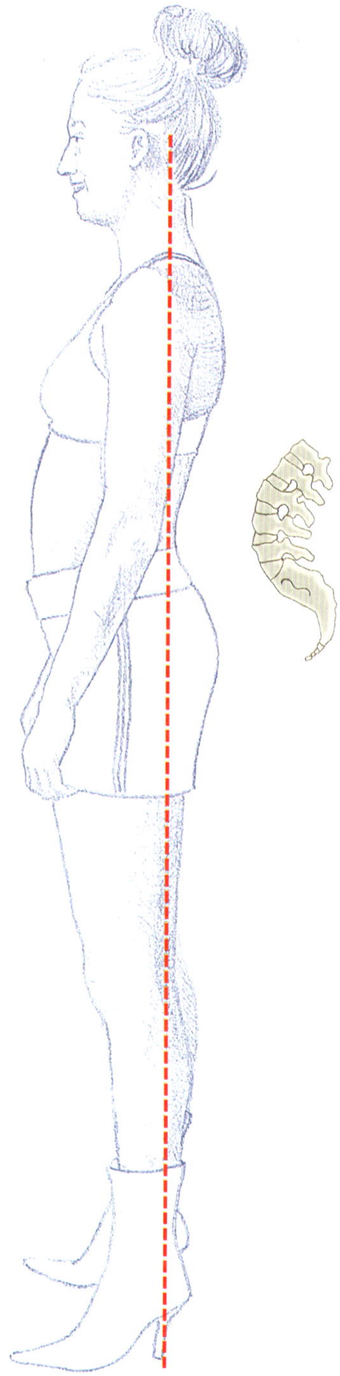

하이힐의 착용은 직선을 뒤쪽으로 이동시키는 경향을 보인다.

앉아있는 자세 / Sitting

일상에서 종종 앉아 있어야 하지만 앉아 있는 자세가 추천되지는 않는다. 앉아 있을 때 지속적으로 움직이는 것이 중요하다. 근육은 이완되지 않아야 하고 구부정하지 않아야 한다. 대신에 어떤 근육들은 수축을 유지하고 있어야 한다. 대부분의 경우 오랜 시간 동안 똑바로 앉아 있는 것은 어렵다. 그러나 이러한 현상은 잠깐 동안 일어나 움직이는 이유가 된다.

똑바로 앉은 자세는 좋은 의자를 필요로 하지는 않지만 똑바로 서는 자세가 어떤 것인지 알고 있어야 한다. 만약 똑바로 서는 방법을 알고 있다면 앉아 있을 때 척추가 바르게 되어 있는지를 알 수 있을 것이다. 심지어 앉아 있을 때 허리의 굴곡에 걸리는 하중을 느끼게 될 것이다.

앉아 있을 때 바닥에 대한 지지를 위해 두 발은 적당한 간격을 유지해야 한다. 높은 의자에 앉아 있다면 허벅지와 허리 사이의 각도가 증가하게 되고 최소 45° 정도가 될 것이다. 등은 서 있을 때와 같은 곡선을 유지하기 위해 똑바른 자세를 취해야 한다. 어깨는 귀와 같은 선상으로 아래로 내려가 있어야 한다. 많은 등받이의 사용은 금지해야 한다. 근육을 수축시켜 앉아 있는 것은 허리를 보호하는 최고의 방법이다. 등받이의 사용은 허리의 자연스러운 굽힘을 감소시키고 이는 디스크에 더욱 큰 압력을 부가하게 된다. 바른 자세를 유지하기 위해 장시간 근육을 사용하는 대신, 인대와 관절낭과 같은 수동적 구조물에 의존해야 한다.

서 있는 자세를 충분히 연습했다면 앉은 자세가 좋은 경우도 있다. 그러나 비싸고 좋은 의자가 통증을 예방하거나 건강한 등을 보장하지는 못한다. 이것은 얼마나 오랫동안 앉아 있는지, 어떻게 앉아 있는지, 근육이 얼마나 강하고 유연한지에 따라 달라진다.

의자를 살 때 앉아서 작업을 하는 것과 단지 앉아만 있는 것 사이에는 차이가 없다는 것을 항상 기억해야 한다.

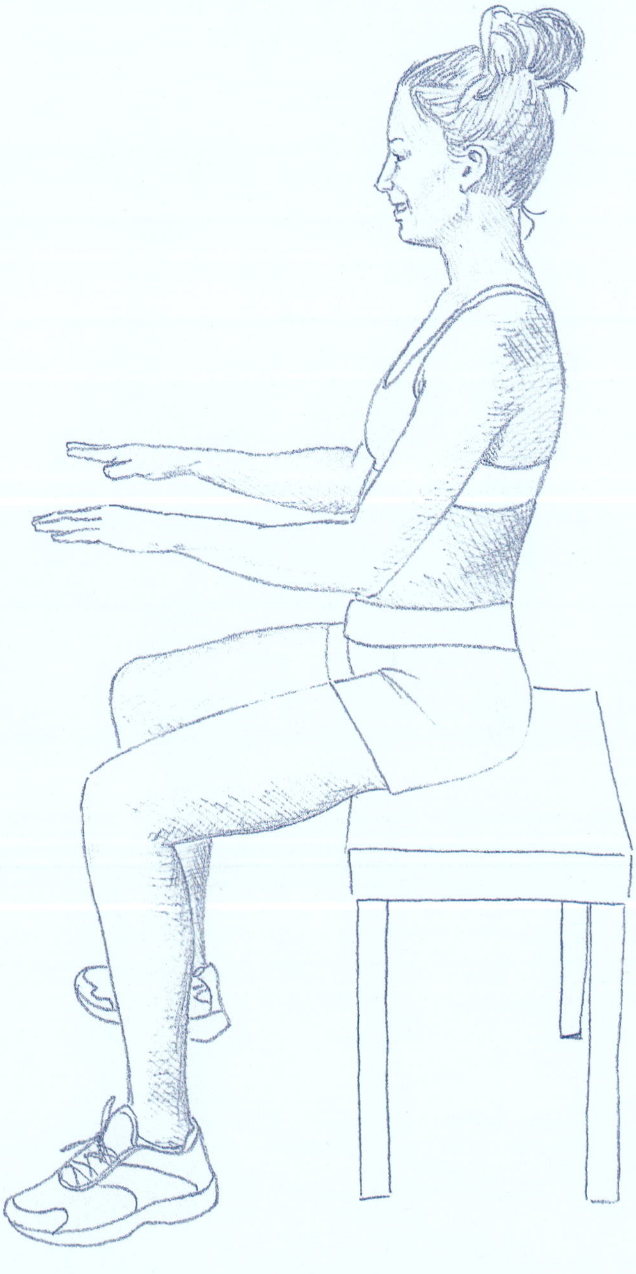

좋은 자세로 앉거나 서 있을 때 척추는 동일한 만곡(curvature)을 가지게 된다.

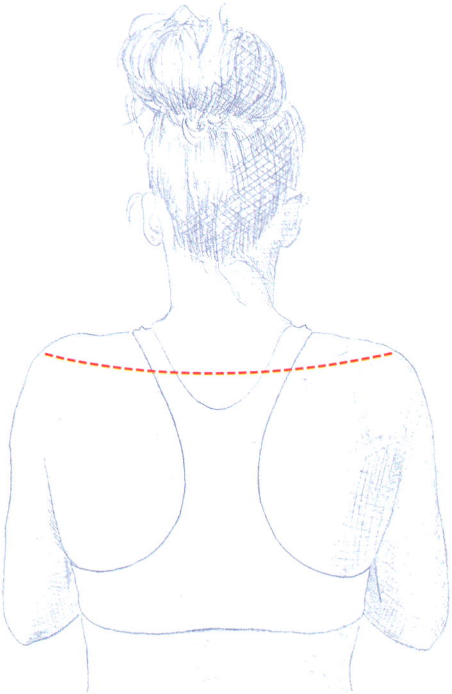

스트레스를 받았을 때, 어깨가 약간 올라가는 경향을 보이고 근육은 고정하는 작용을 하게 된다.

나쁜 자세의 결과 / Consequences of Poor Posture

오랜 시간 앉아 있거나 활동적이지 않다면 바르게 서는 능력을 상실하게 될지도 모른다. 앉아 있을 때 바른 자세를 유발하는 중요한 근육들이 단단해지거나 짧아지기 때문에 걷거나 달리는 것이 힘들게 될지도 모른다.

나쁜 자세는 다음의 결과를 야기할 수 있다:

- 짧아졌거나 수축된 근육은 나쁜 자세를 지속적으로 유발한다.
- 걷거나 달릴 때 나쁜 움직임의 양상은 다른 손상을 야기할 수 있다.
- 근육 내 통증유발점은 국소적으로 불편한 느낌이나 팔과 다리로의 방사통을 유발할 수 있다.
- 두통은 근육 내 긴장을 야기할 수 있고 젖산을 증가시키게 된다. 이러한 것들은 두통을 더욱 심하게 만들기도 한다.

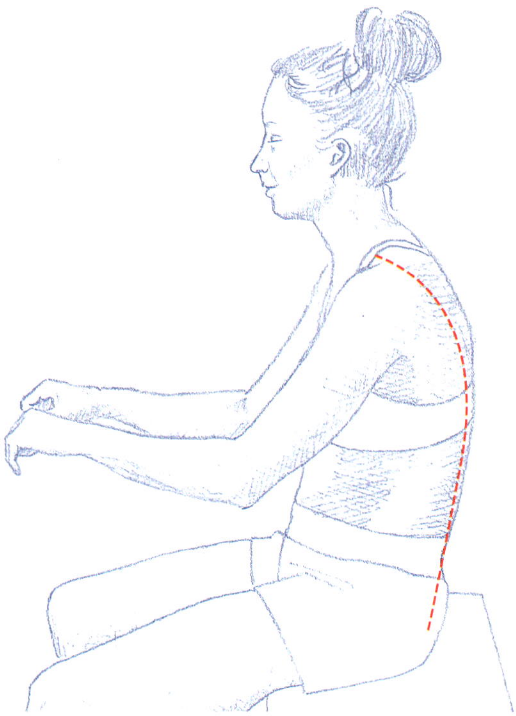

앉아 있는 동안의 구부정한 자세는 허리 디스크에 10배 이상의 압력을 증가시킨다. 심지어 목의 근육은 아래로 내려가는 머리를 지탱하기 위해 고정된 자세로 수축하게 된다.

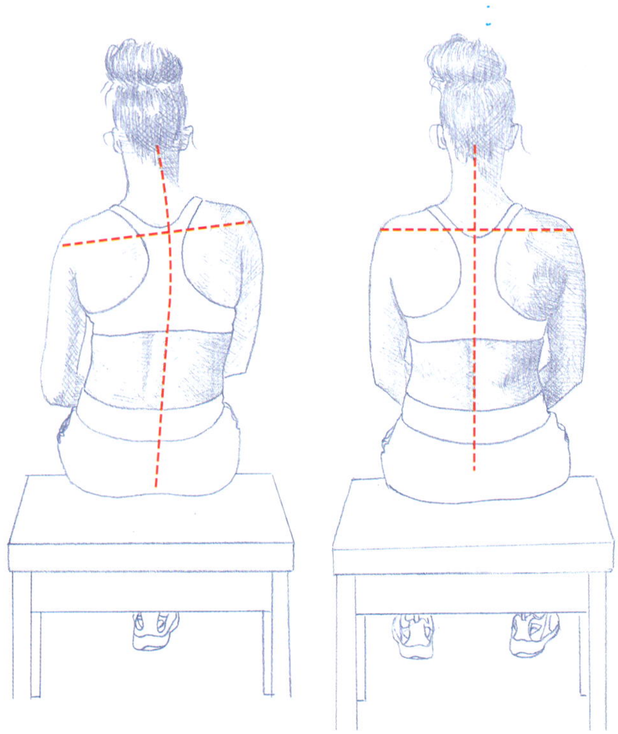

다리를 꼬고 앉아 있는 자세는 몸을 한쪽 방향으로 밀게 된다. 한쪽 방향으로 몸이 기울어지는 것을 보상하기 위해 다른 근육들이 수축하게 된다.

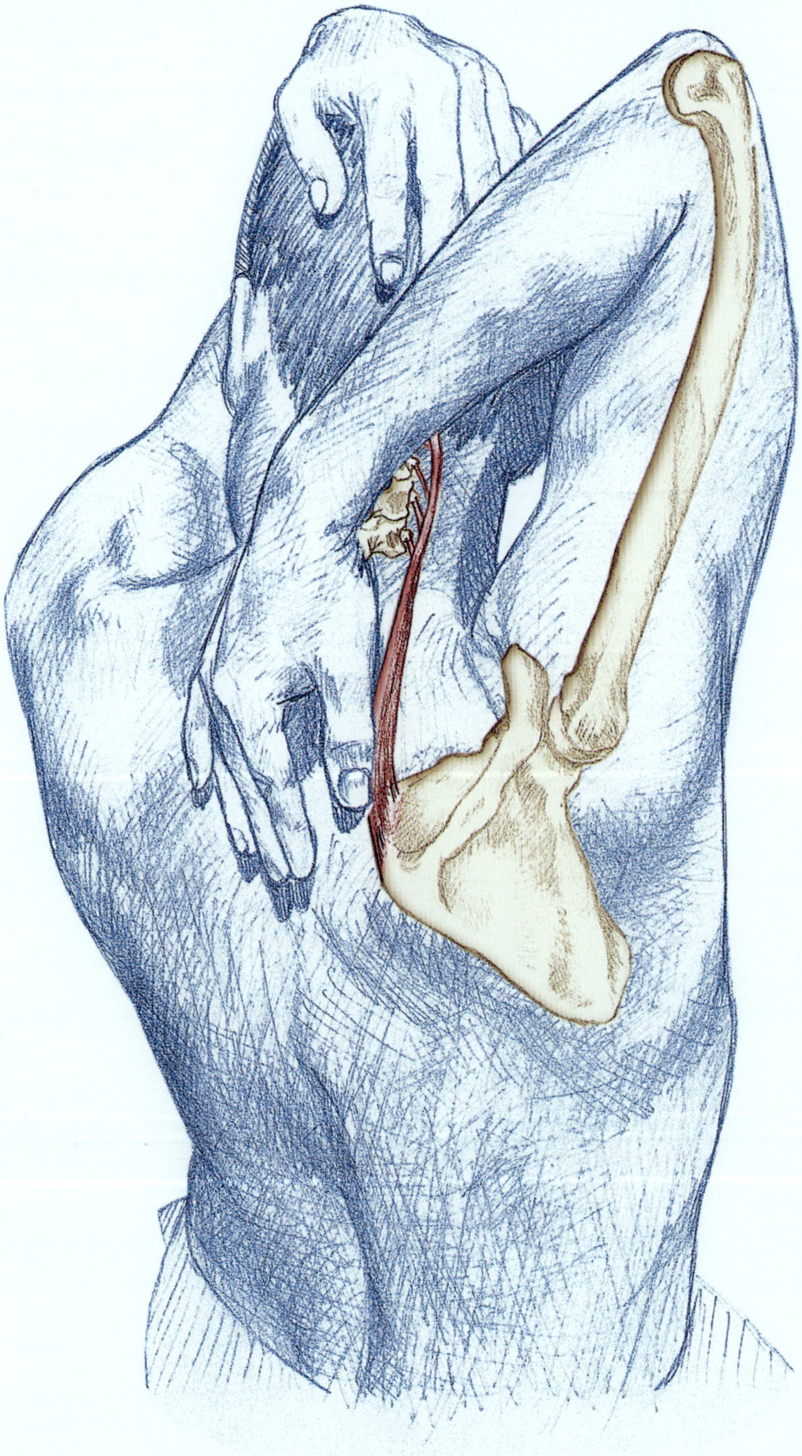

스트레칭

Targeted Stretches

위등세모근 / Upper trapezius

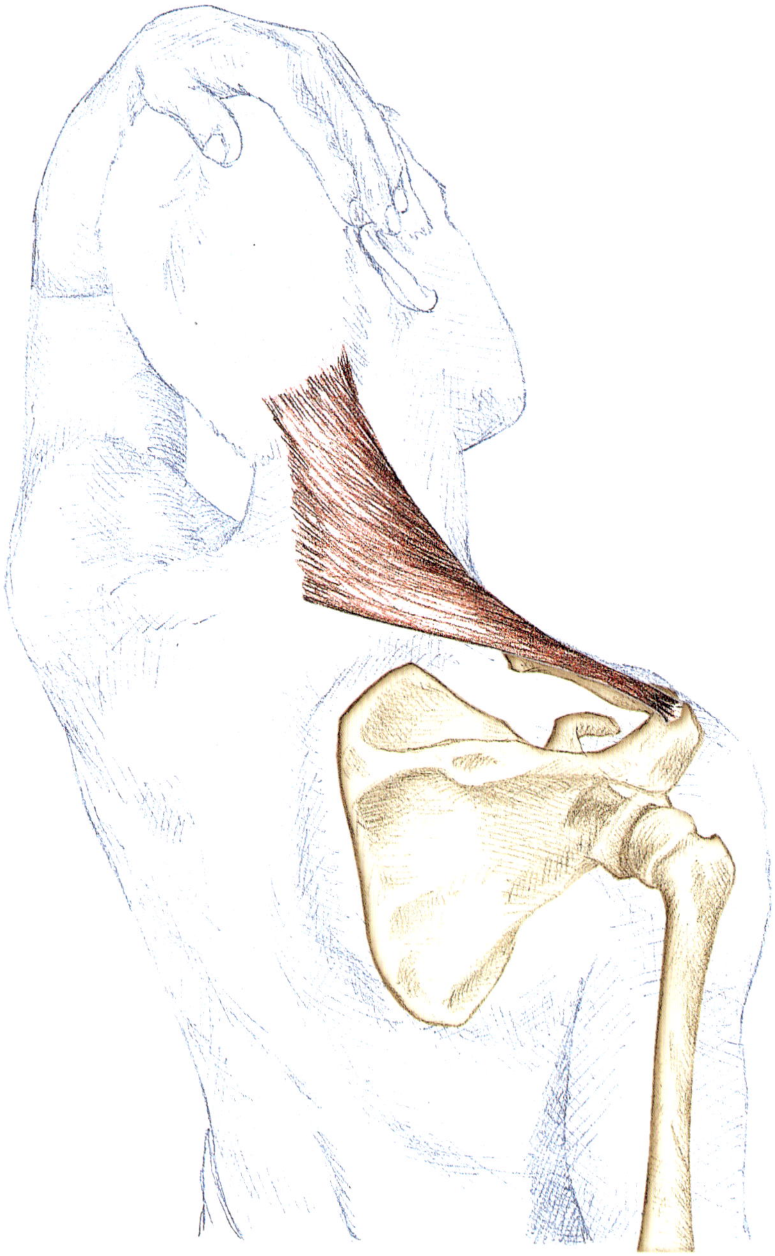

이 운동은 정확하게 시행했을 때 매우 효과적이다. 시작자세와 머리 위치는 매우 중요하다; 정적인 근육 수축을 감소시키기 위해 스트레칭하는 동안 어깨는 아래로 내려가 있어야 한다. 이 운동을 지칠 때까지 수행할 필요는 없다. 1, 2 단계를 쉽게 따라할 수 있을 것이다.

근육에 대한 정보
/ Muscle Facts

등세모근은 어깨, 목, 그리고 등의 위쪽 부분을 덮고 있는 근육으로 피부 가까이에 위치한 크고 편평한(flat) 근육이다. 등세모근은 어깨를 올리고, 어깨뼈를 서로 가깝게 당기며 머리를 회전시키고 한쪽으로 고개가 기울어지는 것을 돕는다.

긴장의 원인 / Causes of Tightness

무의식적으로 어깨를 들고 있으면 근육이 긴장되고 짧아져 어깨에 정적인 긴장을 지속적으로 유발하게 된다. 어깨를 들고 있는 이유는 추위부터 스트레스까지 모든 것이 원인이 될 수 있다.

스트레스를 받을 때 목과 어깨를 이완시키는 것은 어려운 일이다; 이 부분은 긴장도가 증가하는 곳이다. 등세모근은 어깨를 들어 올리기 때문에 자주 스트레스를 받는다면 근육은 절대 이완될 수 없다. 그래서 등세모근은 매우 짧아지고 긴장하며 그 결과 통증과 피로를 야기하게 된다.

긴장의 증상 / Symptoms of Tightness

- 머리뼈 아래, 귀의 윗부분, 귀의 바깥쪽이나 뒤쪽의 두통
- 어깨뼈를 가로지르는 국소적 통증
- 어깨뼈 사이의 국소적 통증
- 머리를 옆으로 기울이거나 돌리는 것이 어려움

유연성 검사 / Flexibility Test

머리를 최소 45° 이상 옆으로 기울일 수 있고, 각 방향으로 90° 회전이 가능해야만 한다.

주의 / Precautions

만약 스트레칭하는 동안 전체 근육 대신에 귀 아랫부분에서 통증이 증가한다면 운동을 중단한다.

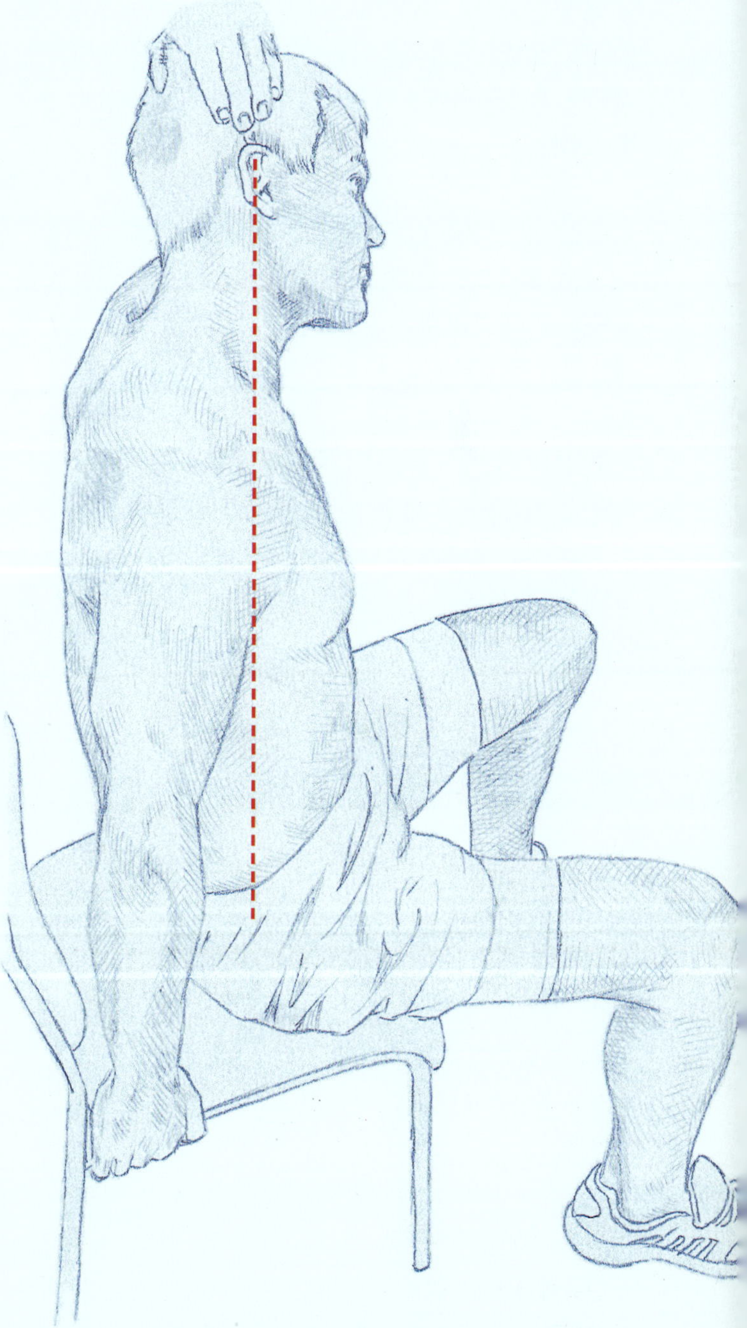

머리를 상체와 일직선상에 두어야 한다.

기술 / Technique

양 발을 벌리고 허리와 배근육을 약간 수축한 상태로 의자나 벤치에 앉는다. 오른손을 뒤쪽으로 뻗어 의자의 끝부분을 잡는다. 상체를 왼쪽으로 기울이고 머리는 똑바른 상태를 유지한다. 오른쪽 어깨와 위팔에서 약간 당기는 느낌을 느끼게 될 것이다.

다음으로 오른쪽 어깨를 천장 쪽으로 5초 정도 들어올린다. 몸이 외측으로 움직여서는 안 된다. 2초 정도 이완한 후 상체를 좀 더 기울인다. 스트레칭을 하기 위한 바른 시작 자세를 갖게 될 것이다.

주의하면서 머리를 왼쪽으로 기울이고 오른쪽으로 약간 회전시킨다. 왼손은 반대쪽 머리를 잡고 외측으로 당기면서 5-10초 정도 근육을 스트레칭시킨다. 목과 어깨에 찌르는 듯한 느낌이 있으면 스트레칭을 멈춘다. 근육을 5-10초 정도 이완시킨다.

새로운 끝느낌이 있을 때까지 머리를 왼쪽으로 움직이면 강한 스트레칭이 된다.

2-3회 반복한다.

일반적인 실수 / Common Mistakes

- 바르게 앉는 것의 실패
- 앞쪽으로 머리가 기울어짐
- 의자 위 손의 위치보다 너무 앞쪽으로 멀리 떨어져 앉은 자세

코멘트 / Comments

근육에서 바람직한 스트레칭이 나타나지 않는다면, 심부 마사지를 적용하여 이완을 유도한다. 스트레칭을 서두르지 말고 천천히 여유롭게 시작한다.

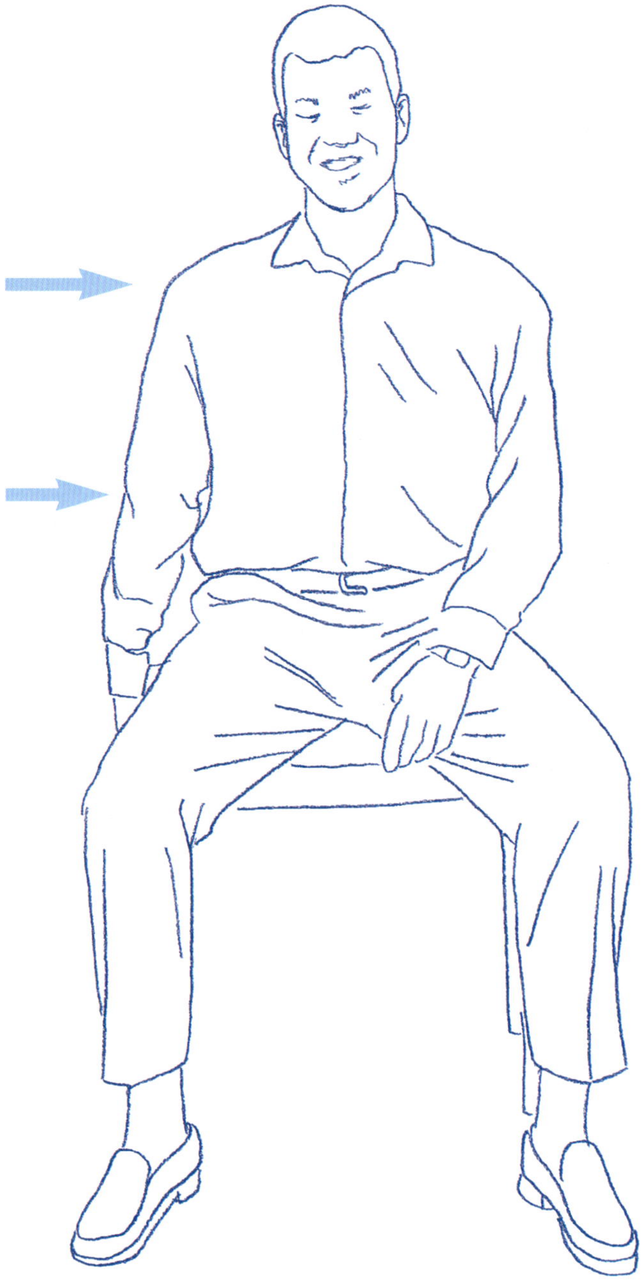

손을 대각선 뒤쪽으로 놓고 시작 자세를 취한다. 어깨를 내려 상체를 기울인다.

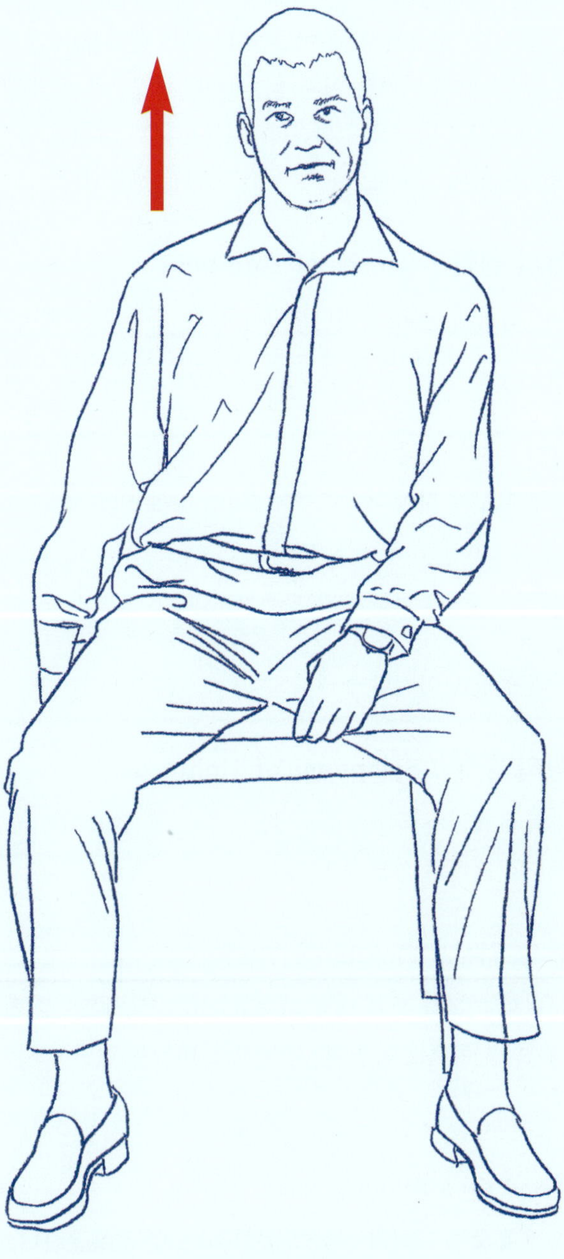

천장 쪽으로 어깨를 들어 올려 저항이 되도록 만든다. 그 다음 이완시키고, 옆쪽으로 더욱 기울인다.

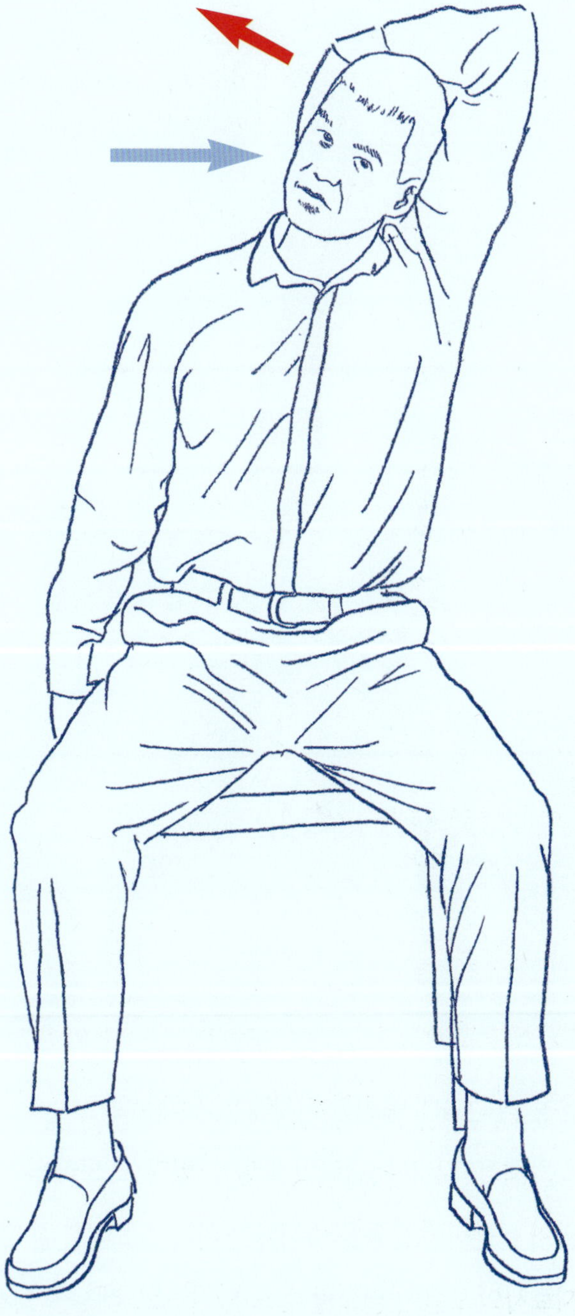

머리를 옆쪽으로 기울이고, 동시에 반대방향으로 약간 회전시킨다. 머리를 손 쪽으로 조심스럽게 당기면서 저항을 준다.

목빗근 / Sternocleidomastoid

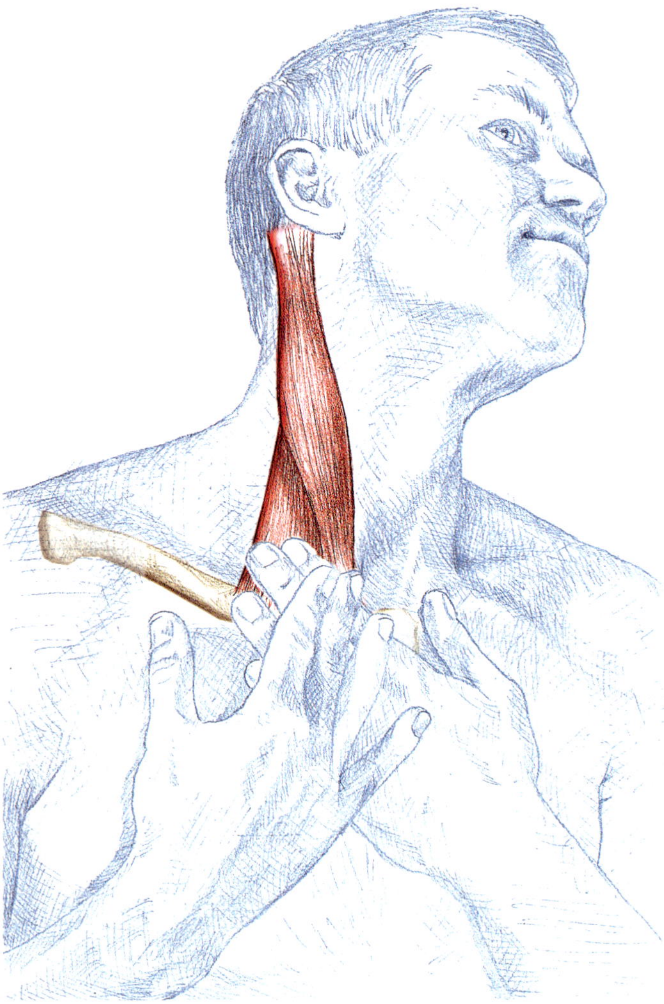

근육에 대한 정보 / Muscle Facts

목빗근은 목 앞쪽에 위치한 피부와 가까이 있는 둥근 모양의 근육이다. 빗장뼈의 앞쪽으로부터 목의 옆쪽을 따라 주행하여 귀의 뒤쪽 머리뼈 아래에 붙는다. 목빗근은 고개를 기울이거나 한쪽 방향으로 회전하게 한다. 또한 강력한 흡기를 보조하고 목의 앞쪽과 머리의 뒤쪽 바닥을 기울인다.

긴장의 원인 / Causes of Tightness

구부정하게 앉아 올려다보거나 나쁜 자세로 텔레비전을 시청하거나 컴퓨터를 하게 되면 목빗근이 짧아지게 되며 큰가슴근이 짧아져 나쁜자세를 만든다. 짧아진 목빗근에 의해 유발된 자세는 독수리가 목과 머리를 움직이는 모양을 연상시키기 때문에 가끔 독수리목(vulture neck)이라고 한다.

스트레스를 받으면 강하게 호흡을 하고 어깨가 올라가기 때문에 이 근육은 장시간 정적으로 수축하게 되고 그 결과 긴장과 통증을 야기한다.

긴장의 증상 / Symptoms of Tightness

- 머리 꼭대기의 두통
- 척추와 머리의 정렬 문제

유연성 검사 / Flexibility Test

머리의 뒤쪽과 등을 벽에 기대고 선다. 목 뒤쪽으로 한 손을 놓고 벽 쪽으로 목을 민다. 손으로 머리로 밀면서 저항을 줄 수도 있다.

주의 / Precautions

목에 통증이 느껴지거나 어지럽거나 또는 호흡곤란이 나타나면 운동을 중단한다.

운동 시 근육이 예민한 위치에 있기 때문에 스트레칭하기가 어렵다고 느낄 수 있다. 스트레칭 시 많이 불편하면 운동을 중지해야 하며 스트레칭 할 때 치료사의 도움이 필요할 수 도 있다. 스트레칭을 쉽게 하기 위해서는 거울 앞에 서거나 머리를 한쪽 방향으로 돌려 이 근육을 확실하게 나타나도록 한다.

기술 / Technique

이 운동은 선 자세와 앉은 자세 모두에서 가능하다.

빗장뼈의 오른쪽 부분에서 근육의 부착점을 찾고 근육의 2.5 cm(1인치) 아래에 세 손가락을 놓는다. 왼손은 오른손의 위치를 유지하기 위해 오른손 위에 놓는다.

목의 오른쪽 부분에 약하게 찌르는 듯한 느낌이 느껴질 때까지 머리를 뒤쪽으로 그리고 왼쪽으로 움직인다. 그 후 5-10초 동안 근육을 이완시킨다.

시작자세에서 머리를 위로 움직여 저항을 준다. 이마에 손을 얹고 손으로 머리를 5-10초 동안 누르면서 저항을 주고 5-10초 동안 이완한다.

새로운 끝느낌이 있을 때까지 머리를 뒤쪽으로 그리고 옆쪽으로 가져가면 강한 스트레칭이 된다.

2-3회 반복한다.

일반적인 실수 / Common Mistakes

- 정확하지 않은 근육의 위치
- 잘못된 방향으로의 머리 회전

코멘트 / Comments

이 운동이 어렵다면 스트레칭을 더 빨리 하기 위해 근육의 위치를 찾기 전에 머리를 앞쪽으로 움직인다.

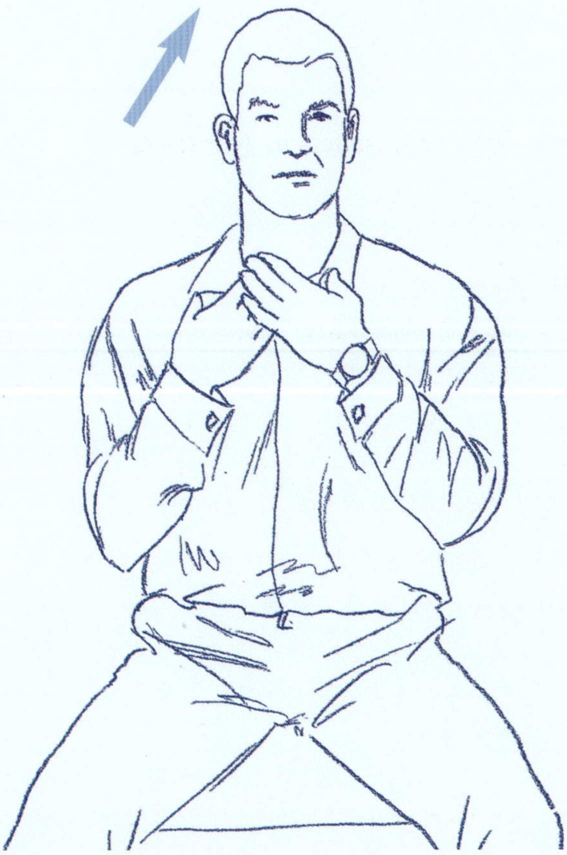

손가락을 이용하여 근육의 위치를 찾는다. 머리를 뒤쪽과 외측으로 기울인다.

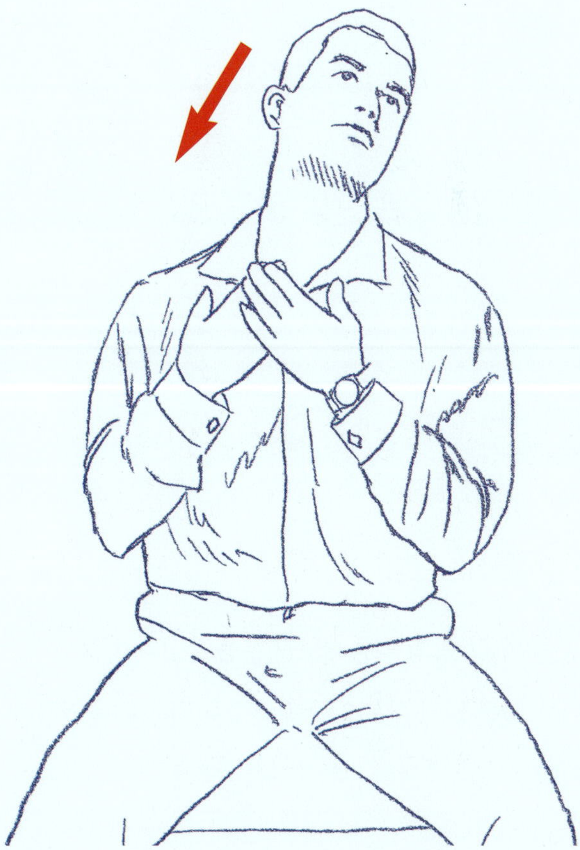

시작자세 쪽으로 머리를 뒤로 움직여 저항을 가한다.

목갈비근 / Scalenes

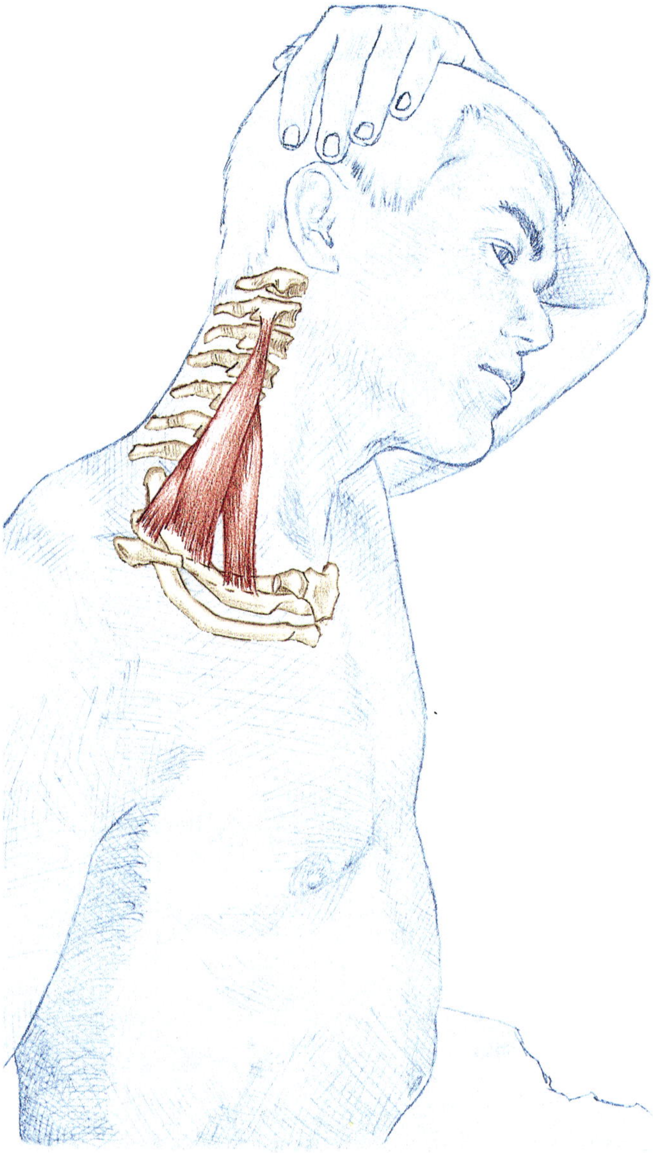

이 운동은 26쪽의 위등세모근 운동과 유사하다. 차이는 회전 없이 한쪽으로 똑바로 머리를 기울인다는 것이다.

근육에 대한 정보 / Muscle Facts

목갈비근은 목의 한쪽 면의 목빗근과 위등세모근 사이에 위치한다. 이 근육은 목뼈와 2번째 갈비뼈의 위쪽 사이에 위치한다. 목갈비근은 한쪽 방향으로 머리를 기울이고 강한 들숨(흡기, inhalation) 시에 도움이 된다.

긴장의 원인 / Causes of Tightness

습관적으로 머리를 한 쪽으로 기울여 앉는 자세(예를 들어, 뺨과 어깨 사이에 전화기를 끼고 있는 자세)는 목갈비근의 수축과 단축을 야기한다.

스트레스 시 강한 호흡이 증가하기 때문에 이 근육은 스트레스를 받는 근육의 일부분으로 간주한다.

긴장의 증상 / Symptoms of Tightness

- 머리를 한쪽으로 기울이는 것이 어려워짐
- 팔이나 손에 감각 둔화와 저린 감각

유연성 검사 / Flexibility Test

머리를 45° 이상 한 쪽으로 기울일 수 있다.

주의 / Precautions

스트레칭을 실시하는 동안 목에 통증이 나타난다면 운동을 중단한다.

기술 / Technique

두 발을 벌리고 등과 배를 약간 수축시킨 상태로 의자나 벤치에 앉는다. 오른손을 뒤쪽에 놓고 의자의 끝 부분을 잡는다. 상체를 오른쪽으로 기울이고, 머리는 바른 자세를 유지한다. 오른쪽 어깨와 윗팔 부분에서 약하게 당기는 느낌을 느낄 수 있을 것이다.

다음으로, 오른쪽 어깨를 천장 쪽으로 5초 동안 들어 올린다. 몸이 옆쪽으로 움직이지 않도록 해야 한다. 2초 정도 이완하고 상체를 좀 더 옆쪽으로 기울인다. 스트레칭을 하기 위해 바른 자세를 취해야 한다.

조심스럽게 왼쪽으로 머리를 기울인다. 왼손은 머리를 가로질러 움직이게 하고, 목의 오른쪽 부분은 쉬도록 한다. 머리를 왼쪽으로 당겨 5-10초 동안 근육을 스트레칭 한다. 목의 오른쪽 부분에 약간의 찌르는 듯한 느낌이 야기되면 움직임을 멈춘다. 5-10초 동안 이완한다.

새로운 끌느낌이 있을 때까지 머리를 왼쪽으로 당기면 강한 스트레칭이 된다.

2-3회 반복한다.

일반적인 실수 / Common Mistakes

- 운동하는 동안 똑바로 앉은 자세를 유지하지 못함
- 척주의 정렬에서 벗어난 머리의 움직임
- 목 대신에 머리를 잡음

코멘트 / Comments

이 운동이 어렵다면 스트레칭을 다시 시작하기 전에 등세모근과 목빗근의 스트레칭을 실시한다.

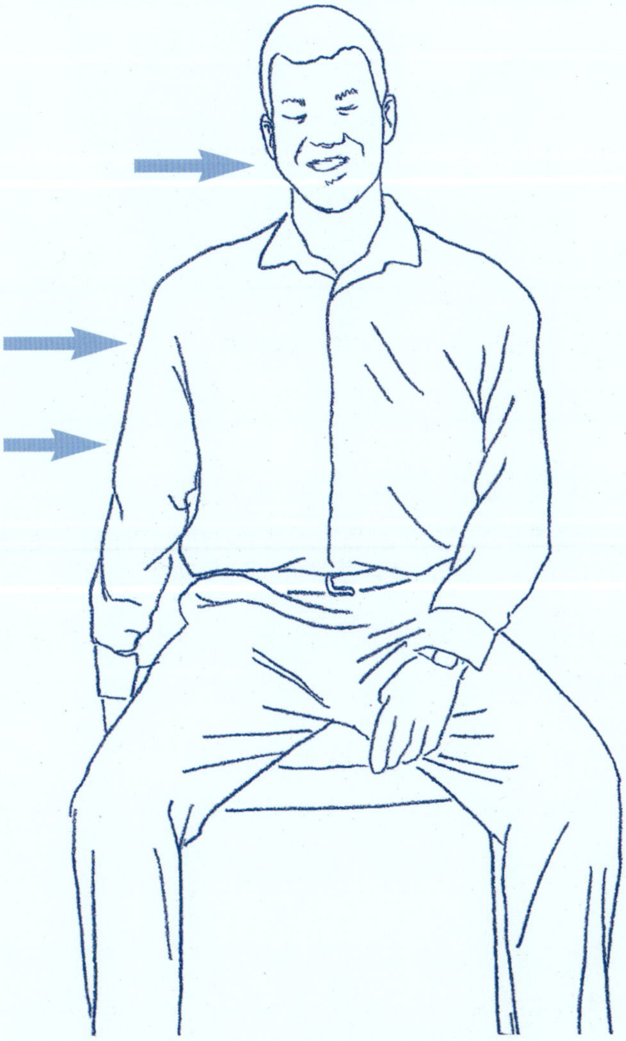

손은 대각선 방향으로 몸 뒤로 위치시켜 시작 자세를 취하고 머리와 몸을 똑바로 옆으로 이동시킨다.

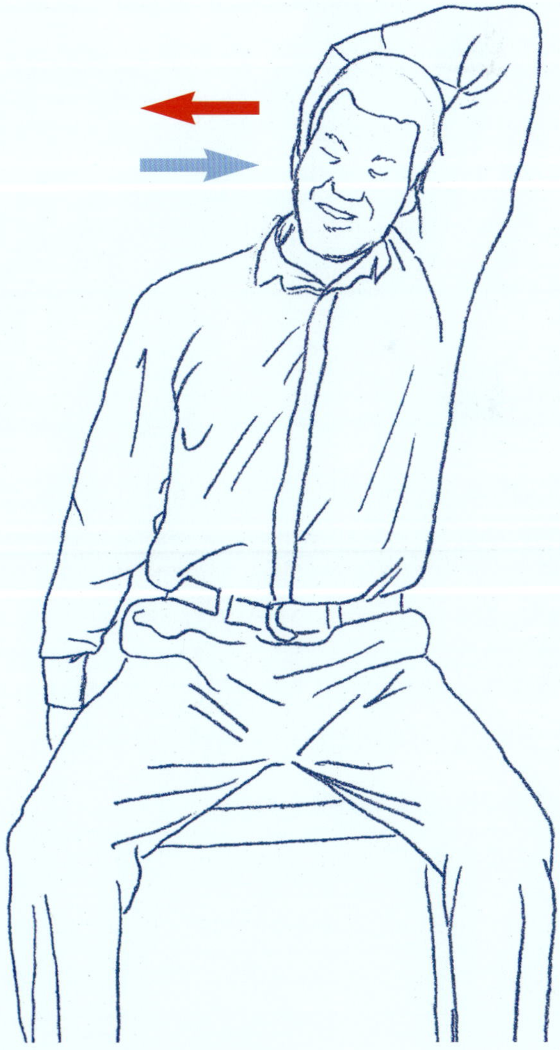

머리를 밀면서 손으로 저항을 준다.

뒤통수밑근 / Suboccipitals

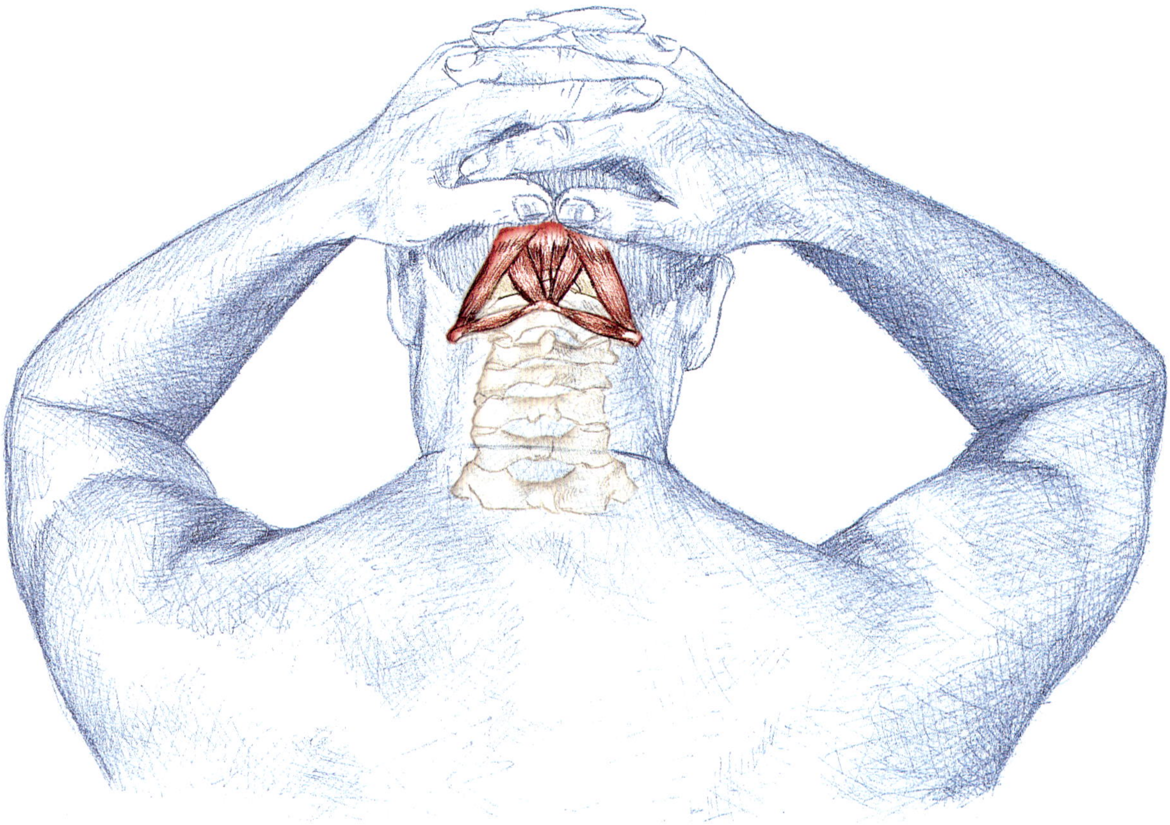

이 근육을 스트레칭하기 위해서는 2가지 고려할 점이 있다. 첫째, 엄지손가락의 위치를 인식해야 하고, 둘째, 상체가 앞으로 숙여지지 않게 해야 한다(목 부분만 앞쪽으로 굽혀야 한다). 효과적인 스트레칭을 위해 머리뼈 바로 아래 연부조직을 엄지손가락으로 밀어야 한다.

근육에 대한 정보 / Muscle Facts

이 근육은 머리뼈 아래에 위치하며 2번째 목뼈 위에서 시작하여 머리뼈까지 주행한다. 뒤통수밑근은 머리를 앞쪽으로 구부리고, 머리를 안정화시키며, 머리의 움직임을 세밀하게 조절한다.

긴장의 원인 / Causes of Tightness

신체의 앞쪽으로 머리가 위치하게 되면 바닥을 보는 대신 앞쪽을 응시하기 때문에 이 근육이 짧아지게 된다.

뒤통수밑근은 스트레스에 의해 활성화되며, 밤에 이를 갈거나 턱을 꽉 무는 것에 의해 특히 활성화된다. 만약 두통으로 잠에서 깬다면 밤 동안 이 근육이 과하게 작용한 것이다.

긴장의 증상 / Symptoms of Tightness

- 가슴 쪽으로 머리를 가져가는 것이 어려움
- 머리뼈 아래나 머리의 위쪽에 두통이 나타남

유연성 검사 / Flexibility Test

뒤통수밑근은 목빗근과 움직임이 유사하기 때문에 동일한 움직임 검사를 사용할 수 있다. 일반적으로 빳빳함은 동시에 두 근육에서 일반적으로 유발된다.

등과 머리의 뒤쪽을 벽에 기대고 선다. 손은 목 위에 놓고 벽을 향해 목을 뒤로 민다. 손에 저항하여 목을 밀 수 있어야 한다.

주의 / Precautions

목의 통증이나 가벼운 두통이 있다면 운동을 중단한다.

기술 / Technique

이 운동은 앉은 자세나 등을 바닥에 대고 누운 자세에서 실시한다. 손가락을 깍지 끼고, 머리 뒤쪽에 두고 엄지손가락을 이용하여 머리뼈 아래 부분의 근육을 민다. 5-10초 동안 머리를 앞쪽으로 천천히 밀어주면서 스트레칭을 실시한다. 엄지손가락에 대항하여 근육이 어떻게 미는 지를 느껴보아야 한다. 5-10초 동안 근육을 이완시킨다.

근육에서 스트레칭이나 가벼운 찌르는 느낌이 들 때까지 머리를 앞쪽으로 밀면 강한 스트레칭이 된다. 이것이 새로운 끝느낌이다.

2-3회 반복한다.

일반적인 실수 / Common Mistakes

- 똑바로 앉은 자세의 실패
- 앞쪽으로 미는 대신에 머리를 아래쪽으로 밈

코멘트 / Comments

적절한 스트레칭이 어렵다면 2분 정도 엄지손가락을 이용하여 머리뼈 아랫부분을 마사지해 주거나 스스로 운동을 할 수 있을 때까지 치료사의 도움을 받는다.

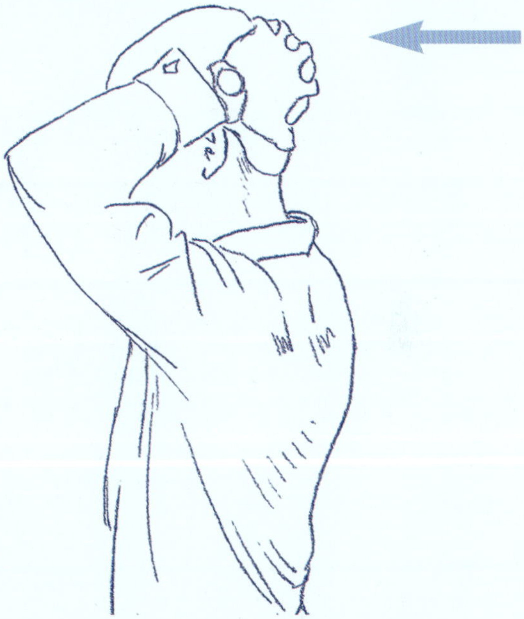

머리뼈바닥 아래에 있는 연부조직에 엄지손가락을 둔다. 머리를 앞쪽으로 구부릴 때 등이 구부러지는 것을 주의해야 한다.

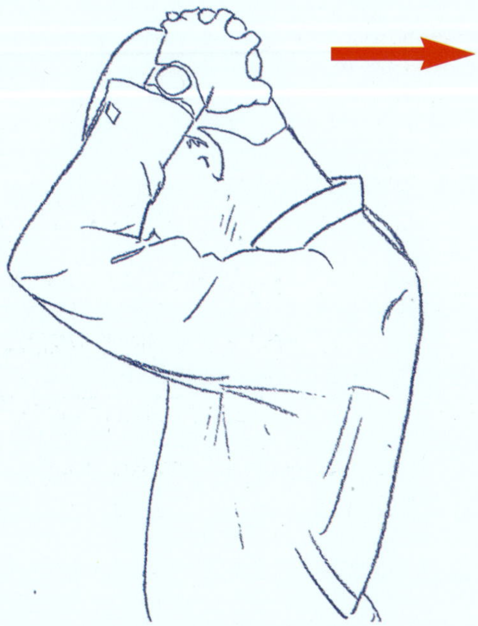

손에 대항하여 머리를 뒤로 밀어 저항을 준다.

어깨올림근 (버전 1) / Levator scapulae (Version 1)

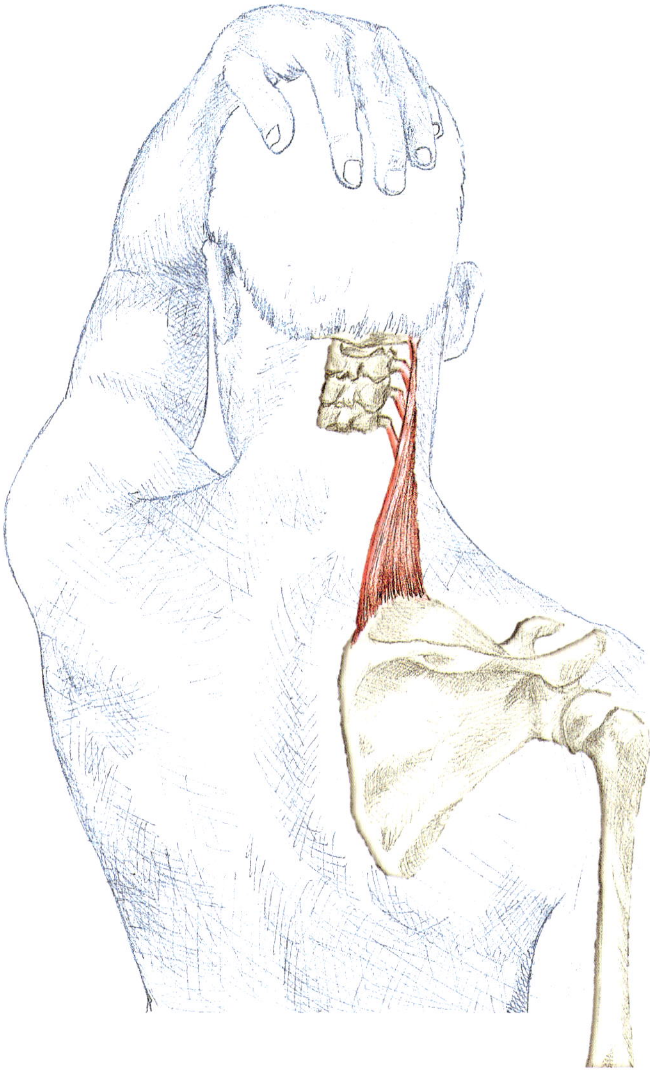

스트레칭을 할 때는 항상 올바른 자세로 시작하는 것이 중요하다. 앉아 있는 동안 구부정한 자세는 스트레칭을 방해하고 바르게 앉은 자세는 스트레칭을 가능하게 한다. 머리의 회전을 인식해야 한다. 머리를 45° 돌려준 상태에서 머리를 앞쪽으로 구부리며 시행한다. 부적절한 각도로 근육을 당기는 것을 방지하기 위해 가장 중요한 것은 마치 근육이 한 줄로 늘어선 상태로 스트레칭하는 것임을 명심해야 할 것이다.

근육에 대한 정보 / Muscle Facts

어깨올림근은 어깨뼈 위쪽 부분과 4번째 목뼈 윗부분을 주행한다. 위등세모근 아래에 위치한 얇고 평평한 근육이다.

이 근육은 머리를 회전시키고, 한쪽으로 기울이게 한다. 양쪽 근육이 동시에 수축할 때, 팔이음뼈(견갑대, shoulder girdle)를 들어 올리고 머리를 뒤쪽으로 구부러지게 한다.

긴장의 원인 / Causes of Tightness

어깨올림근은 나쁜 자세, 어깨나 팔이음뼈를 들고 있는 자세, 어깨와 뺨 사이에 전화를 잡고 있는 자세에 의해 짧아진다.

어깨는 긴장상태의 결과로 종종 올라가게 되는데, 팔이음뼈를 올리는 어깨올림근은 스트레스를 받으면 수축하게 된다.

긴장의 증상 / Symptoms of Tightness

- 머리의 회전이 어려움
- 턱을 가슴으로 가져가는 것이 어려움
- 머리의 뒤쪽 부분에서 두통 유발
- 목의 비틀림

유연성 검사 / Flexibility Test

머리를 거의 90° 정도 회전할 수 있고, 목을 옆쪽으로 45° 정도 구부릴 수 있다.

주의 / Precautions

목에 통증이 나타난다면 운동을 중단한다.

기술 / Technique

적당히 발을 벌리고 허리와 배근육을 약간 수축한 후 의자나 벤치에 앉는다. 오른손을 뒤로하여 의자 모서리를 잡는다. 머리는 일직선을 유지하고 상체를 왼쪽으로 기울인다. 우측 어깨와 위팔에서 가볍게 당기는 느낌이 느껴질 것이다.

5초 동안 천장을 향해 오른쪽 어깨를 올린다. 몸이 외측으로 움직이면 안 된다. 2초 동안 이완하고 상체를 외측으로 조금 더 기울인다. 스트레칭을 통해서 바른 시작자세를 취하게 된다.

머리를 왼쪽으로 45° 회전한다. 왼손을 머리 뒤쪽에 두고 무릎 방향의 각도로 천천히 당긴다. 이 상태로 5-10초 동안 근육을 스트레칭 한다. 목의 오른쪽 부분에 약간의 찌르는 듯 한 느낌이 들면 움직임을 중단한다. 그런 다음 5-10초 동안 이완한다.

손 쪽으로 머리의 뒷부분을 조심스럽게 밀어 저항을 준다. 그 후 5-10초 동안 근육을 이완한다.

새로운 끝느낌이 있을 때까지 무릎 방향으로 머리를 가슴 쪽으로 당기면 강한 스트레칭이 된다.

일반적인 실수 / Common Mistakes

- 똑바로 앉는 자세의 실패
- 머리를 전하방으로 움직이는 대신에 목을 누름
- 머리를 너무 많이 회전시키거나, 충분히 회전시키지 못함
- 코의 방향이 무릎 쪽으로 일직선상에서 움직이지 못함

코멘트 / Comments

다른 근육들이 수축되어 있으면 충분한 스트레칭이 어렵다. 이 근육을 스트레칭하기 어렵다면 위등세모근이나 뒤통수밑근의 스트레칭이 필요하다.

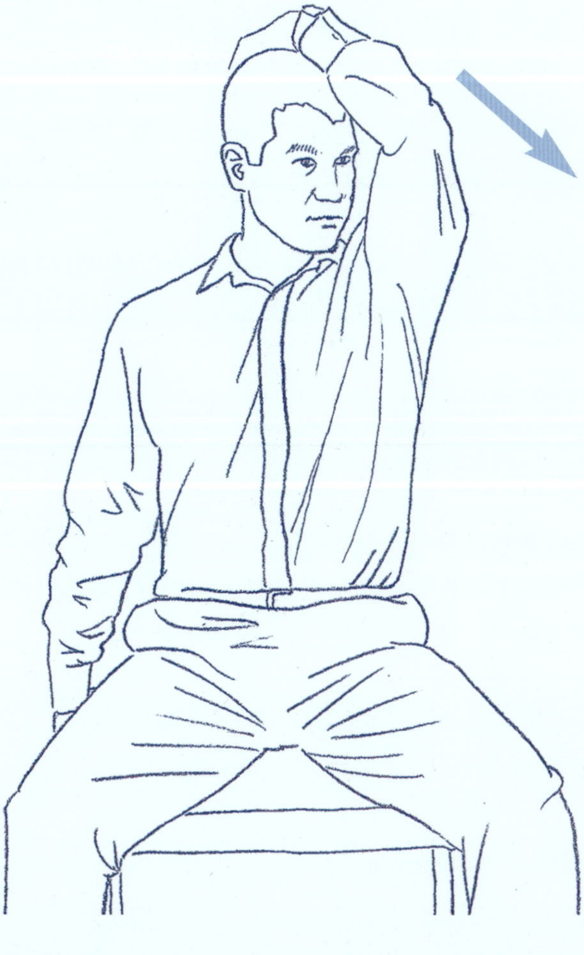

시작자세에서, 대각선 방향으로 손을 놓고 머리를 45° 회전시킨다. 구부정한 자세 없이 왼쪽 무릎을 향해 머리를 아래로 가져간다.

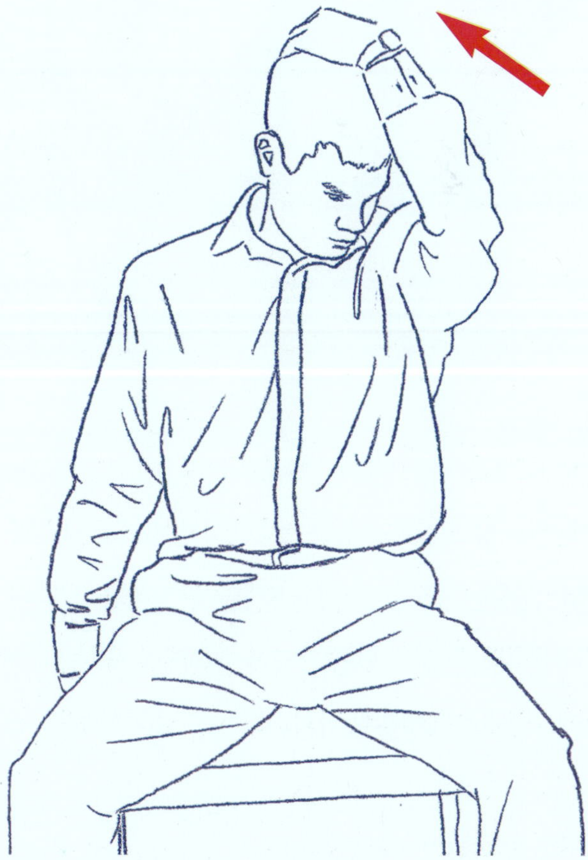

손 쪽으로 머리를 눌러 저항을 가한다.

어깨올림근 (버전 2) / Levator scapulae (Version 2)

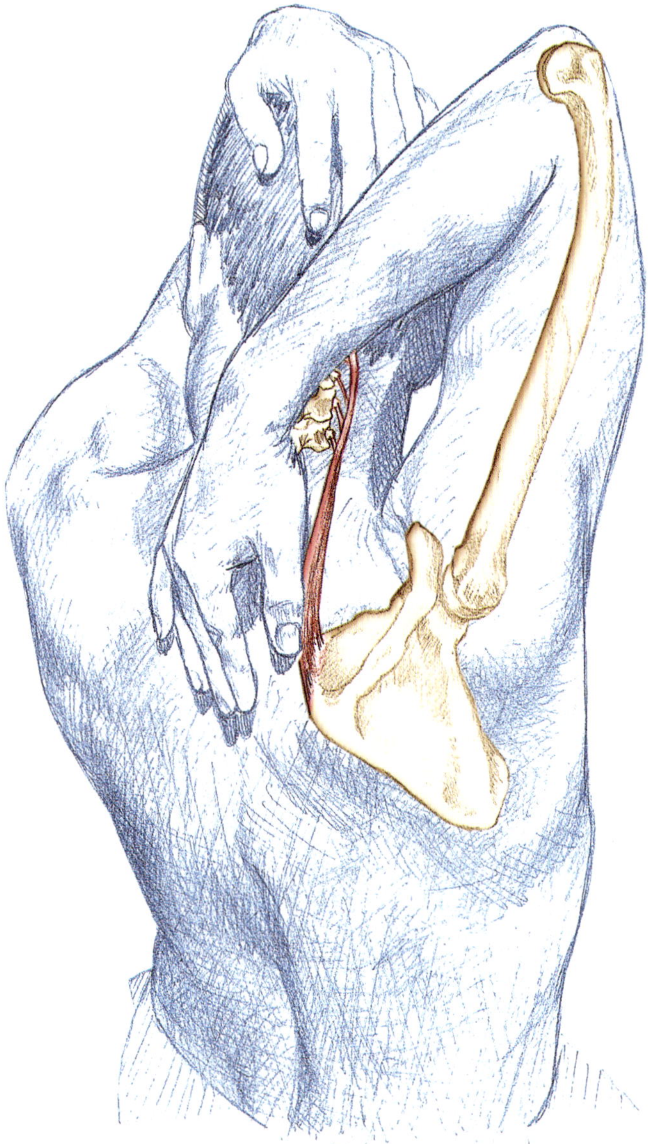

이 버전은 앞쪽에서 설명한 스트레칭 방법과 유사하다. 머리의 위치, 움직임, 그리고 방향은 동일하다. 그러나 이 버전은 머리 위로 팔을 가져가 어깨뼈를 외측으로 회전시켜 스트레칭을 증가시킨다.

주의 / Precautions

어깨뼈나 목에 통증이 나타난다면 운동을 중단한다.

기술 / Technique

발을 벌리고 등과 배근육을 약간 수축하여 의자나 벤치에 앉는다. 오른 팔을 머리 뒤로 가져가고 팔꿈치를 굽혀 손을 목 뒤쪽에 놓는다.

머리를 왼쪽으로 45° 회전하여 코가 왼쪽 무릎 쪽을 향하게 한다. 각도를 유지하면서 목의 오른쪽 부분에서 가볍게 찌르는 듯한 느낌이 느껴질 때까지 왼손으로 머리를 왼쪽 무릎 방향을 향해 천천히 당긴다. 이 상태로 5-10초 정도 스트레칭 한다. 그리고 5-10초 동안 이완한다.

머리 뒤 왼손 쪽으로 조심스럽게 미는 것에 저항을 주고, 그 후 5-10초 동안 근육을 이완시킨다.

새로운 끝느낌이 있을 때까지 무릎 쪽으로 머리의 뒤쪽을 지속적으로 당기면 강한 스트레칭이 된다.

2-3회 반복한다.

일반적인 실수 / Common Mistakes

- 똑바로 앉는 자세의 실패
- 머리를 전하방으로 움직이는 대신에 목을 누르는 것
- 머리를 너무 많이 회전시키거나 충분히 회전시키지 못하는 것
- 코의 방향이 무릎 쪽으로 일직선상에서 움직이지 못하는 것

코멘트 / Comments

어깨관절이 수축되어 있으면 이 근육을 스트레칭하기 어렵다. 이 근육을 스트레칭하는데 문제가 있다면 큰가슴근과 넓은등근의 스트레칭을 먼저 실시한다.

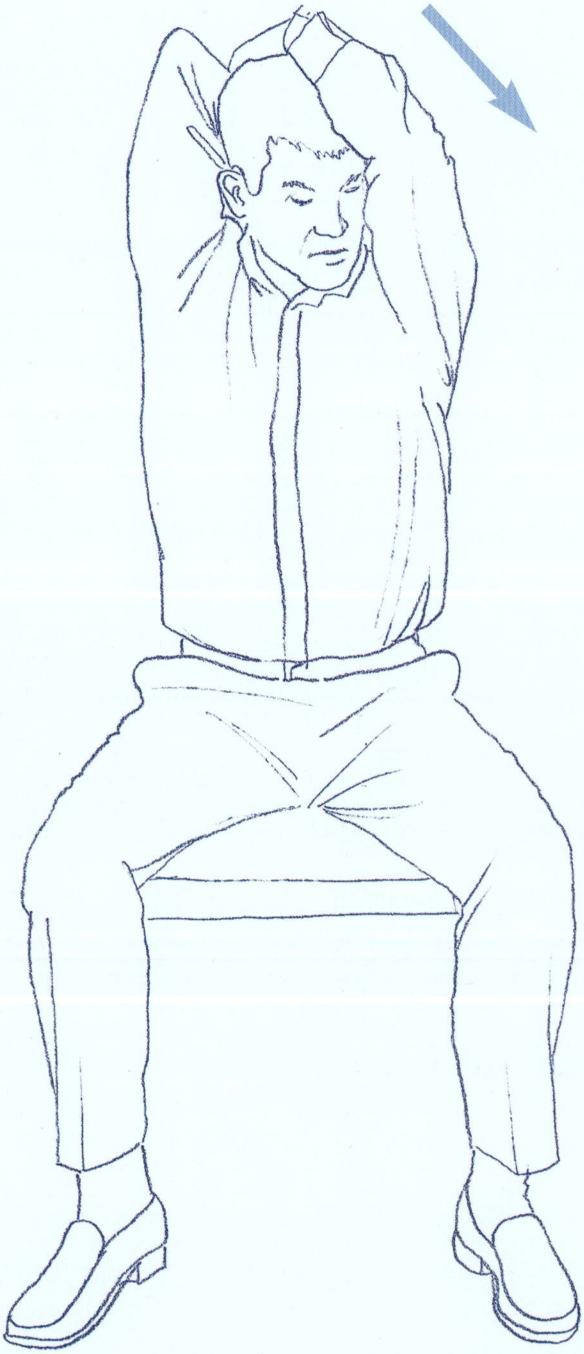

목의 뒤쪽 팔을 가능한 멀리 당긴다. 머리를 앞쪽과 왼쪽 무릎 방향으로 가져간다.

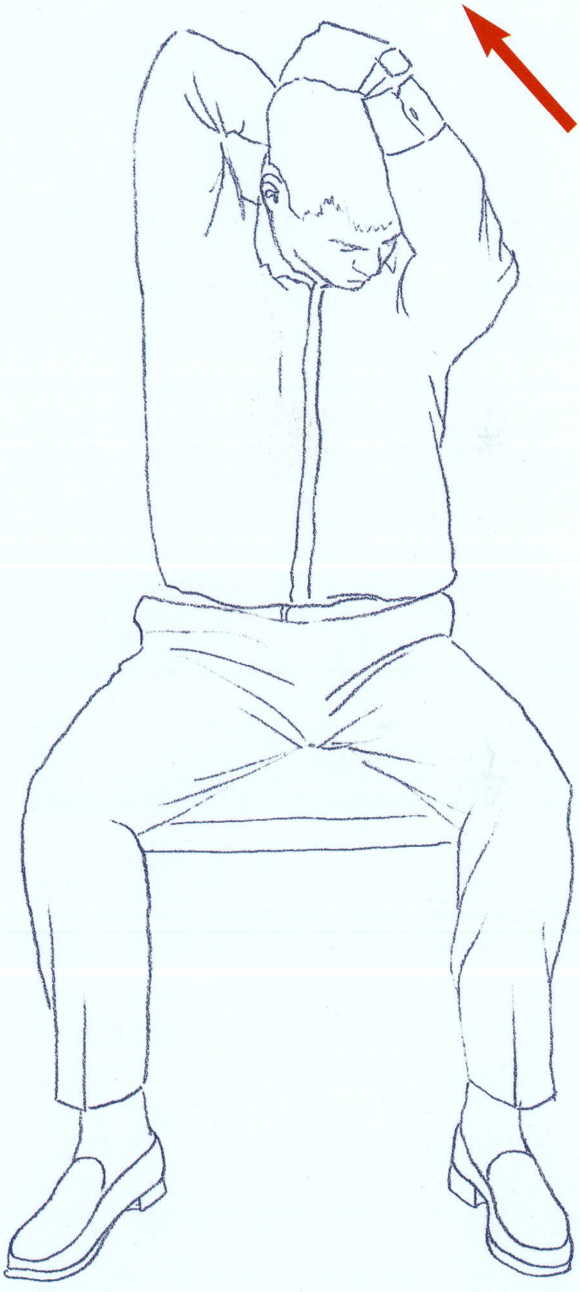

손 쪽으로 머리를 밀면서 저항을 가한다.

큰가슴근 (버전 1) / Pectoralis major (Version 1)

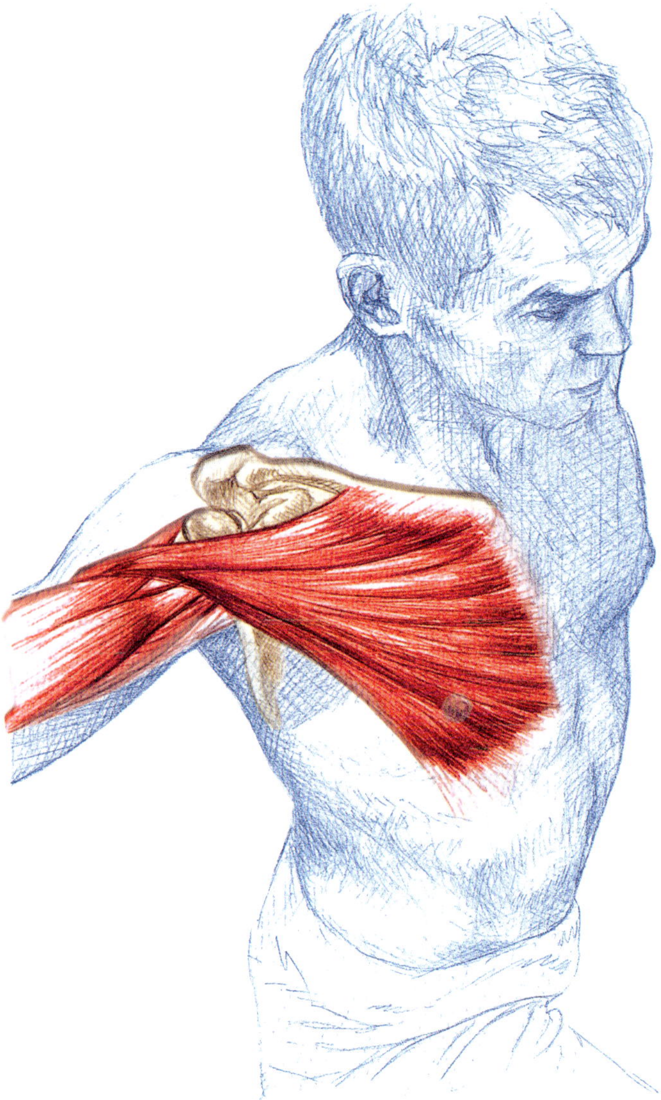

움직임이 가장 많이 일어나는 곳인 어깨관절에서 과운동성은 큰가슴근의 스트레칭을 어렵게 한다. 근육이 너무 단단해도 스트레칭 하기 어렵다. 이 스트레칭 방법은 매우 중요하다. 허리가 구부정해지는 것을 방지하기 위해 배근육을 수축해야 한다.

근육에 대한 정보 / Muscle Facts

큰가슴근은 가슴뼈 우리(흉곽, rib cage)의 앞쪽 피부 밑에 위치한 큰 근육으로 빗장뼈, 복장뼈, 그리고 복부의 위쪽에서 기시하여 위쪽 팔로 주행한다. 큰가슴근은 팔을 안쪽돌림(내회전, internal rotation)시키고, 어깨뼈를 앞쪽으로 움직인다.

긴장의 원인 / Causes of Tightness

큰가슴근은 팔을 앞쪽으로 뻗고 일을 하거나 구부정한 자세와 같은 나쁜 자세 습관에 의해 짧아진다. 미용사, 마사지 치료사, 컴퓨터 작업을 하는 사람들에게서 종종 나타난다.

큰가슴근은 스트레스에 의해 직접적인 영향을 받지는 않지만 몇몇 사람들은 스트레칭 후에 이완을 느끼기도 한다. 심지어 호흡이 편해지는 것을 느끼기도 한다. 큰가슴근의 이완은 다른 근육의 이완을 야기하여 더 나은 자세로 이어진다.

긴장의 증상 / Symptoms of Tightness

- 독수리 목 자세(몸의 앞쪽으로 머리가 돌출된다)
- 어깨뼈 사이의 통증과 근육의 경련
- 복장뼈(흉골, sternum)를 가로지르는 통증
- 가슴을 가로지르는 압박(심근경색과 유사함)
- 특히, 밤에 나타나는 팔의 감각 둔화와 저린 감각

유연성 검사 / Flexibility Test

평가 1

벽에 등을 기대고 선다. 양팔을 뻗어 팔꿈치가 어깨보다 조금 위로 올라갈 때까지 들어 올린다. 팔을 90° 구부려 회전하고, 아래팔을 벽에 붙인 후 위팔은 어깨와 같은 높이가 되도록 한다. 허리가 구부러지지 않게 하고 손등과 아래팔 전체가 닿을 수 있어야 한다.

평가 2

오른쪽 모서리를 보고 선다. 모서리에 한쪽 발을 놓고 팔을 90° 구부린다. 그 후, 벽에 팔꿈치를 붙이고 회전시킨다.

아래팔을 벽에 붙이고, 위팔은 어깨 높이를 유지한다. 모서리 쪽으로 상체를 구부린다. 만약 유연성이 좋다면 가슴이 모서리 쪽으로 가깝게 이동할 수 있을 것이다.

주의 / Precautions

어깨관절, 어깨뼈 사이, 허리에서 스트레칭 동안 통증이 유발된다면 운동을 중단한다.

기술 / Technique

문틀에 오른손과 아래팔을 붙이고 선다. 팔꿈치는 어깨보다 조금 높은 위치에 둔다. 허리가 굽혀지지 않도록 배근육을 수축시킨다. 오른발을 앞쪽으로 한 발자국 내민다.

오른쪽 무릎을 구부리면서 5-10초 동안 스트레칭 한다. 이 동작은 전하방으로 몸이 기울어지게 하는데 가슴 근육을 가로지르는 약간의 찌르는 듯한 느낌이 있을 때 움직임을 멈춘다. 5-10초 동안 근육을 이완시킨다.

5-10초 동안 문틀 쪽으로 오른쪽 팔꿈치를 눌러 저항을 준다. 5-10초 정도 이완한다.

2-3회 반복한다.

일반적인 실수 / Common Mistakes

- 너무 낮은 팔꿈치의 위치
- 배근육의 긴장성 부족으로 허리의 아치 형성

코멘트 / Comments

어깨관절이 이미 많이 움직였다면 큰가슴근의 스트레칭이 효과적이지는 않을 것이다. 만약 그렇다면 팔을 조금 높게 올려 실시한다.

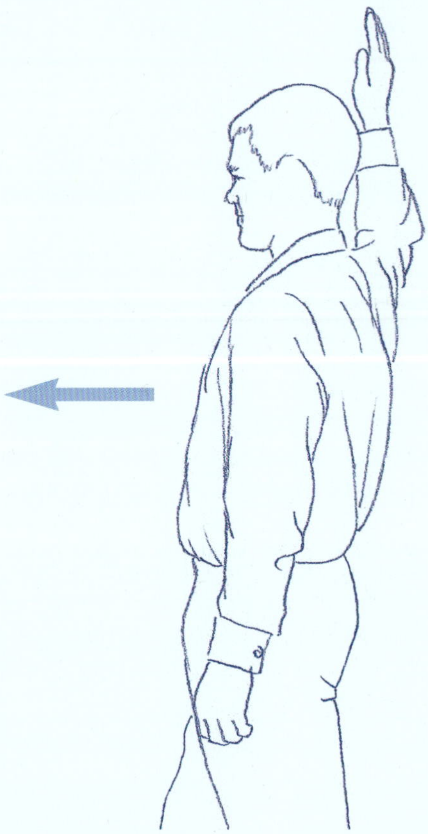

팔꿈치를 어깨보다 조금 높게 둔다. 배근육을 수축하고 상체를 앞으로 기울인다.

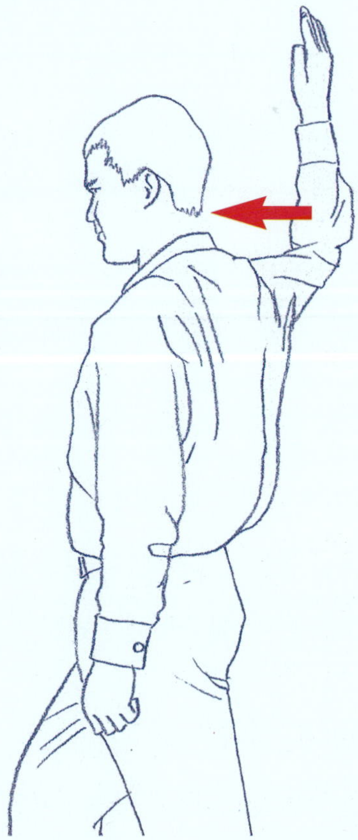

몸의 움직임 없이 문틀을 밀듯 팔로 눌러 저항을 준다.

큰가슴근 (버전 2) / Pectoralis major (Version 2)

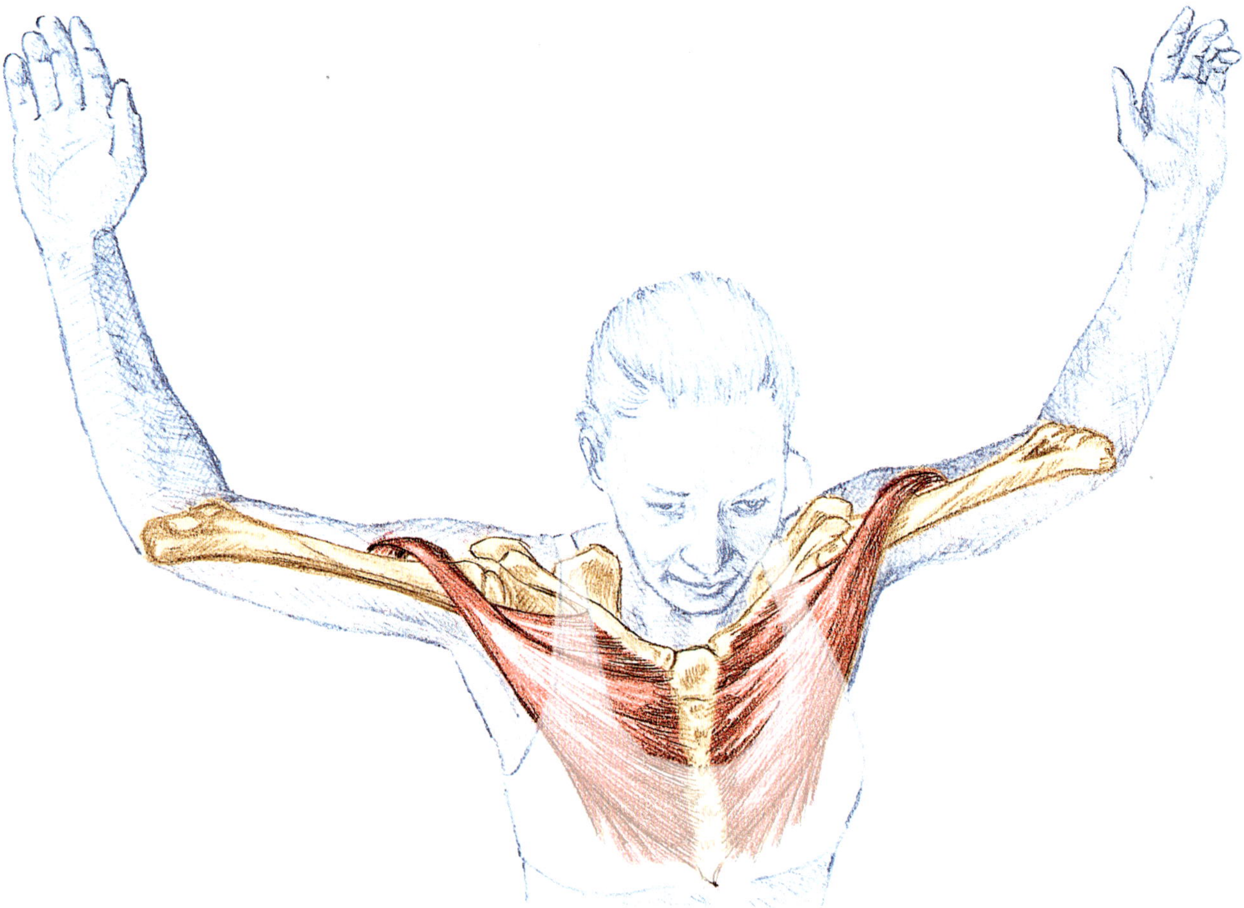

큰가슴근, 갈비뼈 주변 근육, 갈비뼈와 척추 사이 근육에 유연성이 있다면, 이 스트레칭 방법은 매우 효과적이며 양쪽 가슴근육을 동시에 스트레칭시킬 수 있다. 따라서 양쪽 팔꿈치가 같은 높이에 있도록 주의하여 양쪽이 똑같이 스트레칭 되도록 한다. 앞쪽 다리는 번갈아 놓아야 한다.

기술 / Technique

오른쪽 모서리를 보고 선다. 한쪽 발을 모서리 쪽으로 두고 손과 아래팔을 벽에 붙인다. 팔꿈치는 어깨뼈 보다 조금 높게 위치하도록 하고, 아래팔은 천장 쪽을 향하게 한다. 허리 아치를 방지하기 위해 배근육을 수축한다.

가슴 근육이 스트레칭되는 느낌이나 가볍게 찌르는 듯한 느낌이 있을 때까지 앞쪽 다리를 구부리고 모서리 쪽으로 몸을 구부려 5-10초 정도 스트레칭 한다. 5-10초 정도 근육을 이완시킨다.

상체는 그대로 유지하고 양쪽 팔을 벽 쪽으로 눌러 저항을 준다. 근육에서 나타나는 찌르는 듯한 느낌은 가라앉아야 한다. 5-10초 정도 근육을 이완시킨다.

약하게 찌르는 듯한 느낌이 다시 들 때까지 모서리 쪽으로 상체와 다리를 구부리면 강한 스트레칭이 된다. 이것이 새로운 끝느낌이다.

2-3회 반복한다.

일반적인 실수 / Common Mistakes

- 너무 낮은 팔꿈치의 위치
- 위쪽으로 바르게 펴지 않은 아래팔의 방향
- 배근육의 긴장성 부족으로 허리의 아치 형성

코멘트 / Comments

매우 유연성이 떨어지거나 스트레칭이 어렵다면 이 운동을 시작하기 전에 첫 번째 운동을 시도해 보는 것이 좋다. 마사지는 근육의 이완을 도와줄 것이다.

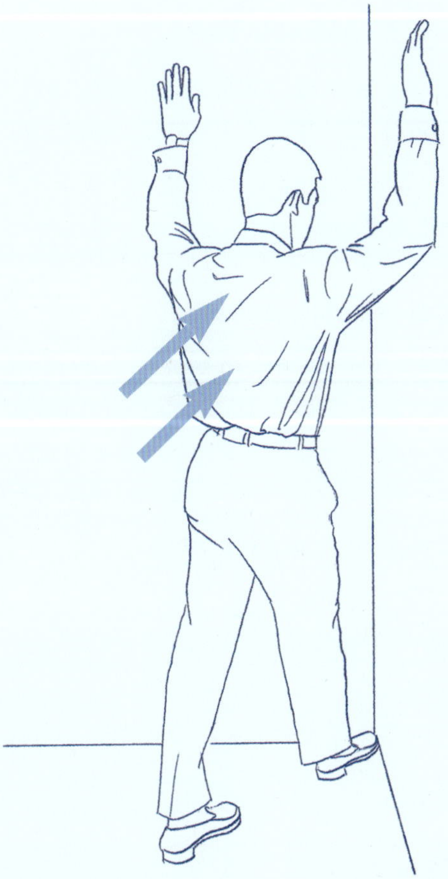

양쪽 팔꿈치를 어깨보다 약간 높게 유지한다. 배근육을 수축시키고 모서리 쪽으로 상체를 기울인다.

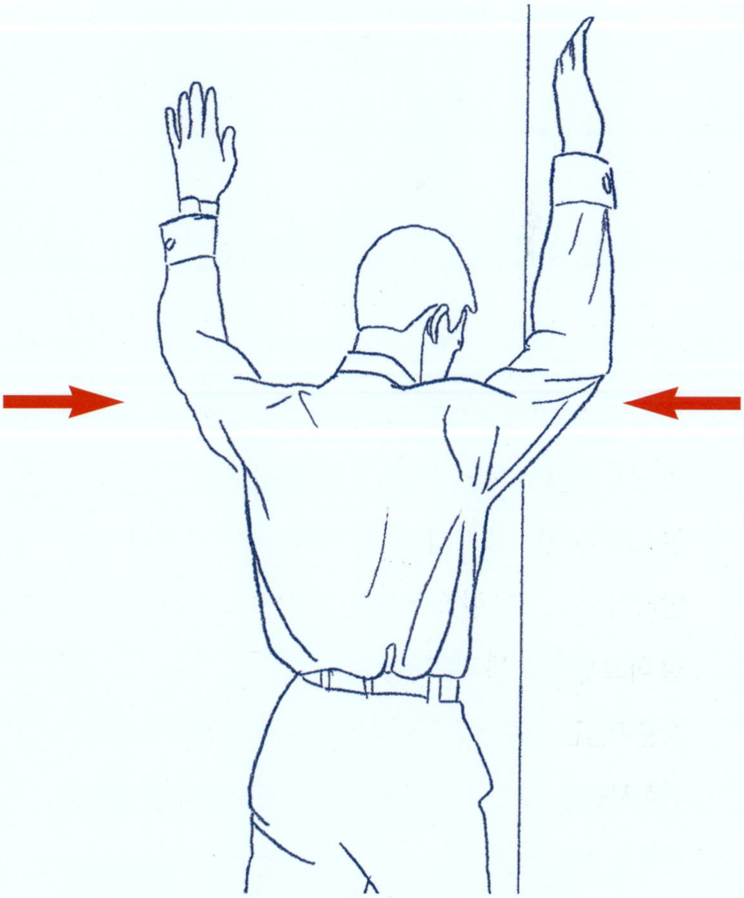

몸을 움직이지 않은 상태에서 벽 쪽으로 팔꿈치를 눌러 저항을 준다.

작은가슴근 (선 자세) / Pectoralis minor (Standing version)

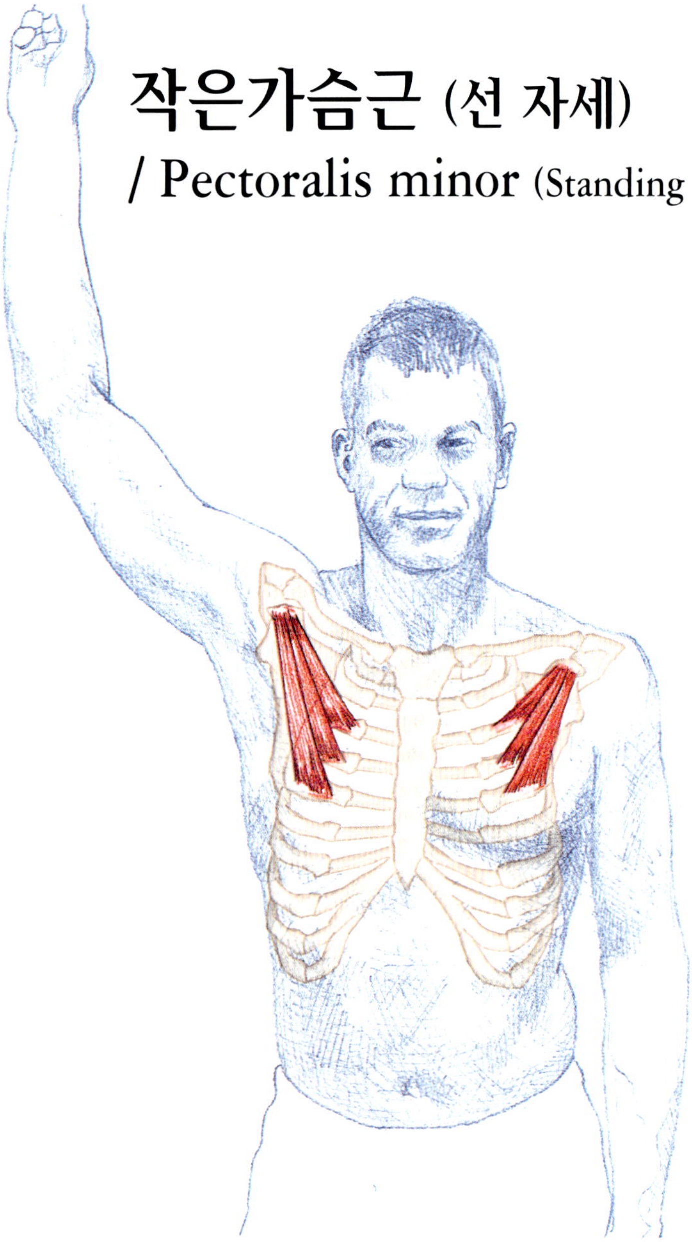

이 근육은 매우 작고 긴장되어 있기 때문에 잘 느낄 수 있어 스트레칭하는 방법을 배우기 쉽다. 만약에 이 느낌이 잘 느껴지지 않더라도 스트레칭을 잘 하고 있다고 생각해도 좋다.

작은가슴근 스트레칭은 밤중에 오는 팔과 손의 저림을 완화시킬 수 있으며 이 근육이 좀 더 이완될 때 증상이 완화될 수 있다.

근육에 대한 정보 / Muscle Facts

작은가슴근은 큰가슴근 아래 위치하고 3번째에서 5번째 갈비뼈로부터 어깨뼈의 위쪽 돌기에 위치한다. 어깨를 내리게 하고 어깨 끝을 고정시킨다. 또한 강제성 들숨과 날숨(호기, exhalation)에 도움을 준다.

긴장의 원인 / Causes of Tightness

정적인 일의 연속과 나쁜 자세는 이 근육을 긴장시킬 수 있다. 더 빠르게 호흡해야 할 때 다른 근육과 마찬가지로 상부 가슴근육의 긴장성을 증가 시킨다.

긴장의 증상 / Symptoms of Tightness

- 팔로 내려오는 무딘 감각과 통증
- 테니스 엘보우(tennis elbow)와 유사한 징후
- 깊은 날숨이 어려움
- 근육을 가로지르는 통증〔심장발작 또는 협심증(angina)과 유사한 징후〕

주의 / Precautions

스트레칭 동안 어깨 관절이나 목에 통증이 있다면 이 운동을 중단한다.

기술 / Technique

오른쪽 아래팔과 손을 위로 들고 문틀을 미는 듯한 자세를 취하고 선다. 팔꿈치를 어깨보다 높이 올린다. 몸과 팔꿈치가 130°를 이루도록 아래팔을 위쪽으로 편다. 허리 아치를 막기 위해서 배근육을 긴장시켜야 한다. 오른쪽 다리로 앞으로 한걸음 나간다.

상체를 천천히 앞쪽 밑으로 기대고 오른쪽 다리를 천천히 구부려 5-10초 동안 스트레칭을 한다. 근육에 약간 찌릿함이 느껴지면 이 동작을 멈춘다. 5-10초 동안 근육을 이완시킨다.

5-10초 오른쪽 팔꿈치를 앞쪽으로 천천히 밀어 저항을 준다.

찌릿한 느낌이 느껴질 때 까지 오른쪽 다리를 구부려 강하게 스트레칭 한다. 이 지점이 새로운 끝느낌이다.

2-3회 반복한다.

일반적인 실수 / Common Mistakes

- 팔꿈치의 너무 높거나 낮은 위치
- 어깨관절의 유연성 부족
- 배근육의 긴장성 부족으로 등의 아치 형성

코멘트 / Comments

이 근육을 스트레칭하기 힘들기 때문에 작은가슴근을 스트레칭하기 전에 큰가슴근을 먼저 실시한다.

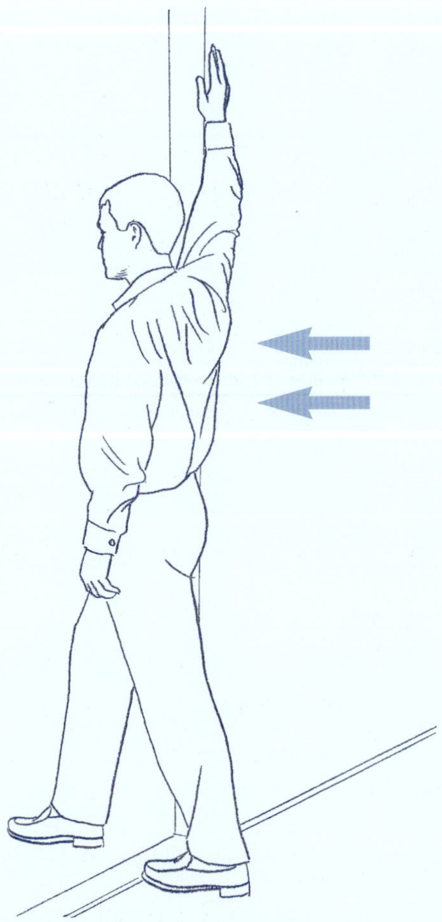

팔꿈치를 눈높이 위치까지 올린다. 배근육을 긴장시키고 상체를 앞쪽으로 기울인다.

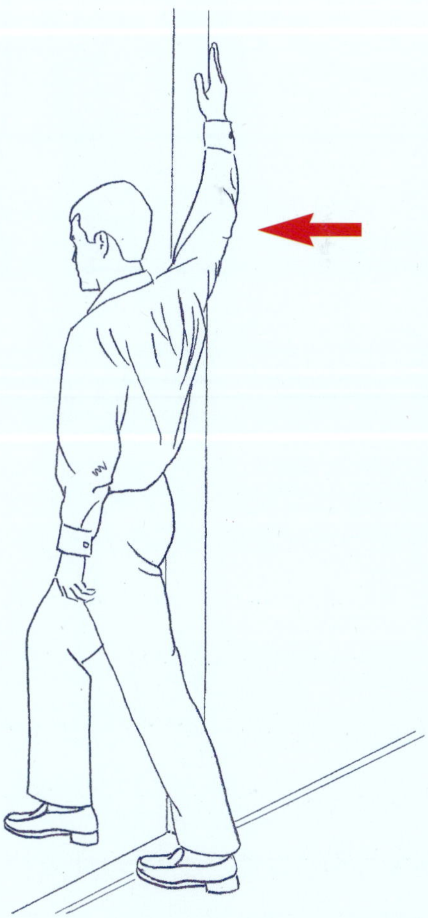

몸을 움직이지 말고 문틀을 밀듯이 팔을 눌러 저항을 준다.

작은가슴근 (앉은 자세) / Pectoralis minor (Seated version)

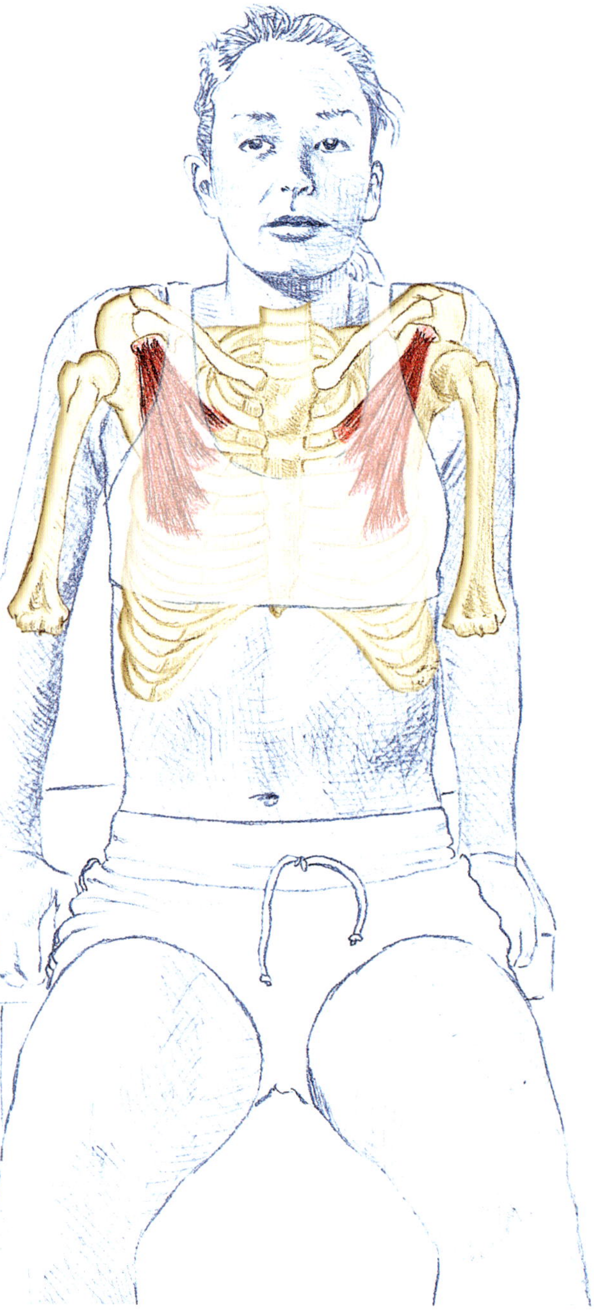

스트레칭 시 강한 팔과 안전하고 고정되어 있는 의자가 필요하며 스트레칭을 시작할 때 매우 조심스럽게 해야 한다. 처음에는 어깨와 팔이음뼈가 스트레칭이 되는 것을 느끼지만 이러한 감각은 시간이 지나감에 따라 사라질 것이다.

주의 / Precautions

어깨, 목, 손목에 통증이 있거나 팔을 곧게 편 상태를 유지하기가 힘들다면 이 운동을 중단한다.

기술 / Technique

의자와 같이 바닥에 고정되어 있는 곳에 앉는다. 의자 위에 손을 올려놓고 손가락 위치를 의자 앞쪽으로 향하게 한다. 엉덩관절을 앞으로 미끄러뜨리기 전에 바닥에 발을 놓고 팔로 몸을 지지해야 한다. 평형을 유지하기 위해 상체를 똑바로 세우고 배근육을 긴장시킨다.

어깨 근육을 이완하면 어깨와 팔이음뼈가 위로 올라가면서 작은가슴근이 스트레칭되는데 이를 5-10초 유지한다. 가슴 앞쪽 근육이 약간 스트레칭되는 것이 느껴질 때 멈춘다. 5-10초 동안 이완시킨다.

약 5cm(2 inch) 정도 상체는 올리고 팔이음뼈를 아래로 내리면서 저항을 준다. 5-10초 동안 이완시킨다.

새로운 끝느낌이 있을 때까지 팔을 천천히 아래로 내려 강도 높은 스트레칭을 실시한다.

2-3회 반복한다.

일반적인 실수 / Common Mistakes

- 팔을 가볍게 구부리고 유지
- 어깨를 완전히 이완하지 못함

코멘트 / Comments

아래 등세모근이 너무 긴장되어 있으면 이러한 움직임을 억제해 빗장뼈 내부 관절에 통증을 유발시킬 수 있다. 이 근육을 스트레칭하기 전 미리 큰가슴근을 스트레칭해야 한다.

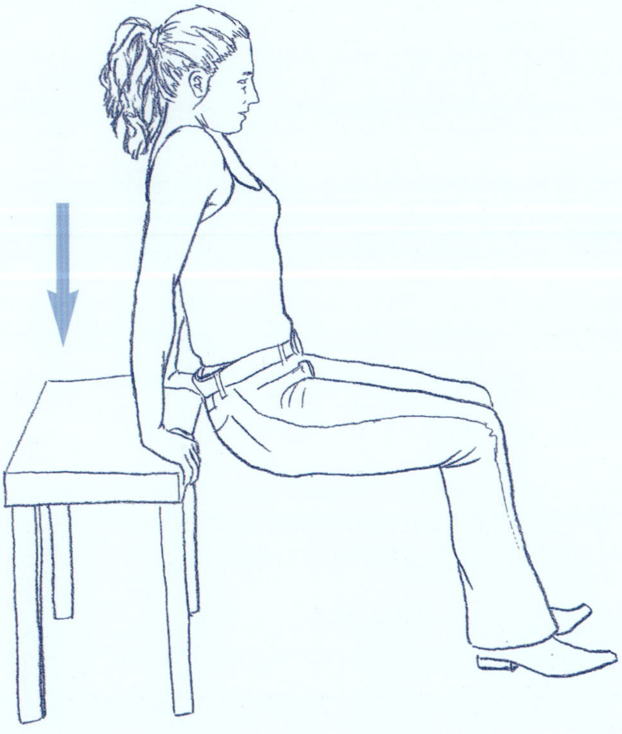

지지면을 견고하게 만들고 팔을 완벽하게 편다. 몸을 천천히 아래로 내려서 어깨를 올린다.

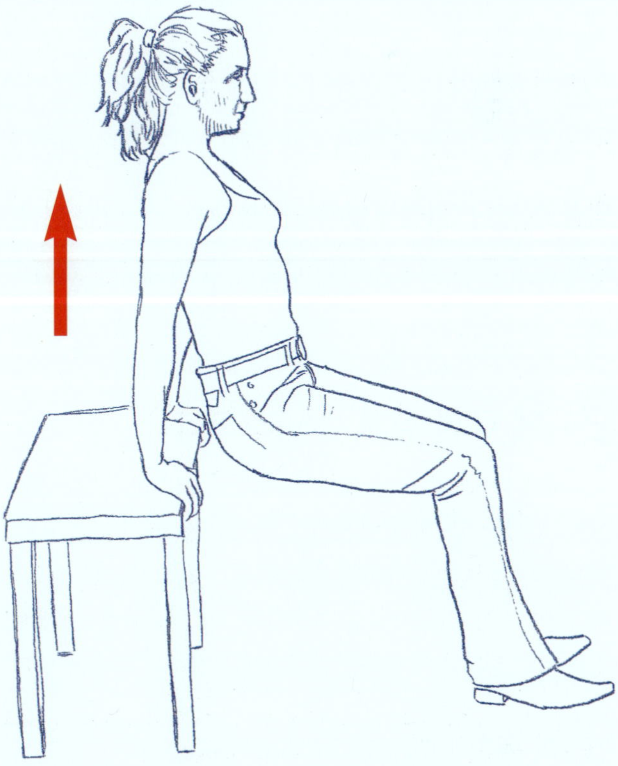

위를 향해 상체를 약 5cm 정도 올려 저항을 준다.

가운데등세모근과 마름근 (선 자세) / Middle trapezius and Rhomboids (Standing version)

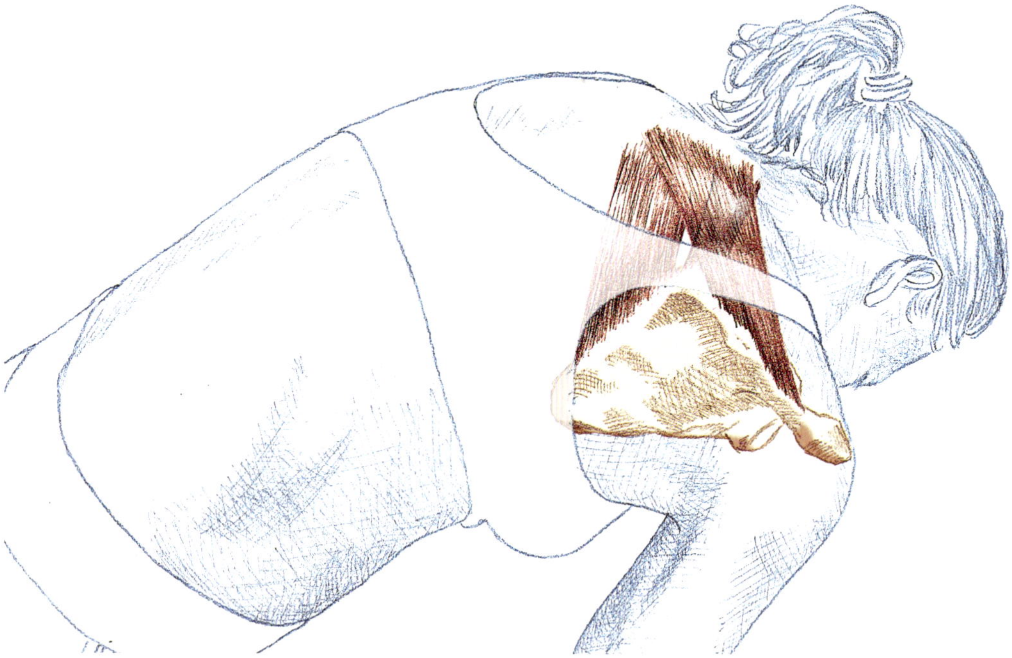

어깨뼈 사이가 너무 긴장되어 있을 수도 있기 때문에 이 운동을 할 때는 힘이 필요하다. 기억해야 할 다른 하나는 이 운동을 정확하게 하기 위해 배근육을 긴장시켜야 하는 것이다. 배근육을 긴장시키면 허리근육이 다치는 것도 막을 수 있다. 허리에 날카로운 통증을 느낀다면 다음 운동으로 대신해야 한다. 이 운동은 어깨뼈를 몸통에 밀착시켜 팔을 자연스럽게 사용할 수 있게 도와준다.

근육에 대한 정보 / Muscle Facts

가운데등세모근은 근육계 중 표면에 위치하고 있으며 가시돌기에서 어깨뼈 끝부분까지 주행한다. 큰마름근과 작은 마름근은 등세모근 아래에 위치하며 가시돌기에서부터 어깨뼈 사이 안쪽 가장자리로 주행한다. 이 근육들은 어깨뼈를 안쪽으로 당기고 어깨뼈를 안정되게 고정하는 작용을 한다.

긴장의 원인 / Causes of Tightness

나쁜 자세는 이러한 근육들이 디스크와 척추의 인대를 보호하기 위해서 정적으로 작용하는 것이다. 짧아진 가슴 근육으로 인해 이 근육들이 가진 수용 능력보다 더 자극될 경우 부담이 될 수 있다.

긴장의 증상 / Symptoms of Tightness

- 어깨뼈 사이의 통증
- 어깨가 앞으로 향할 때의 통증
- 어깨뼈 사이의 무딘 감각

주의 / Precautions

허리와 어깨관절에 통증이 있다면 이 운동을 중단한다.

기술 / Technique

오른발을 고정된 의자에 올려놓고 왼발은 바닥에 놓고 서고 다리는 약간 구부린다. 오른쪽 팔로 의자의 왼쪽 부분을 붙잡고 손을 왼쪽 무릎 앞 4인치(10 cm)에 놓고 손가락을 왼쪽에 둔다. 왼쪽 넙다리(무릎 바로 위)에 왼손을 두고 배근육을 긴장시키고 머리를 아래로 숙인다.

의자에서 벗어나지 말고 오른쪽 엉덩관절과 왼쪽 무릎관절을 펴면서 조심스럽게 일어난다. 이 방법으로 5-10초 동안 근육을 스트레칭을 한다. 넙다리를 오른손으로 누르면 더 강한 스트레칭을 할 수 있다. 근육이 스트레칭되었다고 느낄 때 어깨뼈 사이와 오른쪽 척추에 약하게 찌르는 느낌이 있을 때까지 계속한다. 5-10초 동안 이 근육을 이완시킨다.

팔을 의자 쪽으로 당김으로서 조심스럽게 저항을 준다. 상체를 정지된 상태로 유지하고 5-10초 동안 스트레칭 한다. 다음 5-10초 이완시킨다.

새로운 끝느낌이 있을 때까지 몸을 위로 올리고 넙다리에 손을 올려놓으면 더 강하게 스트레칭 된다.

2-3회 반복한다.

일반적인 실수 / Common Mistakes

- 어깨뼈 사이 이완 실패
- 의자 위에서 너무 먼 손의 위치
- 움직임과 함께 가는 몸의 회전(등은 수평이 되어야 함)

코멘트 / Comments

이 근육이 너무 긴장되어 있거나 짧아져 있어서 다음 스트레칭 방법이 불가능할 수도 있다. 이런 경우 심부 조직 마사지(deep-tissue massage)로 도움을 줄 수 있다.

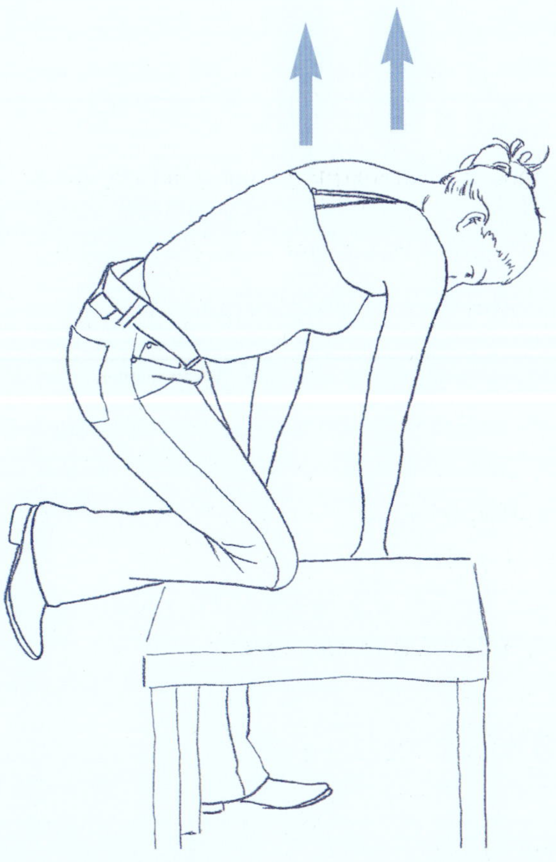

손을 오른쪽 무릎 앞에 10 cm(4 inch)되는 부위에 놓고 왼손으로 오른쪽 무릎을 민다. 배근육의 긴장을 유지하는 것을 잊지 말아야 한다.

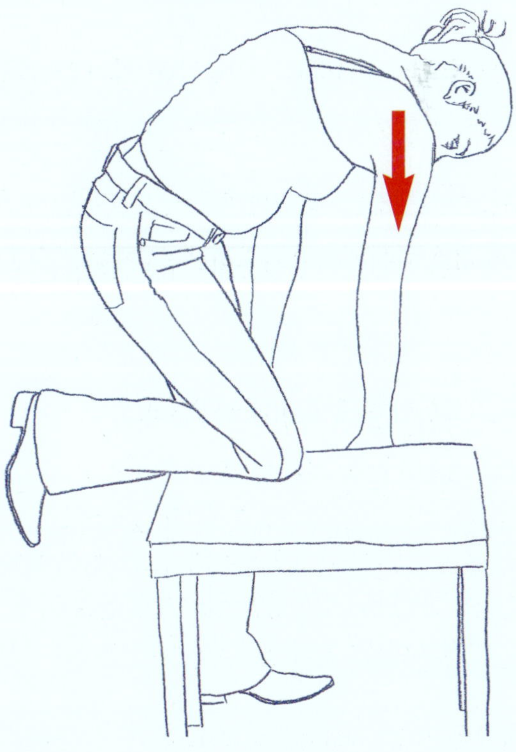

몸을 움직이지 말고 의자 아래쪽으로 당겨 저항을 준다.

가운데등세모근과 마름근 (앉은 자세) / Middle trapezius and Rhomboid (Seated version)

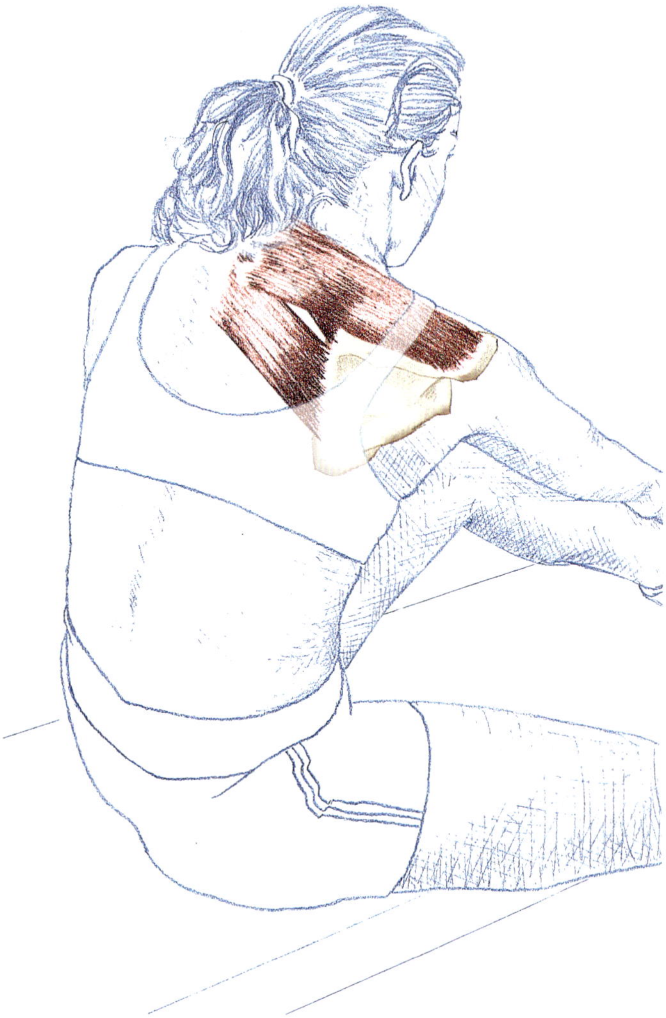

이 운동은 의자와 바닥에서 실시할 수 있으나 유연하지 않으면 힘들 수도 있다. 이 경우 앞에 설명하였던 자세로 실시하도록 한다. 이전에 스트레칭했던 것처럼 허리를 보호하기 위해 배근육을 수축시켜야 한다.

주의 / Precautions

허리와 어깨관절에서 통증이 느껴진다면 이 운동을 중단한다.

기술 / Thchnique

의자에 앉아 오른발은 바닥에 내려놓고, 왼발은 의자 위에 올려놓은 상태를 취한다. 오른손으로 왼발의 바깥쪽을 잡을 수 있을 때까지 왼쪽 무릎을 구부린다. 왼손은 왼쪽 넙다리 위에 올려놓는다. 왼손으로 넙다리를 밀고 왼쪽 상체를 뒤쪽으로 기울여 스트레치한다. 어깨뼈와 오른쪽 척추 사이에 가볍게 찌르는 느낌이 날 때 상체의 움직임을 멈춘다. 근육을 5-10초 동안 이완시킨다.

오른손으로 발을 잡고 상체를 조심스럽게 당겨 5-10초 저항을 준다. 상체는 실제적으로는 움직이지 않는다(오른쪽을 스트레칭하기 위해 몸을 오른쪽으로 돌린다). 5-10초 동안 근육을 이완시킨다.

새로운 끝느낌이 있을 때까지 상체를 뒤로 기대고 왼손으로는 밀면서 강하게 스트레칭 한다.

2-3회 반복한다.

일반적인 실수 / Common Mistakes

- 등을 똑바로 펴지 않음
- 움직임과 함께 몸을 회전

코멘트 / Comments

이 근육이 너무 긴장되어 있거나 스트레칭을 할 수 없다. 심부조직마사지는 도움을 줄 수 있다. 배근육을 충분히 수축시키지 않으면 허리에 통증이 나타날 수 도 있다.

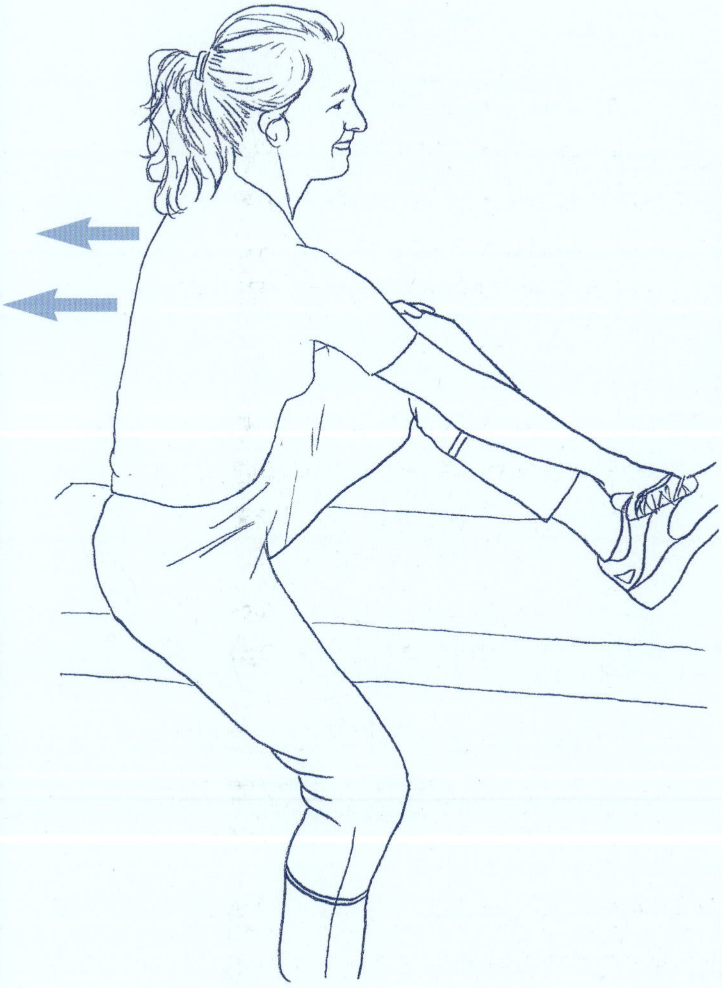

시작자세에서 바르게 앉는다. 왼손으로 넙다리를 밀고 상체는 뒤로 민다. 이때 배근육을 수축해야 한다.

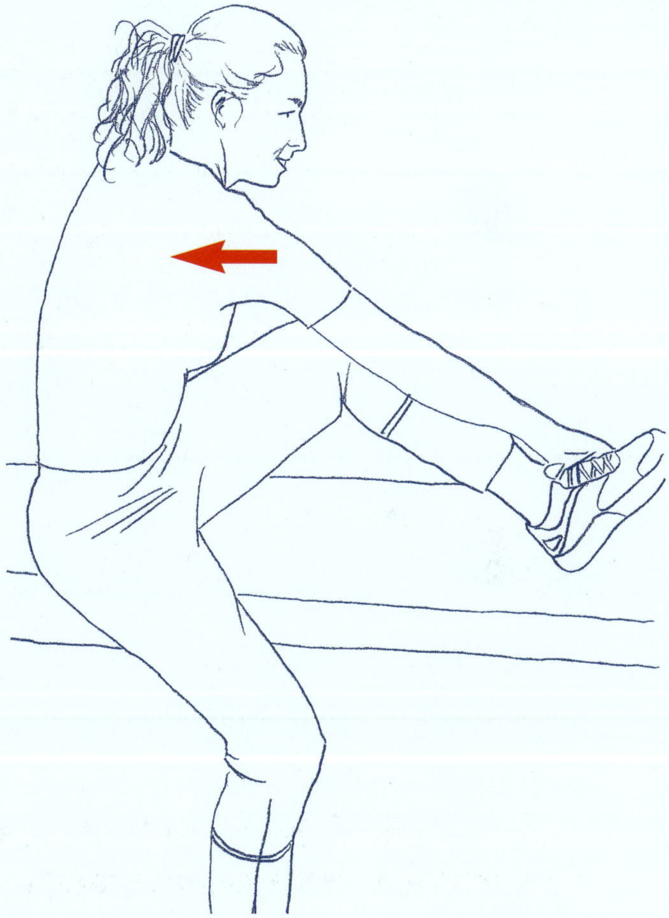

위팔을 실제적으로 움직이지 않고 팔과 어깨를 뒤쪽으로 당겨 저항을 준다.

넓은등근 (선 자세) / Latissimus dorsi (Standing version)

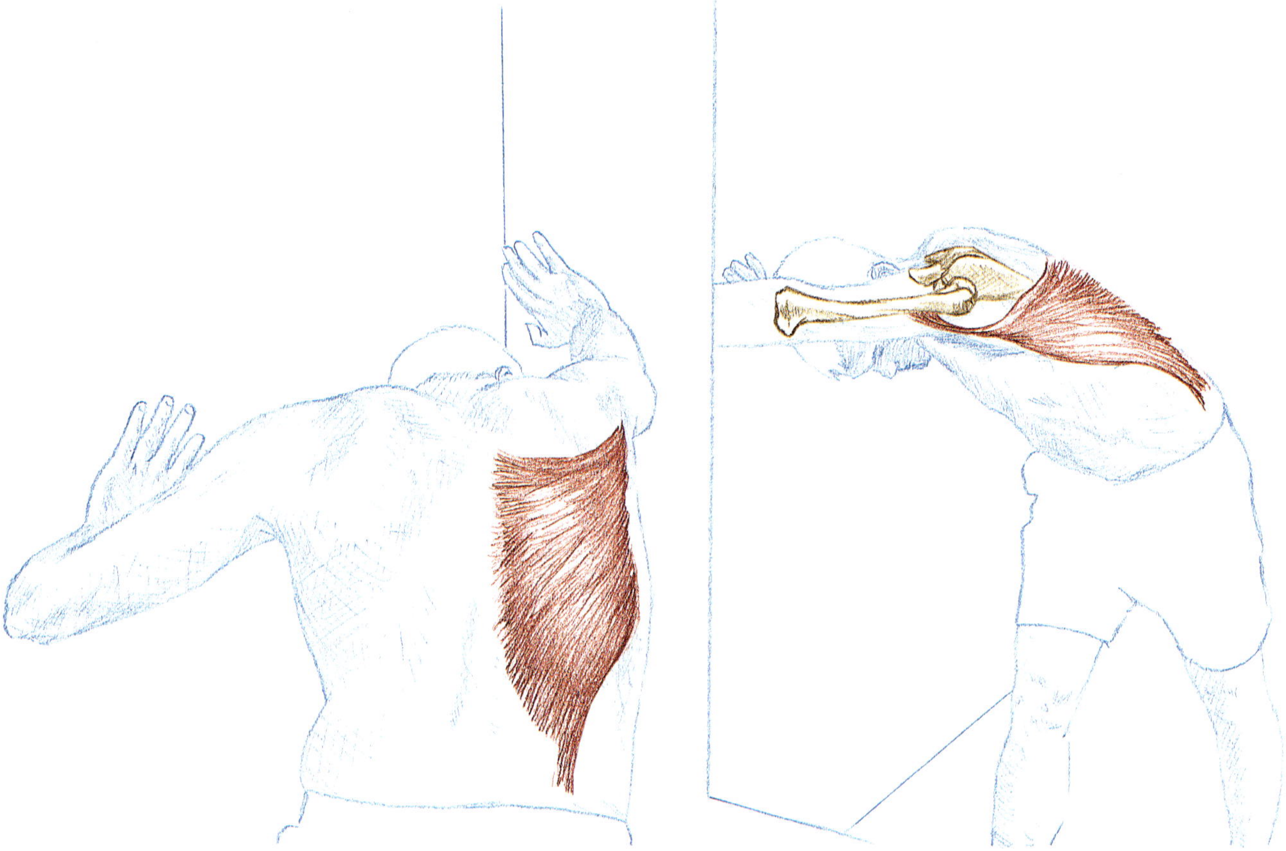

이 운동은 기술적으로 복잡하지만 일단 이해한다면 쉽게 할 수 있다. 넓은등근을 스트레칭하는 모든 방법들은 겨드랑이를 위쪽으로 올리는 동작이 사용된다. 이 스트레칭은 궁수가 고개를 숙이는 모습처럼 몸을 구부리면서 가능한 멀리 팔과 어깨뼈를 확장시킨다는 생각으로 하면 더 쉽게 할 수 있을 것이다.

근육에 대한 정보 / Muscle Facts

넓은등근은 피부 바로 아래에 위치하는 근육이다. 엉덩뼈능선(hip)과 척추에서 시작하고 위팔의 안쪽 앞부분으로 주행한다.

넓은등근은 팔을 뒤쪽으로, 몸쪽으로, 그리고 팔이음뼈를 아래쪽으로 움직이게 하고, 어깨뼈를 함께 움직이도록 만든다. 뿐 아니라, 척주를 뒤쪽 또는 옆쪽으로 구부릴 때와 팔을 머리 위로 들어 올릴 때 허리 아치를 증가시킨다.

긴장의 원인 / Causes of Tightness

팔을 사용하는 대개의 움직임은 머리 아래에서 일어나기 때문에 운동 부족시 이 근육이 짧아지거나 긴장되어 있을 수 있다. 그러나 이 근육이 긴장되어 있다고 해서 어깨 아래로 팔이 움직일 때 움직임이 제한되는 경우는 드물다. 하지만 크로스 컨츄리 스키, 체조, 등반, 골프 같이 위로 팔을 움직이는 동작에 제한을 줄 수 있다.

긴장의 증상 / Symptoms of Tightness

- 머리 위로 손을 높이 들기 힘듦
- 어깨 관절의 통증
- 허리(lower back)의 통증

유연성 검사 / Flexibility Test

벽에 등을 대고 서거나 몸 옆에 손을 대고 바닥에 눕는다. 손을 위로 올리고 손등을 벽과 바닥에 닿게 한다. 팔을 곧게 유지하고 허리를 벽과 바닥에 접촉한다.

주의 / Precautions

스트레칭 동안 허리와 어깨관절에 통증이 있다면 이 운동을 중단한다.

기술 / Technique

배꼽 높이 정도에 맞는 문 손잡이를 찾고 팔의 길이만큼 떨어진 위치에서 손잡이 앞에 선다. 오른손으로 손잡이를 붙잡고 왼쪽 어깨가 오른쪽보다 벽에 더 가까이 닿을 수 있도록 옆으로 걸음을 옮긴다. 팔과 몸을 일직선으로 하기 위해 상체를 앞으로 구부린다.

몸은 옆에서 보면 V자 모양이 된다. 뒤쪽으로 떨어지는 것을 막기 위해 손잡이를 꽉 잡고 있어야 한다.

오른쪽 다리를 뒤쪽으로 그리고 약간 왼쪽에 놓는다. 뒤에서 볼 때 다리, 몸 그리고 손이 궁수가 고개를 숙이는 것처럼 만든다. 왼손을 문이나 벽 위에 두고 오른손을 약간 왼쪽으로 둔다. 밀어 낼 수 있도록 왼쪽 팔을 약간 구부려 놓는다.

5-10초 정도 왼손으로 벽을 밀어 스트레칭 한다. 등에서 약간 찌릿한 느낌이 있을 때까지 앞으로 구부린다. 5-10초 동안 근육을 이완시킨다.

5-10초 정도 오른쪽 팔을 옆으로 이동시켜 저항을 준다. 이때 손잡이에서 손을 떼지 말고 손도 움직이지 않는다. 5-10초 근육을 이완시킨다.

새로운 끝느낌이 있을 때까지 벽을 계속적으로 밀고 몸을 앞으로 더 구부리면 강한 스트레칭이 된다.

2-3회 반복한다.

일반적인 실수 / Common Mistakes

- 문과 손잡이로부터 너무 멀리 선다
- 팔을 구부려 적절하게 밀기 실패
- 어깨 관절의 열린 상태 유지 실패

코멘트 / Comments

이 운동을 할 때 힘이 들면 시작자세를 점검해 봐야 한다. 스트레칭을 증가시키기 위해 바닥으로부터 손잡이를 잡아라. 만약 미는데 어려움이 있다면 벽에 더 가까이 선다.

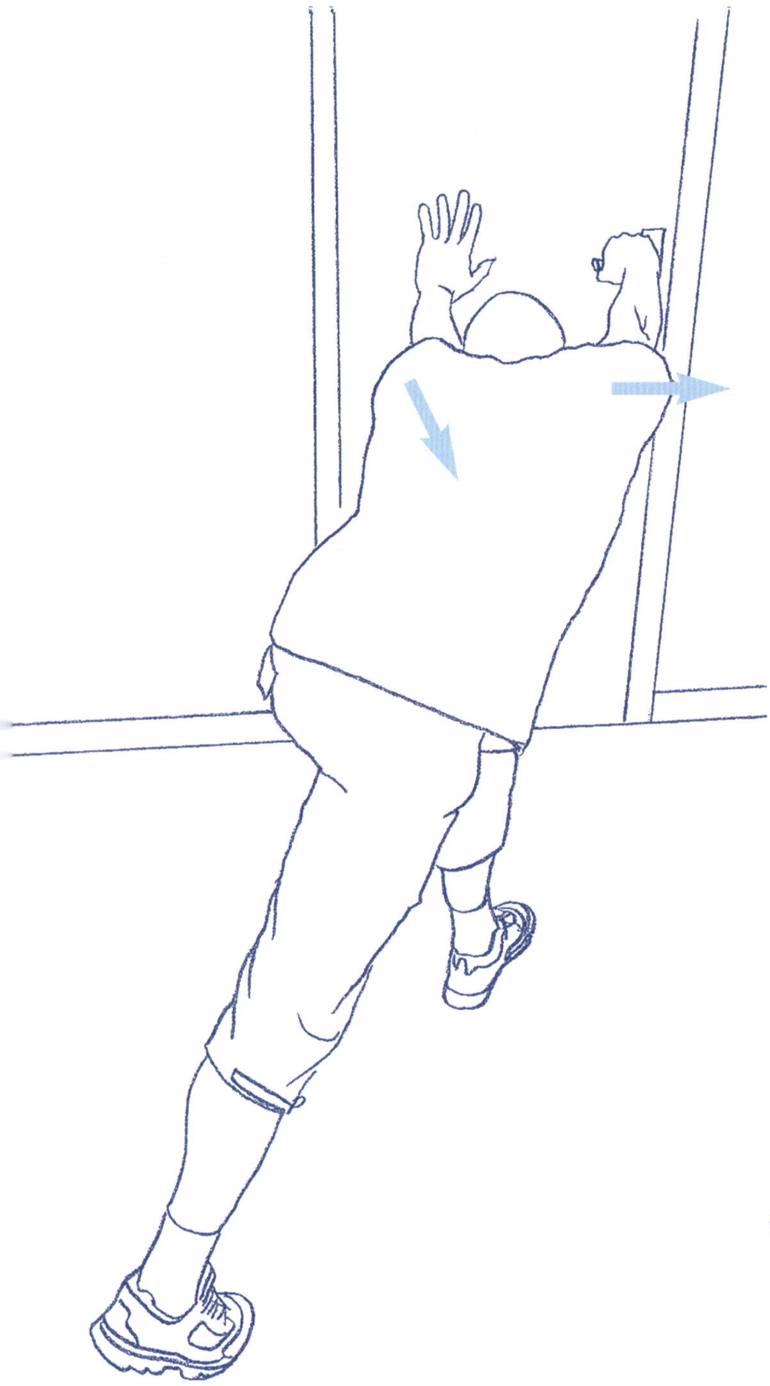

스트레칭할 때 왼발을 뒤쪽으로 밀 수 있도록 왼발은 앞쪽으로 충분히 멀리 둔다. 밀 때는 왼쪽 다리와 왼손으로 민다.

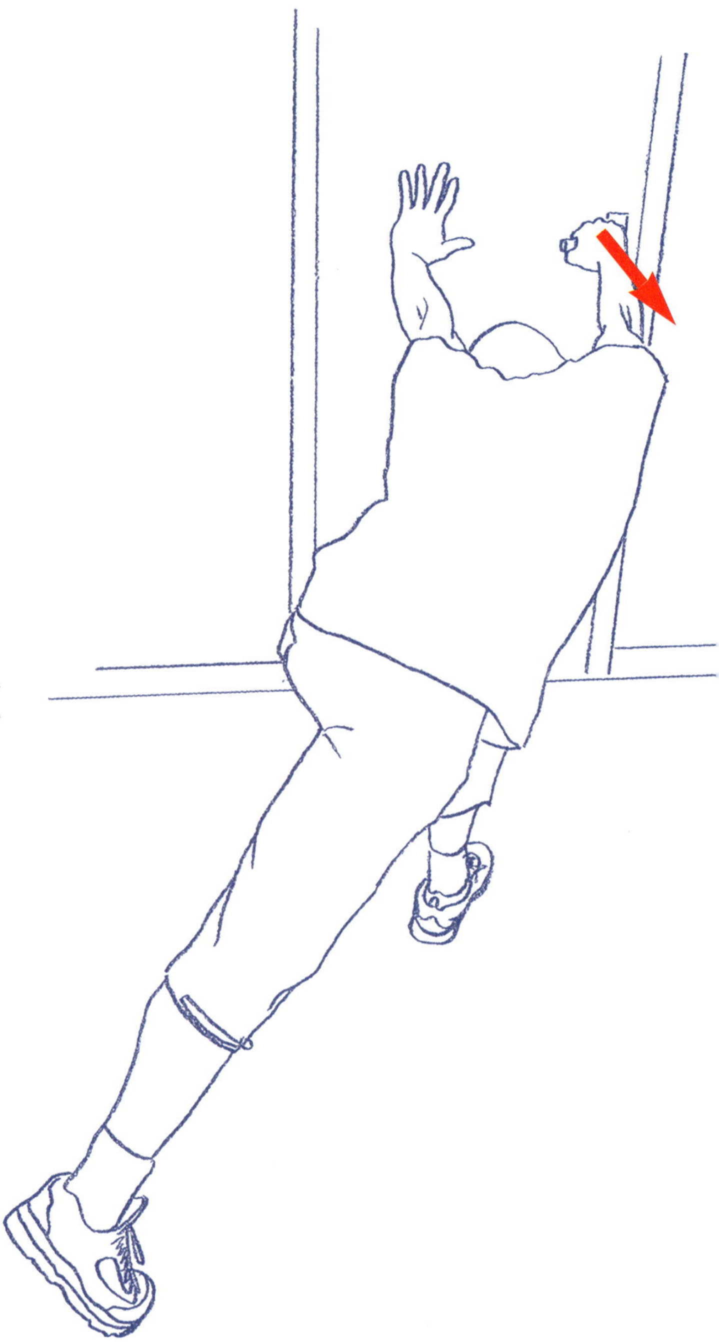

실제적으로 몸은 움직이지 않고 오른손을 오른쪽으로 이동시키며 저항을 준다.

넓은등근 (앉은 자세) / Latissimus dorsi (Seated version)

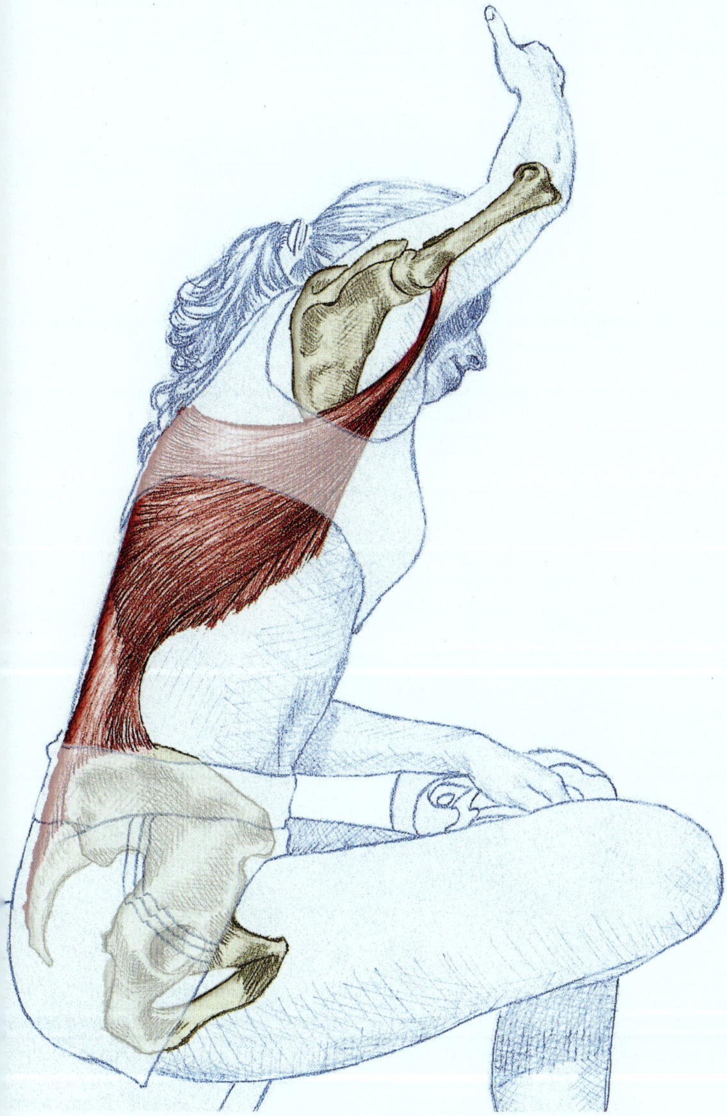

이 운동은 유연성이 좋지 않은 사람들에게 적합하다. 이 자세는 일하면서 할 수 있다. 이 운동을 하기 위해 똑바른 자세로 앉을 수 있어야 한다. 천천히 주의 깊게 시작하고, 이 운동을 하기 전에 한 손은 지지해야 한다. 그렇지 않으면 스트레칭이 너무 힘들 수 있다.

주의 / Precautions

스트레칭하는 도중에 등과 무릎에 통증이 있다면 이 운동을 중단한다.

기술 / Technique

오른쪽 옆구리를 테이블 쪽으로 마주보게 하고 의자에 앉는다. 발을 바닥에 어깨너비 정도로 벌린다. 오른쪽 다리를 왼쪽 위에 올리고 발목은 넙다리에 위치하게 한다. 이때 오른쪽 무릎은 책상 아래에 놓는다. 등을 완전히 펴고 배근육을 긴장시킨다. 오른쪽 팔을 머리 위로 올려 위팔이 귀에 닿게 한다. 머리와 볼에 대고 기댄 자세를 유지한다.

5-10초 왼쪽으로 상체를 쭉 펴고 구부려 스트레칭을 한다. 5-10초 동안 왼쪽 위로 향한 자세를 유지한다.

5-10초 동안 위로 쭉 편 자세로 당기고 책상에 오른쪽 무릎을 밀면서 저항을 준다.

새로운 끝느낌이 있을 때까지 옆쪽으로 몸을 당기고 이때 중력을 이용하면 더 강하게 스트레칭 된다.

2-3회 반복한다.

일반적인 실수 / Common Mistakes

- 긴장된 다른 근육이 너무 많으면 옆으로 하는 자세를 못하고 똑바른 자세를 유지하게 된다.
- 옆으로 스트레칭하는 것 대신 앞으로 기댐
- 팔을 충분히 올리지 않음

코멘트 / Comments

이 기술은 어려운 운동이다. 그러므로 올바른 스트레칭을 위해서는 연습이 필요하다. 다리를 바닥에 고정하면 좀 더 안정되게 시행할 수 있다. 때때로 이 동작은 무엇보다 먼저 허리네모근을 스트레칭시키는데 도움이 되기도 한다.

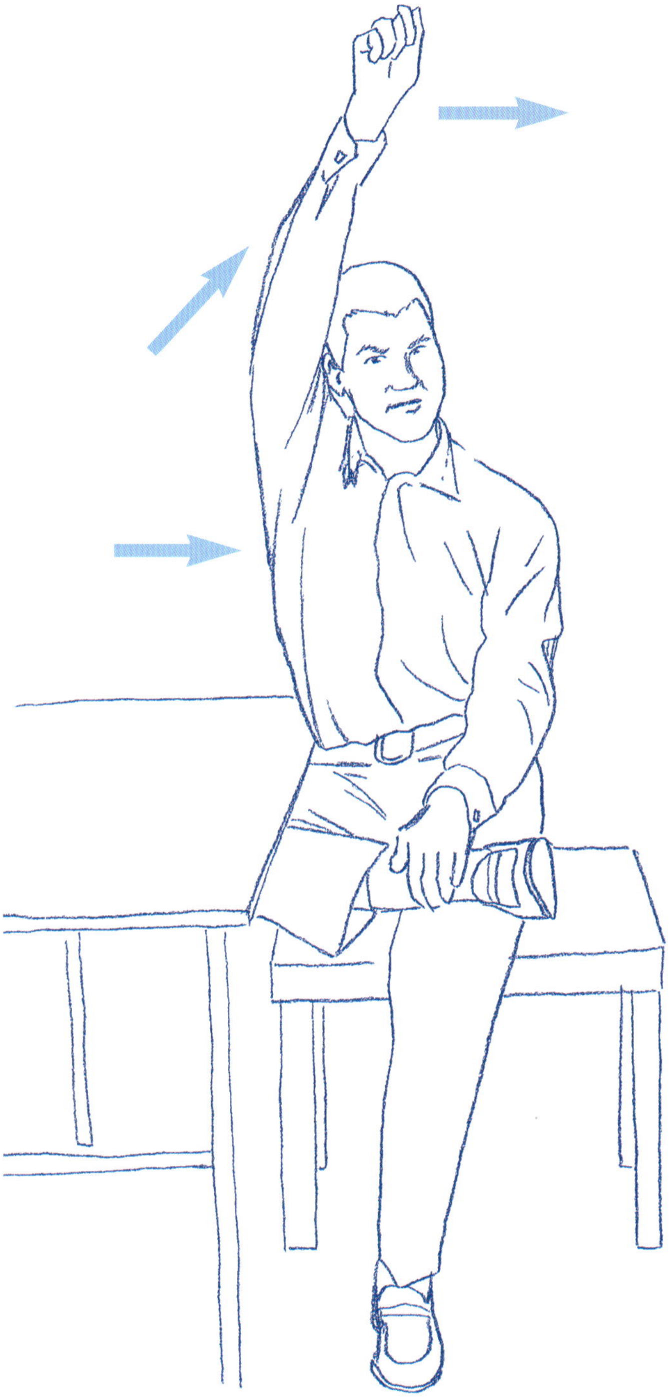

테이블 아래 다리를 놓고 팔을 올릴 수 있을 정도로 올린다. 상체를 왼쪽으로 기대고 팔을 앞쪽, 옆쪽으로 뻗는다.

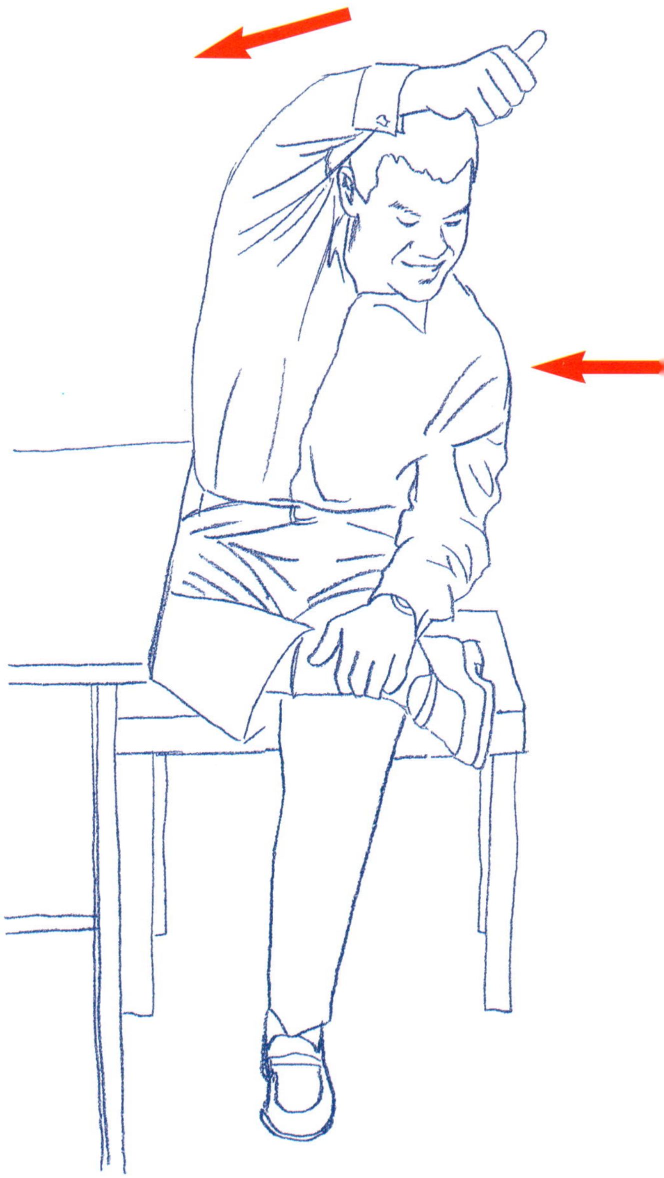

테이블 아래 있는 무릎을 위쪽 방향으로 조심스럽게 밀고 상체를 5cm 정도 올림으로 저항을 준다.

가시아래근 (버전 1) / Infraspinatus (Version 1)

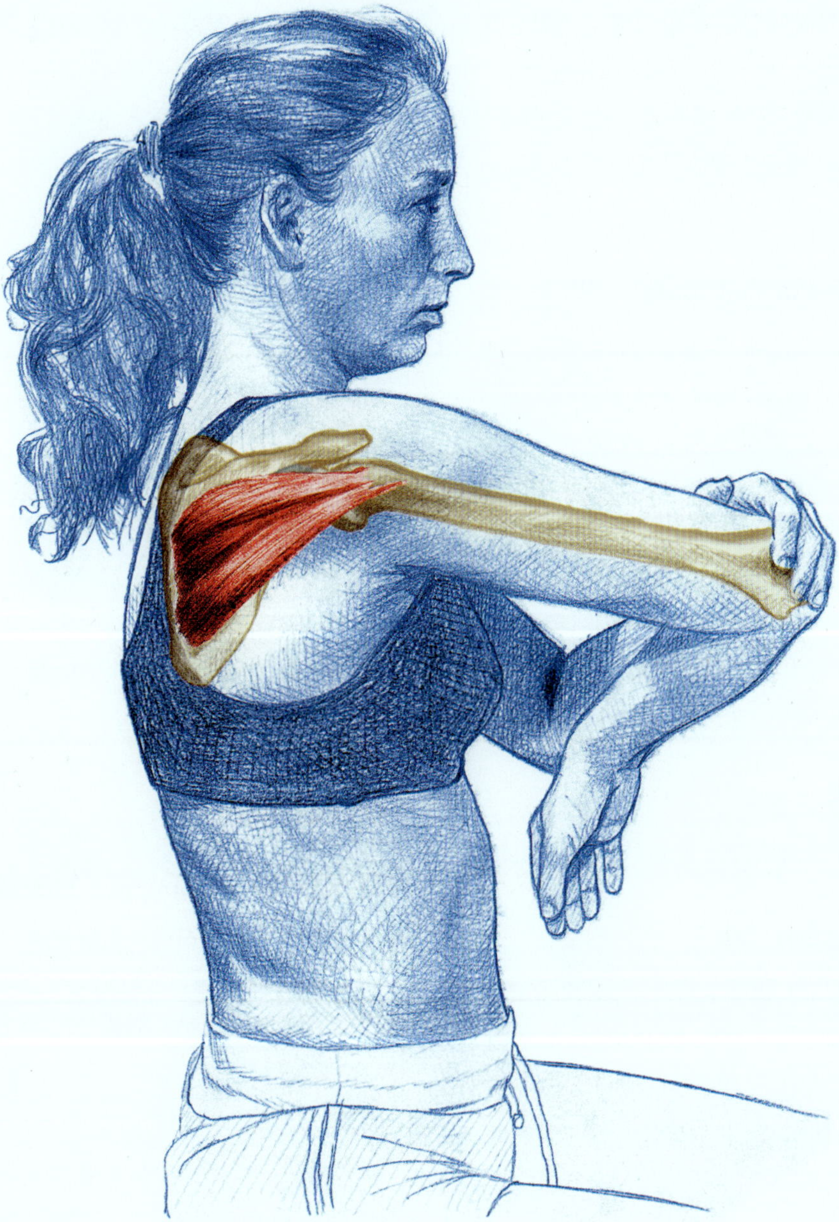

가시아래근은 어깨의 통증을 없애고 줄이기 위해 매우 중요한 근육 중 하나이다. 민감한 근육이기 때문에 주의하면서 진행해야 한다. 스트레칭 동안에 스트레칭이 되는지 느껴지지 않아도 이 운동은 가치가 있다. 이 근육은 위팔을 안쪽으로 회전시켜 어깨를 바깥쪽으로 스트레칭 시킨다. 이 운동을 하는 동안 원하는 효과를 얻고자 한다면 스트레칭하는 동안 팔꿈치를 더 낮추거나 올리지 말아야 한다. 저항을 줄 때는 움직임이 일어나지 않도록 너무 세게 주지 않아야 한다.

근육에 대한 정보 / Muscle Facts

가시아래근은 피부 가까이에 있으며 어깨 끝에서부터 위팔의 바깥쪽으로 주행한다. 이 근육의 주요 기능은 어깨관절에서 팔을 바깥쪽으로 회전시키는 것이다. 또한 관절 움직임을 위해 작은 조절장치를 만들고 협조성에 의해 어깨를 고정시키는 역할을 한다.

긴장의 원인 / Causes of Tightness

가시아래근은 팔을 움직일 때 마다 정적으로 계속 작용한다. 이 근육은 키보드 작업으로 인해 많이 짧아지고 과도하게 사용될 수 있으며, 또한 벤치 프레스(bench press) 같은 밀기 운동을 통한 근력 훈련을 실시하는 동안에도 과도하게 사용 될 수 있다. 목을 뒤로 밀고 당기는 운동에 의해서도 긴장이 일어날 수 있다.

긴장의 증상 / Symptoms of Tightness

- 어깨 끝을 가로지르며 생기는 통증과 국소적 통증 경험
- 어깨 앞쪽의 찌르는 듯한 통증
- 팔, 아래팔, 손으로 퍼져 내려가는 통증

유연성 검사 / Flexibility Test

배를 바닥에 대고 엎드려 눕거나 몸의 앞을 벽에 기대어 선다. 등 뒤로 가능한 멀리까지 허리 선이나 벨트 고리에 손가락을 닿게 한다. 엎드려 누운 상태라면 중력으로 인해 팔꿈치가 바닥에 닿을 것이고, 서 있는 자세라면 팔꿈치를 벽에 접촉시킬 수 있다.

주의 / Precautions

스트레칭 동안 어깨 앞쪽에 통증이 있으면 이 운동을 중단한다. 스트레칭 후 통증이 있다면 다음 스트레칭할 때는 더 주의해서 시행해야 한다.

기술 / Technique

이 운동은 앉은 자세와 선 자세로 시행할 수 있다. 오른쪽 팔을 몸 앞에 놓고 유지하고, 팔꿈치 관절을 90° 각을 만들고 가슴 쪽으로 가져간다. 왼쪽 아래팔을 오른쪽 아래팔 위에 올리고 왼손으로 오른쪽 팔꿈치를 잡는다. 왼쪽 팔은 계속 유지하고 오른쪽 팔은 이완해라. 5-10초 어깨를 낮추고 이완시킨다.

5-10초 동안 오른쪽 팔꿈치 관절은 이 자세를 유지하고 왼쪽 아래팔로 오른손을 밀어서 스트레칭 한다. 5-10초 동안 근육을 이완시킨다.

왼쪽 아래팔에 대항해서 오른손을 위쪽 방향으로 밀어 저항을 준다.

새로운 끝느낌이 있을 때까지 손과 아래팔을 밀어 강하게 스트레칭 한다.

2-3회 반복한다.

일반적인 실수 / Common Mistakes

- 어깨를 완전하게 이완시키지 못함
- 너무 빨리 움직임
- 어깨를 둘러싸고 있는 다른 근육이 너무 긴장되어 있음

코멘트 / Comments

가시아래근이 스트레칭이 잘 되는지 느끼기는 어렵다. 때때로 어깨 끝을 가로지르는 느낌이 어깨 앞쪽에서 느껴질 수도 있다. 이 근육을 잘 스트레칭시키기 위해 가시아래근을 스트레칭하기 전에 가슴과 등의 근육훈련을 통해 이 부위의 혈액순환을 증가시킨다. 그럼에도 여전히 스트레칭하기 어렵다면 스트레칭하기 전에 깊은 조직 마사지를 시행한다. 오른쪽 팔을 가슴 쪽으로 놓은 상태에서 왼손으로 팔꿈치를 당겨 어깨회전을 시작할 수도 있다.

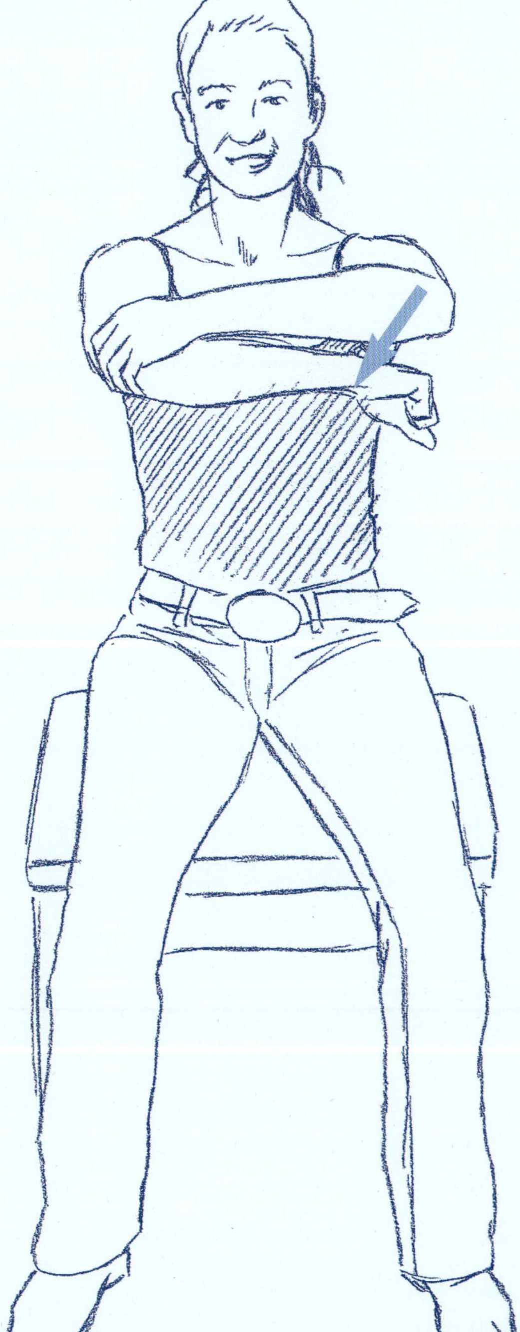

오른쪽 팔을 완전히 이완시키고 왼쪽 팔을 올리기 위해 오른쪽 팔을 사용한다. 왼쪽 팔꿈치로 팔을 안쪽으로 회전시킨다.

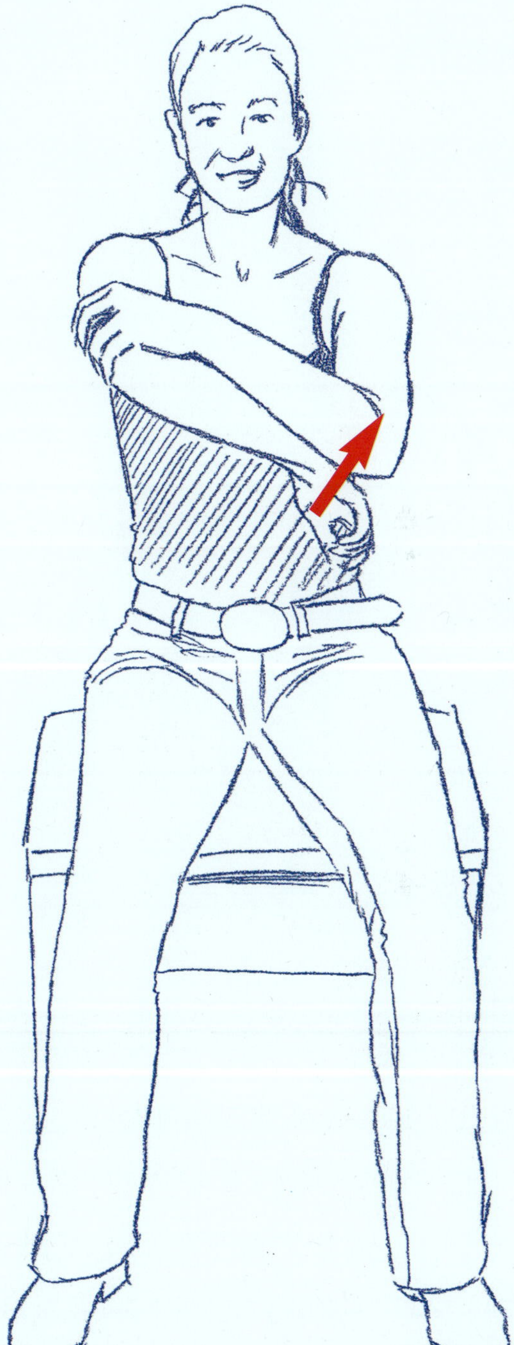

오른손으로 왼쪽 팔꿈치를 누르면서 저항을 준다.

가시아래근 (버전 2) / Infraspinatus (Version 2)

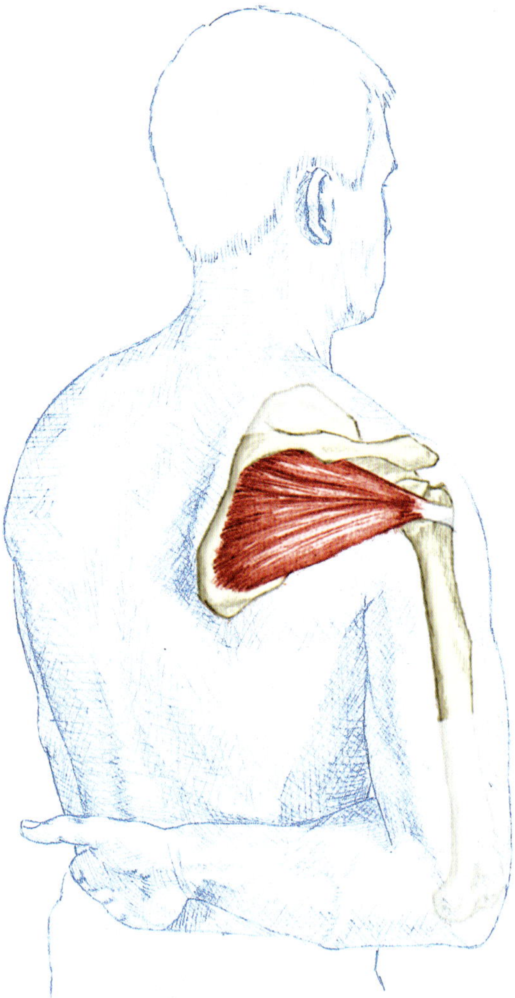

경찰관 잡기(police hold)라고 불리우는 이 운동은 가시아래근을 매우 강하게 스트레칭시킨다. 이 운동은 몸무게 대비 이 근육의 크기를 평가해 조심스럽게 시행해야 한다. 스트레칭을 하기 위해 균형을 잘 잡아야 하고, 몸을 문에 기대어 스트레칭 할 때 충분히 힘이 만들어 갈 수도 있다. 시작자세를 할 때 이 운동의 목적은 몸을 뒤쪽으로 이동하는 동안 팔꿈치을 앞쪽으로 움직이는 것이다. 팔꿈치의 뒤쪽으로 문을 밀어 저항을 준다.

주의 / Precautions

스트레칭하는 동안에 어깨에 통증이 있거나 스트레칭 후 즉시 통증이 있다면 이 운동을 중단한다.

기술 / Technique

스트레칭시키고자 하는 쪽 다리를 앞으로 내밀고 출입구 가까이 선다. 등 뒤로 손을 놓고 허리띠 고리나 바지 허리라인 안쪽으로 손가락을 둔다. 팔꿈치 뒤를 이용해 문틀을 밀며 기댄다. 근육이 미세하게 스트레칭되거나 찌릿한 느낌이 느껴질 때까지 상체를 뒤쪽으로 기댐으로 5-10초 스트레칭을 시행한다. 만약 이 운동을 올바르게 한다면 팔꿈치는 앞쪽으로 가게 된다. 5-10초 동안 근육을 이완시킨다.

몸을 뒤쪽으로 기대고 새로운 끝 지점에 도달할 때까지 팔꿈치를 앞쪽으로 가져감으로 더 강하게 스트레칭 한다.

2-3회 반복한다.

일반적인 실수 / Common Mistakes

- 어깨를 완전히 이완시키지 못함
- 어깨 관절 주변 근육의 긴장
- 팔을 문틀에 너무 많이 접촉함

주의 / Precautions

만약 통증이 있거나 스트레칭하기 힘들다면 옆에서 더 가까운 벨트 끈을 잡는다. 전체 팔을 문틀에 접촉하기 보다는 팔꿈치만을 접촉시킨다.

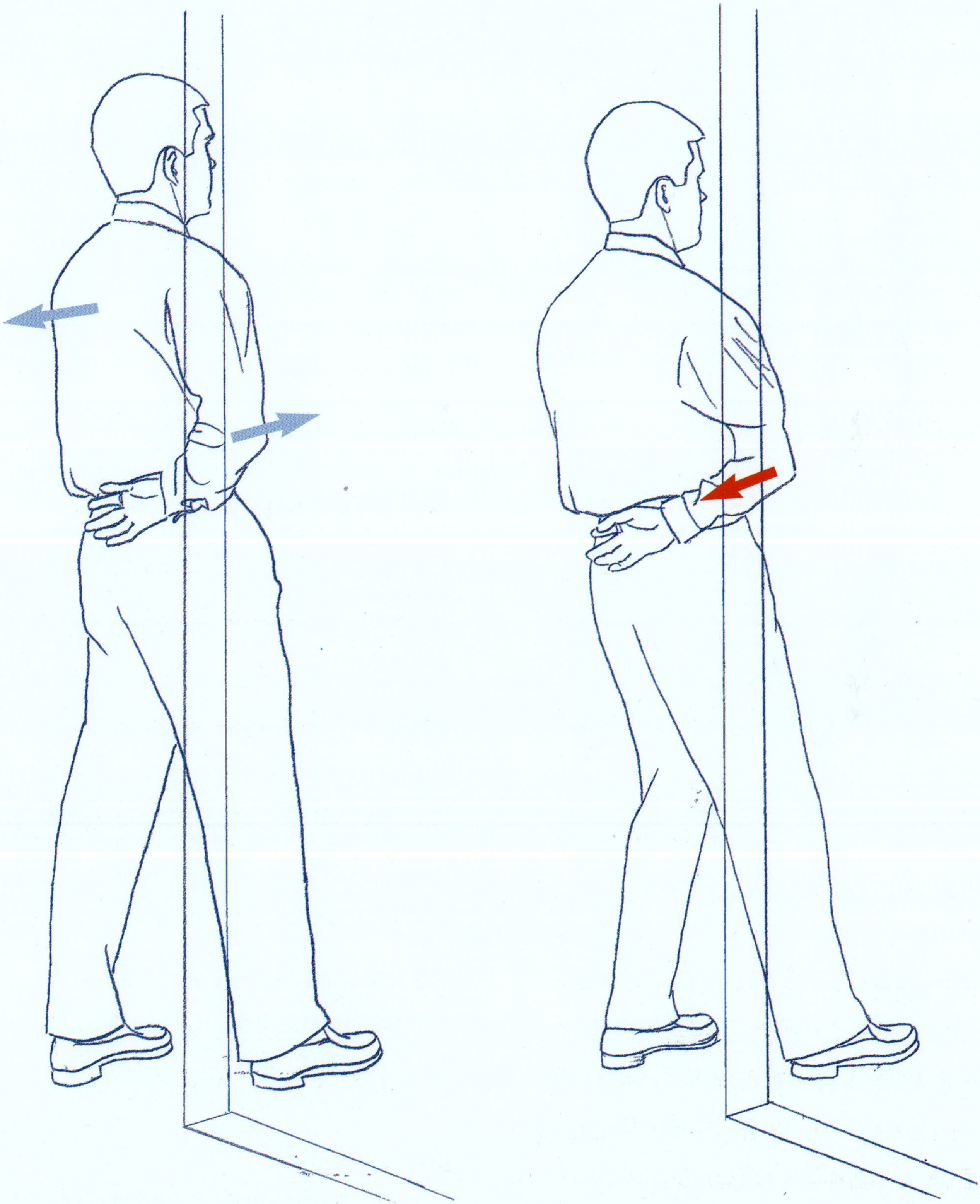

문틀 앞에 팔꿈치를 놓는다. 팔꿈치를 앞쪽으로 가게 하기 위해 몸을 뒤로 천천히 기댄다.

팔꿈치 뒤를 문틀에 기대고 조심스럽게 누르면서 저항을 준다.

큰원근 / Teres major

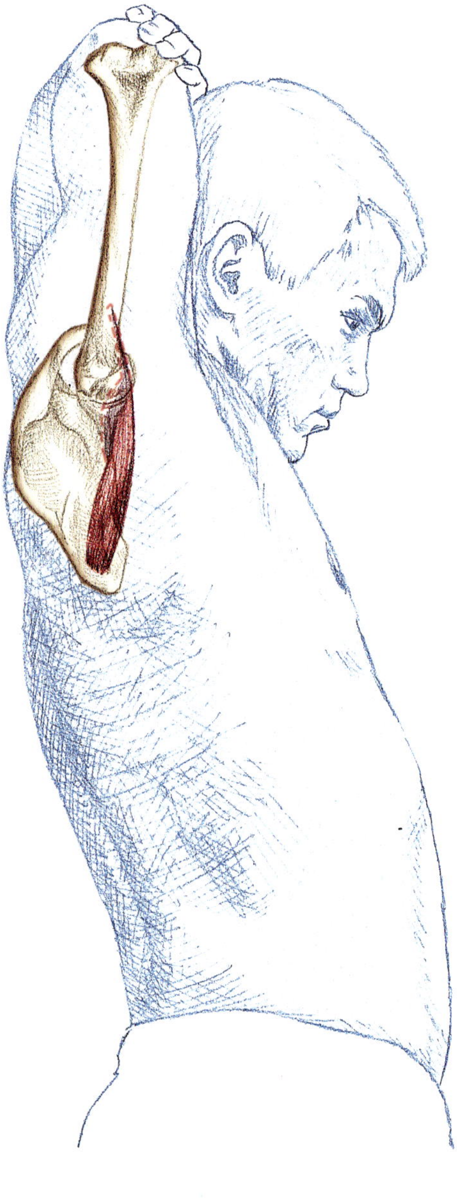

큰원근은 넓은등근이 어깨관절에서 했던 똑같은 기능을 가지고 있기 때문에 52쪽과 55쪽에서 기술하였던 것처럼 같은 운동으로 스트레칭 한다. 이 운동은 큰원근에서는 좀 더 구체적인데 큰원근은 큰원근은 어깨뼈 끝이 벽에 닿는 듯한 느낌을 가지도록 스트레칭시켜야 하기 때문에 넓은등근 보다 좀 더 정교한 움직임이 요구된다.

근육에 대한 정보 / Muscle Facts

큰원근은 어깨뼈 끝의 하부 삼각 부위로부터 넓은등근 옆 위쪽 팔의 안쪽으로 주행한다. 이 근육은 모든 자세에서 팔을 몸쪽으로 움직이게 한다. 또한 위팔을 안쪽으로 회전할 수 있게 도와준다.

긴장의 원인 / Causes of Tightness

오랜 기간 동안 정적인 자세 업무는 이 근육을 긴장시킨다. 그러나 이 긴장이 어깨 아래의 움직임을 방해하는 경우는 드물다. 대신 이 근육의 긴장은 머리 위로의 움직임을 지연시킬 수 있다. 예를 들어, 크로스-컨트리 스키, 체육, 암벽 타기, 골프와 같은 운동이 여기에 속한다.

긴장의 증상 / Symptoms of Tightness

- 팔 아래로 내려오는 통증
- 팔과 손가락의 무딘 감각
- 머리 위로 팔을 움직일 때 근력의 감소

주의 / Precautions

어깨나 목에 통증이 있다면 이 운동을 중단한다.

기술 / Technique

벽에 오른쪽 옆구리를 기대고 발을 벽으로부터 한 발자국(30 cm) 정도 떨어져서 선다. 팔꿈치를 90° 구부린 상태로 머리 위로 오른쪽 팔을 올린다. 어깨 끝만 벽에 닿을 수 있도록 오른쪽 면을 조심스럽게 기댄다. 왼손으로 오른쪽 팔꿈치를 잡는다.

저항이 느껴지거나 어깨 바깥쪽 아래로 약간의 찌릿한 느낌과 저항이 느껴질 때까지 팔꿈치를 당김으로 5-10초 동안 스트레칭 한다. 5-10초 동안 근육을 이완시킨다.

왼손으로 저항을 줄 때 벽을 향해 팔꿈치를 주의 깊게 가져감으로 저항을 준다. 5-10초 근육을 이완시킨다.

새로운 끝느낌이 있을 때까지 머리 뒤로 팔꿈치를 당김으로 더 강하게 스트레칭을 실시한다.

2-3회 반복한다.

일반적인 실수 / Common Mistakes

- 어깨의 날 끝이 벽에 너무 가깝게 서 있는 경우
- 어깨관절과 관련 근육의 경직에 의해 머리 위로 팔을 올리지 못함

코멘트 / Comments

만약 이 운동을 시행하기 어렵다면 넓은등근과 가슴근을 먼저 스트레칭 한다.

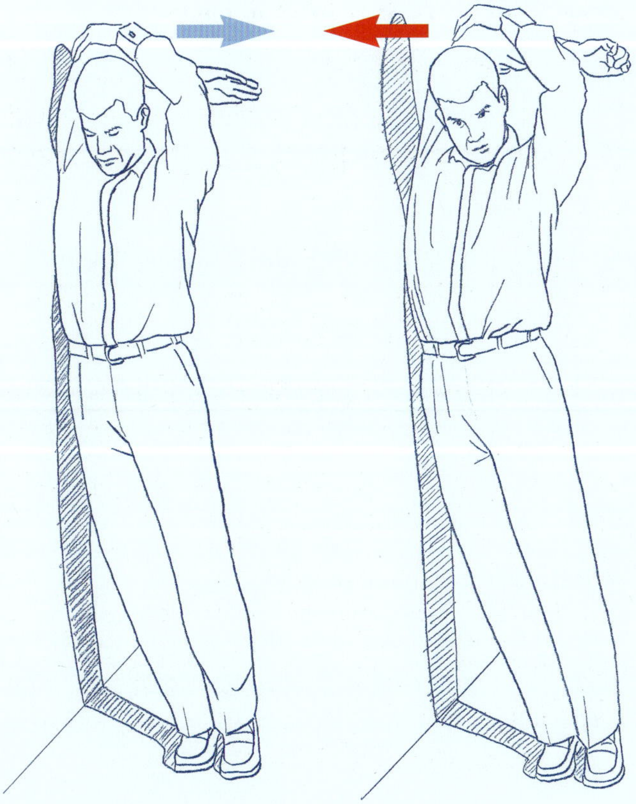

오른쪽 팔을 머리 위로 올리고 다른 손으로 팔꿈치를 왼쪽으로 당긴다. 왼손으로 오른쪽 팔꿈치를 누름으로 저항을 준다.

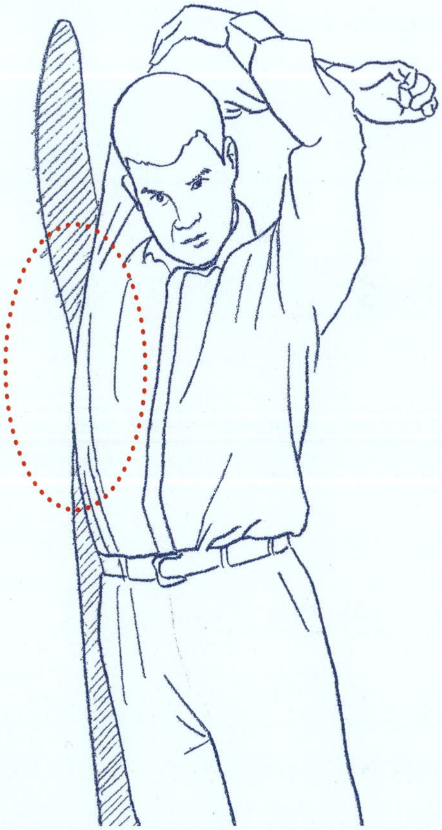

벽에 기대서 어깨뼈를 고정해야 한다.

가시위근 (버전 1) / Supraspinatus (Version 1)

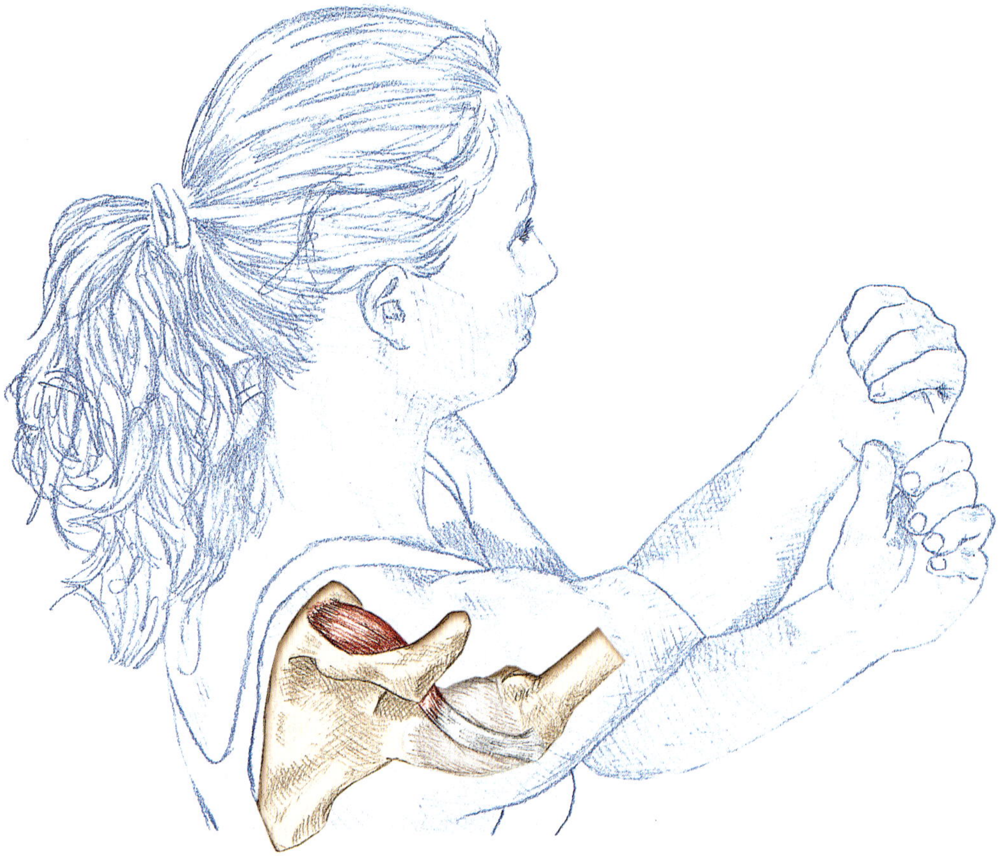

팔이 너무 크면 이 근육이 스트레칭되는지 느끼기 어려울 수 있기 때문에 이 운동은 가장 어려운 운동 중 하나이다. 만약 그렇다면 다음 방법으로 운동한다. 즉, 작은 근육을 스트레칭해야 한다는 것을 잊지 말아야 한다. 강하게 당기는 것은 좋지 않다. 시작자세를 조금씩 수정하고 이때 수정된 움직임을 주의 깊게 느낀다. 바른 방법으로 하지 못할 수 있다는 사실 때문에 포기하지 않도록 한다.

근육에 대한 정보 / Muscle Facts

가시위근은 등세모근의 중간부분 아래에 위치하는 상대적으로 작은 근육이다. 이 근육은 어깨 끝의 윗부분과 어깨뼈의 바깥쪽의 돌출 부분에서 위팔의 바깥쪽에 붙는다. 이 근육은 어깨관절에서 어깨가 움직이는 동안 위팔이 어깨 끝을 향해 당겨지게 하는 매우 중요한 기능을 가지고 있다. 이러한 동작 없이 어깨 주변의 다른 근육은 동작할 수 없다. 또한 팔을 바깥쪽으로 회전시키고 팔을 옆으로 들어 올리게 도움을 준다.

긴장의 원인 / Causes of Tightness

가시위근은 위팔이 움직일 때 항상 기능을 한다. 그러므로 쉴 때가 거의 없다. 어깨 위로 움직임을 반복함으로 상하고 손상 받을 수 있으며 창문이나 천장 청소를 할 때 이 근육에 무리가 갈 수 있다.

긴장의 증상 / Symptoms of Tightness

- 어깨 바깥쪽과 근육의 국소적 통증
- 어깨 위로 팔꿈치를 올릴 때 국소적 통증

이 근육은 어깨, 목, 팔, 손으로 통증이 내려갈 때 부분적으로 관여한다. 테니스 엘보우(tennis elbow)도 포함된다. 이 경우 팔꿈치의 외측에 통증이 있다.

주의 / Precautions

만약 어깨와 손목에 통증이 있다면 이 운동을 중단한다.

기술 / Technique

이 운동은 앉은 자세와 선 자세에서 할 수 있다. 90° 로 팔꿈치를 구부린 상태에서 오른쪽 팔을 몸 앞에 둔다. 팔꿈치를 명치 앞에 두고 몸 중심선을 향해 가져간다. 오른쪽 팔 아래 왼쪽 팔을 두어 오른쪽 팔꿈치가 왼쪽 팔꿈치 앞에 놓여지게 한다. 왼손으로 오른쪽 엄지손가락을 잡아라. 팔은 오른쪽 아래팔이 위로 똑바로 된 상태로 꼬여 있을 것이다. 어깨와 팔을 이완시킨다.

팔을 바깥쪽으로 회전시키기 위해 왼손으로 오른쪽 엄지를 당김으로 이 근육을 주의해서 스트레칭 한다.

팔이 회전할 때 팔꿈치를 살짝 펴도록 한다. 약간 스트레칭 되었다고 느낄 때나 오른쪽 어깨에 찌릿하는 느낌이 있을 때 멈춘다. 5-10초 근육을 이완시킨다.

실제 움직임 없이 근육의 찌릿함이 사라질 때까지 팔을 안쪽으로 회전시켜 저항을 준다. 5-10초 동안 근육을 이완시킨다.

새로운 끝느낌이 있을 때까지 팔을 바깥쪽으로 계속 회전시켜 강하게 스트레칭시킨다.

2-3회 반복한다.

일반적인 실수 / Common Mistakes

- 너무 많이 팔을 구부리기
- 명치 앞쪽으로 팔을 위치시키는데 실패
- 팔과 어깨를 이완시키는데 실패

코멘트 / Comments

스트레칭 시 근육에서 어떤 움직임도 느껴지지 않지만 스트레칭되고 있는 것이다. 스트레칭을 할 때 유연하지 않거나 근육이 너무 두꺼워서 하기 어렵더라도 스트레칭을 하기 위해 노력해야 한다.

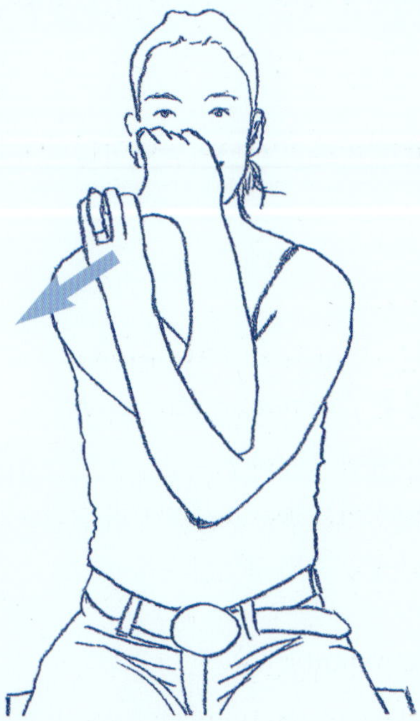

팔은 운동을 하면서 몸 앞쪽으로 위치시키고 조심스럽게 엄지 손가락을 당겨 스트레칭 한다.

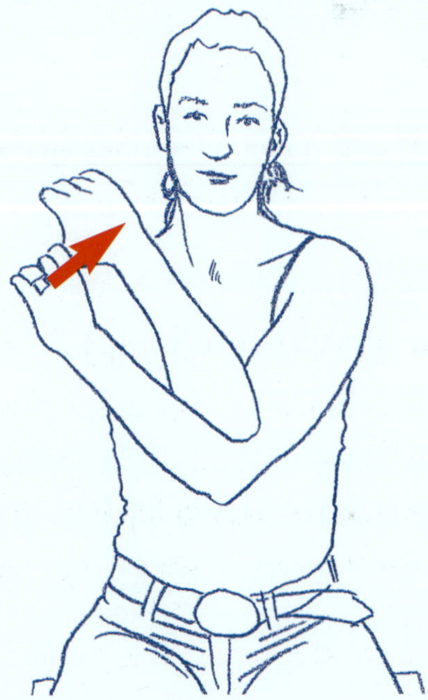

오른쪽 팔을 레슬링하는 것처럼 위치시키고 왼쪽 팔로 저항을 준다.

가시위근 (버전 2) / Supraspinatus (Version 2)

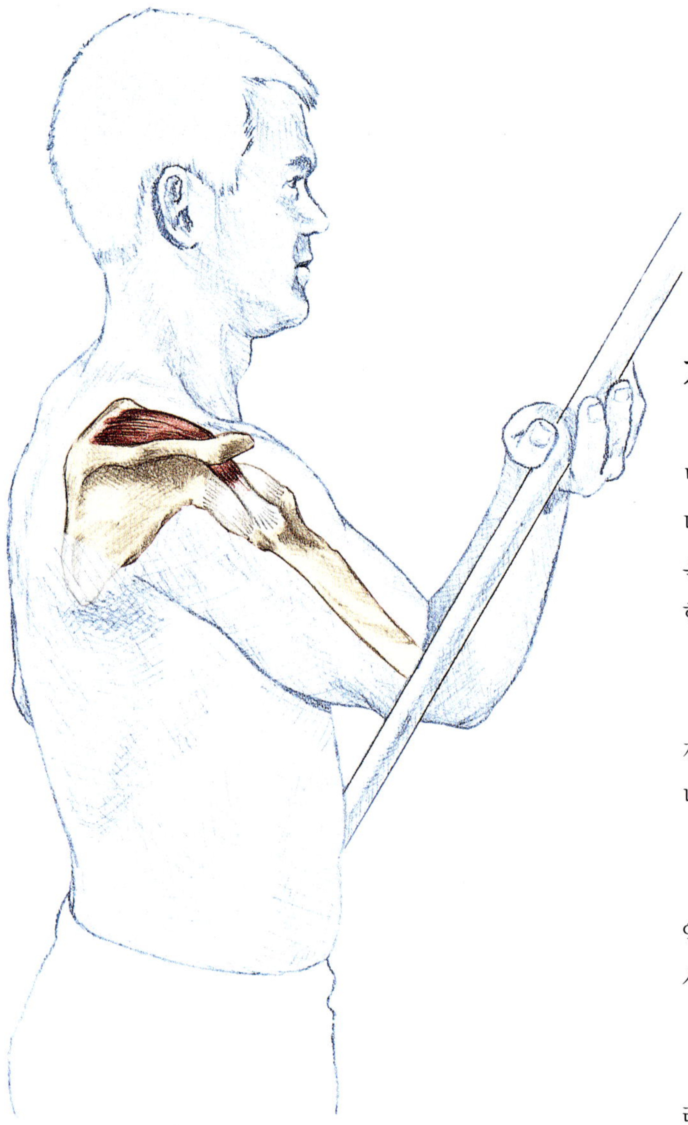

기술 / Technique

팔꿈치를 90°로 유지하고 몸 앞에 오른 팔을 놓는다. 다음 명치 앞에 자세를 잡기 위해 팔꿈치를 몸의 중앙에 가져간다. 앞쪽을 향해 손등을 뒤집고 엄지와 검지를 사용해서 작은 막대기를 잡아라. 오른쪽 팔의 바깥쪽 사이에 매달리게 한다.

오른쪽 아래 왼쪽 팔을 두고, 막대기를 잡는다. 그리고 어깨에서 스트레칭되는 느낌이 날 때까지 왼쪽 엉덩이 쪽으로 내린다. 어깨와 팔을 5-10초 동안 이완시킨다.

근육에서 찌르는 느낌이 감소될 때까지 움직임 없이 팔을 안쪽으로 회전시켜 저항을 준다. 5-10초 동안 근육을 이완시킨다.

새로운 끝느낌이 있을 때까지 막대기를 당겨 강하게 스트레칭 한다.

2-3회 반복한다.

이 스트레칭 방법은 경직이나 손상 때문에 이전 방법(version 1)으로 운동하기 힘들었던 사람들에게 굉장히 좋은 방법이다. 이 운동은 앞에 제시한 스트레칭 방법 본질적으로는 같지만 버팀대 같은 작은 막대기를 사용해서 실시한다. 지렛대는 힘을 증가시킨다. 그러므로 이 운동을 할 때 느끼면서 해야 하고 주의해서 실시해야 한다.

주의 / Precautions

어깨와 손목에 통증이 있다면 이 운동을 피해야 한다.

일반적인 실수 / Common Mistakes

- 어깨와 팔 이완하기 실패
- 명치 앞에 팔꿈치를 놓는 자세 만들기 실패
- 어깨 관절 주변 근육의 유연성 부족

코멘트 / Comments

막대기를 사용할 수 없다면 대신 수건을 사용할 수 있다.

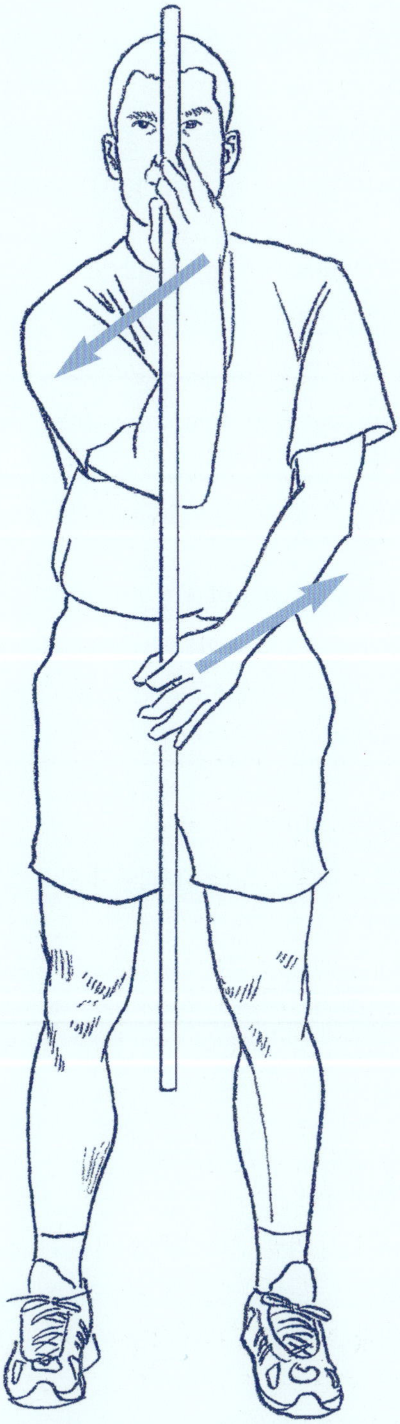

몸의 중심에 오른쪽 팔꿈치를 오게 한다. 주의해서 막대기를 뒤쪽과 옆쪽으로 당긴다.

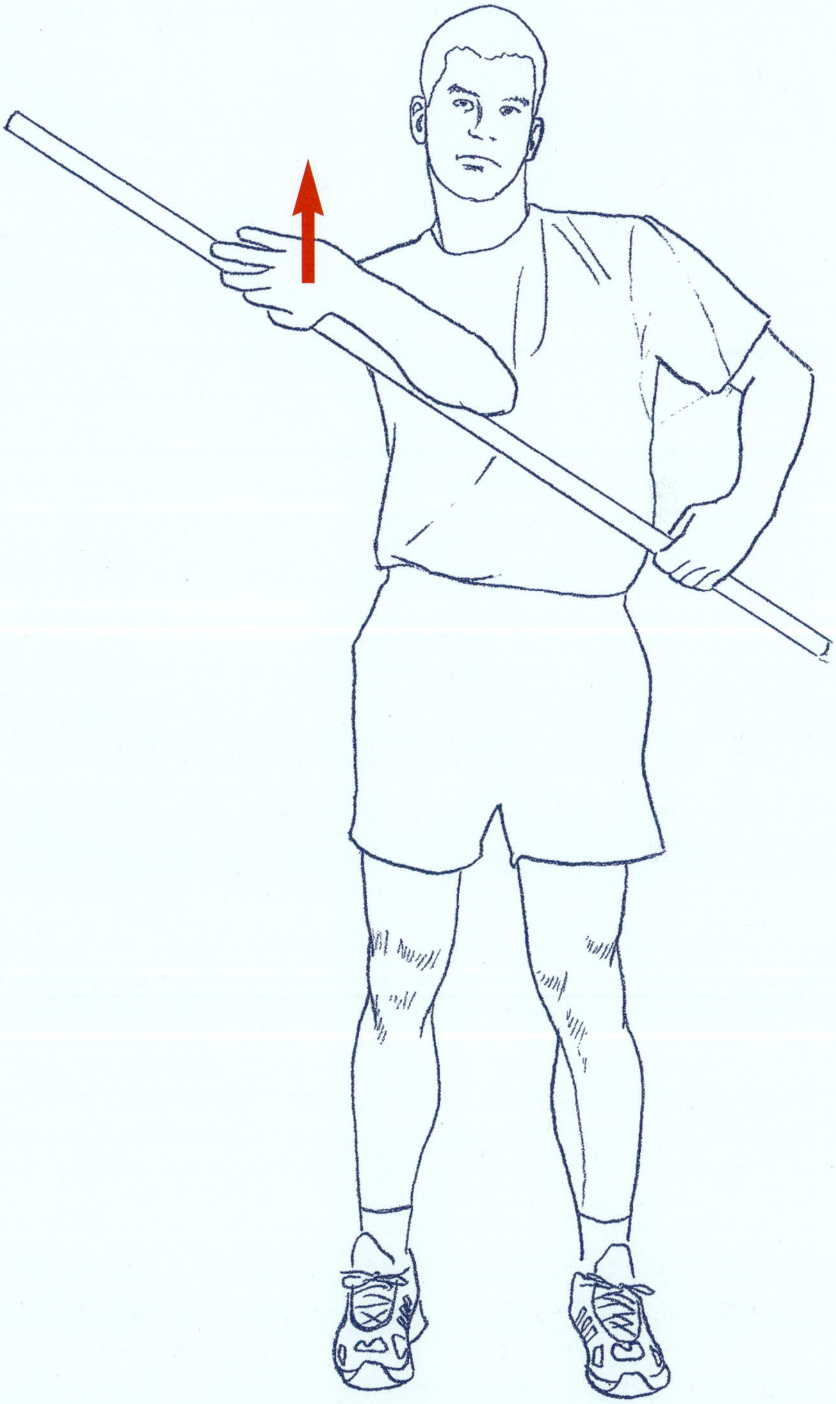

왼손이 막대기를 움직임이지 않고 고정시키기 위해 잡고 있는 동안에 오른손을 마치 싸우는 것처럼 보이게 저항을 준다.

큰볼기근 / Gluteus maximus

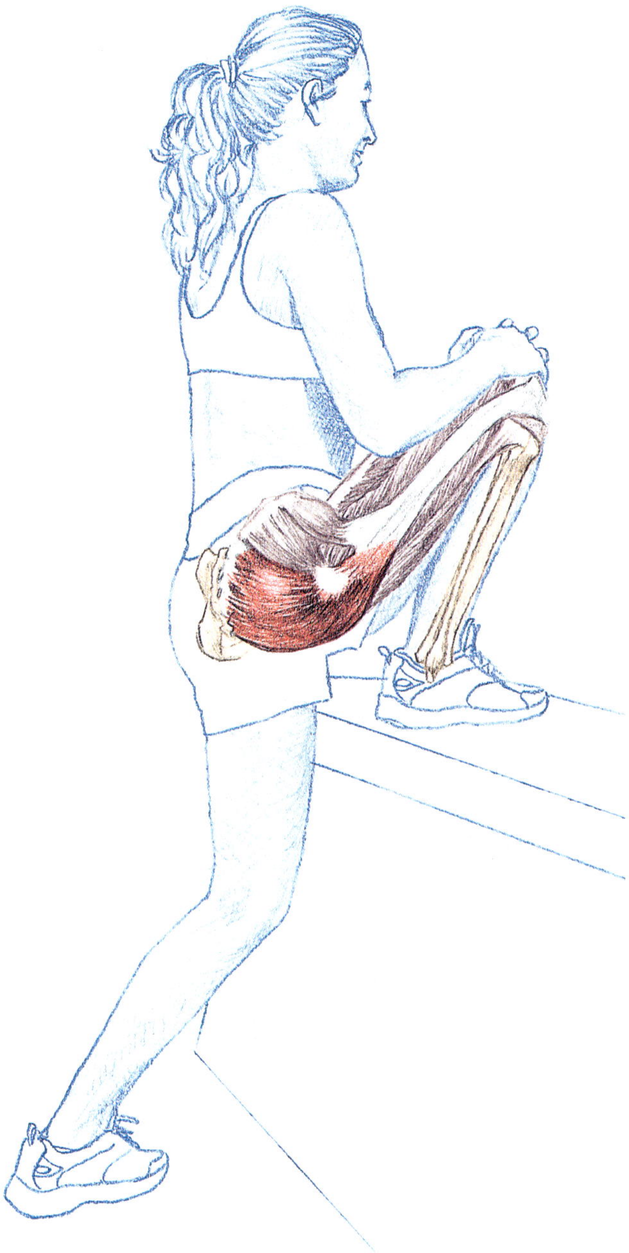

근육에 대한 정보 / Muscle Facts

큰볼기근은 몸의 가장 큰 근육 중 하나이다. 이는 꼬리뼈로부터 엉덩뼈능선과 넙다리뼈의 바깥쪽에 붙어 있으며 표면 근육 아래에 위치한다. 큰볼기근은 엉덩관절을 펴게 하고 다리를 바깥쪽으로 회전시키며, 등의 아치를 감소시킨다.

긴장의 원인 / Causes of Tightness

큰볼기근의 위쪽 부분은 아래쪽 부분보다 더 긴장되어 있다. 운전과 같이 다리를 외측으로 회전시켜 오랜 기간 앉아 있을 때 이 근육은 긴장될 수 있다. 큰볼기근은 스쿼트 움직임 동안에도 활성화 된다. 달리기, 스케이팅, 스키와 같은 스포츠를 하는 선수들은 이 근육의 손상을 자주 입게 된다.

긴장의 증상 / Symptoms of Tightness

- 등의 아치, 등의 옆면 그리고 다리 바깥쪽의 찌름과 통증
- 앞으로 구부리기 어려움

유연성 검사 / Flexibility Test

무릎을 구부리고 가슴 앞쪽으로 다리를 올리고 등에 압력을 가한다. 바닥에서부터 120° 정도의 각에 도달해야 한다.

주의 / Precautions

다리에 통증이 있다면 이 운동을 중단한다.

기술 / Technique

견고한 의자와 걸상 앞에 선다. 유연하다면 더 높은 의자를 사용해야 한다. 오른쪽 다리를 의자나 걸상에 올려놓는다. 등을 곧은 상태로 유지하고 배근육을 긴장시킨다.

오른쪽 엉덩이 위로 스트레칭되는 것이 느껴질 때까지 5-10초 왼쪽 다리를 구부림으로서 스트레칭 시킨다. 5-10초 동안 이완한다.

정상 가동범위를 가진 사람들은 이 근육이 스트레칭 되는지 느끼기 어렵다. 그러나 만약에 어떤 경직이 있다면, 궁둥구멍근과 중간볼기근과 같은 엉덩이에 있는 다른 근육을 스트레칭하기 전에 매우 좋은 운동방법이라 할 수 있다.

5-10초 동안 앞쪽 다리를 아래로 밀어 저항을 준다.

새로운 끝느낌이 있을 때까지 왼쪽 다리를 계속적으로 구부려 강하게 스트레칭 한다.

2-3회 반복한다.

일반적인 실수 / Common Mistakes

- 앞쪽 발을 너무 낮게 위치시킴
- 등을 곧게 유지시키지 못함
- 스트레치하는 동안에 무릎을 회전시킴

코멘트 / Comments

이 근육이 이미 유연하다면 스트레칭되는 느낌을 받기 어려울 수 있다. 만약 그렇다면 궁둥구멍근과 중간볼기근의 스트레칭을 실시한다.

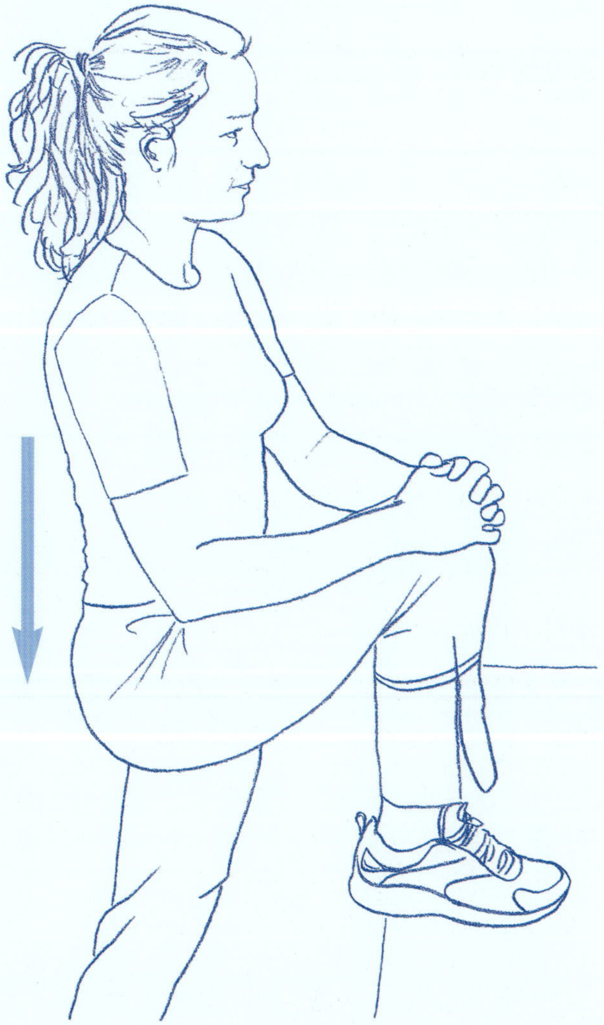

유연성의 정도에 따라 의자와 걸상의 높이를 맞추어야 한다. 왼쪽 무릎을 구부리는 동안 등은 똑바른 자세를 유지해야 한다.

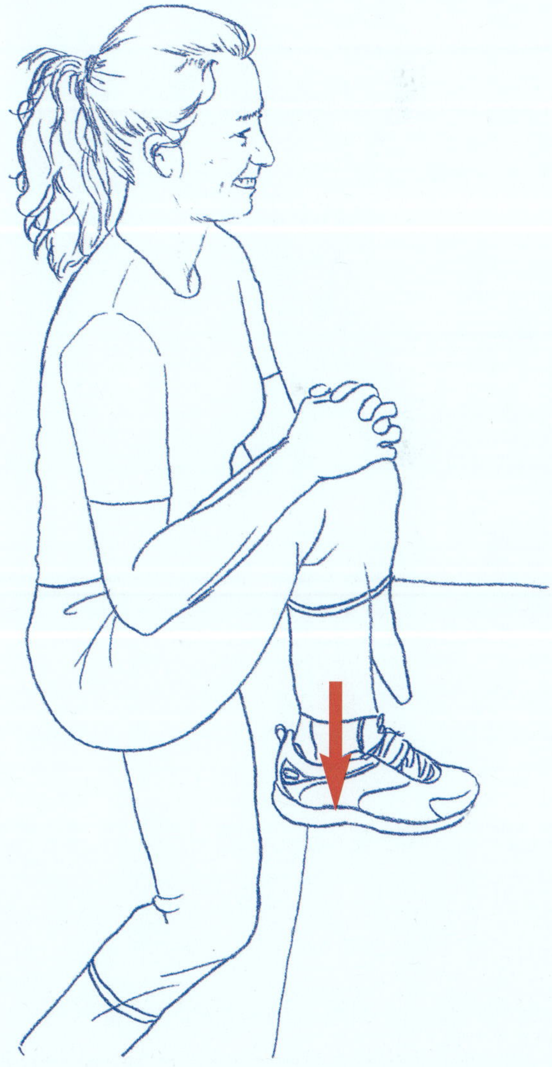

의자나 걸상 위에 놓인 다리를 아래로 눌러 저항을 준다.

중간볼기근, 작은볼기근 / Gluteus medius and minimus

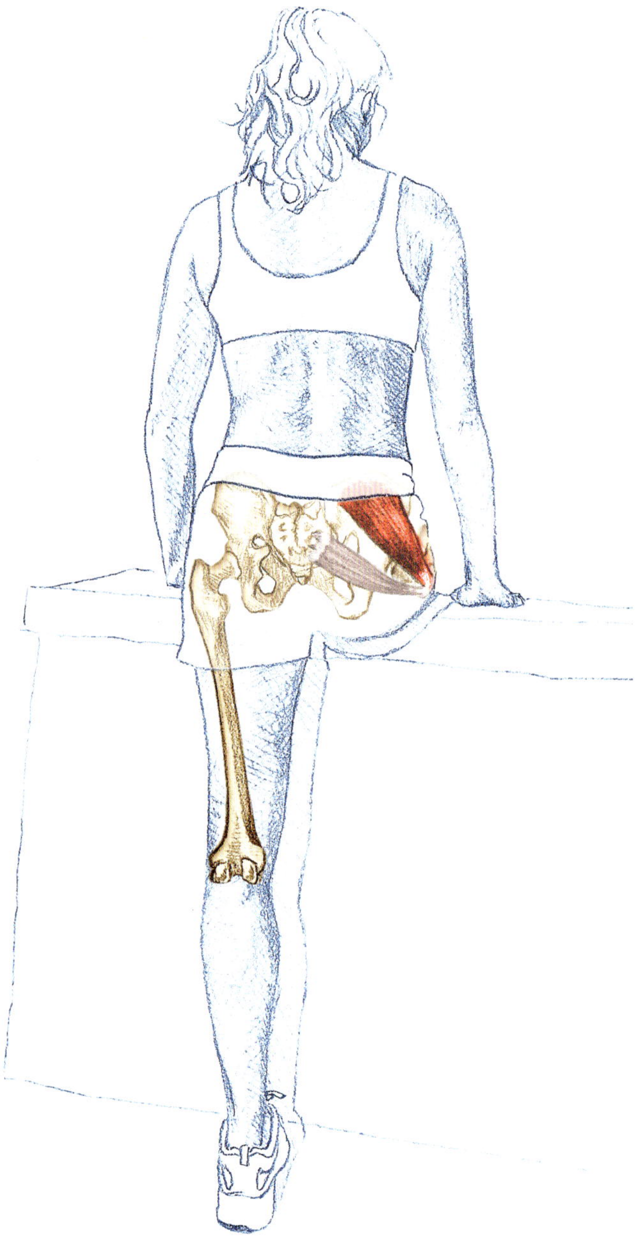

중간볼기근, 작은볼기근은 걷거나 달릴 때 계속적으로 작용하며 이는 자주 스트레칭시켜 주어야 함을 의미한다. 이 근육은 엉덩이를 뒤쪽으로 회전시키고 등의 아치를 감소시키기 때문에 이 운동을 통해 스트레칭시킴으로 아치를 증가시키도록 해야 한다. 배 근육이 긴장한다면 이 근육은 등에 부정적 영향을 줄 수 있다.

근육에 대한 정보 / Muscle Facts

중간볼기근, 작은볼기근이 근육은 전체를 덮는 모양을 하며 층을 이룬다. 이 근육은 엉덩뼈의 외측에 위치해 있고 넙다리뼈의 상부 외측의 충돌을 줄인다. 중간볼기근, 작은볼기근의 주된 작용은 걷거나 달리기, 한쪽 다리로 서 있을 때 골반을 똑바로 유지시키는 것이다. 또한 외측으로 다리를 이동시킬 때, 다리를 안쪽이나 바깥쪽으로 회전을 할 때 도움을 준다.

긴장의 원인 / Causes of Tightness

대부분의 사람들은 몸의 한쪽 면을 잘 사용하고, 기대고 그쪽으로 엉덩이를 기울인다. 이러한 습관은 잘 사용하는 쪽에 정적인 긴장을 유발시킬 수 있다. 이는 때때로 다리길이의 차이를 유발시키기도 한다. 체중은 대개 더 짧은 다리로 가게 된다. 손상은 한쪽에 더 많은 체중을 지지하게 한다.

긴장의 증상 / Symptoms of Tightness

- 근육과 등에 발생하는 국소적 통증
- 다리 아래로 내려오는 찌르는 듯한 통증 (거짓 좌골신경통)

주의 / Precautions

무릎 바깥쪽과 안쪽으로 통증이 발생한다면 이 운동을 중단한다.

기술 / Technique

당신의 샅굴부위와 같은 높이의 테이블을 찾는다.

테이블 위에 오른발을 올려놓고 오른쪽 무릎은 배꼽 앞에 놓는다. 그리고 당신의 발을 왼쪽 엉덩이에 위치하게 한다.

얼굴은 앞쪽을 보고 골반을 회전시킨다. 골반이 바닥을 형성하고 다리로 삼각형을 만든다고 상상하면 된다. 배근육을 긴장시키고 허리 아치를 증가시키도록 한다. 지지하고 있는 다리를 완전히 똑바로 유지하도록 한다.

5-10초 아치를 유지하면서 상체를 천천히 앞으로 구부린다. 오른쪽 엉덩이를 가로지르는 찌릿함이 살짝 있을 때와 스트레칭을 되는 것이 느껴질 때 멈춘다. 5-10초 근육을 이완시킨다.

무릎으로 테이블을 누르면서 5-10초 동안 저항을 주고 5-10초 동안 근육을 이완한다.

새로운 끝느낌이 있을 때까지 아치를 유지하면서 상체를 앞으로 기울이면서 강하게 스트레칭 한다.

2-3회 반복한다.

일반적인 실수 / Common Mistakes

- 아치를 유지하는 것을 실패함
- 배꼽 앞에 무릎을 놓지 않고 옆으로 미끄러짐

코멘트 / Comments

몸을 세우고 유지하지 못한다면 손가락 끝을 테이블 위에 놓아서 유지하도록 한다.

스트레칭 동안에 샅굴부위 쪽에 통증이 느껴진다면 무릎을 약간 밖으로 이동시켜서 스트레칭을 실시한다. 만약 허리의 아치를 유지하기 힘들다면 근육이 너무 긴장되어 있거나 테이블이 너무 높은 것이다.

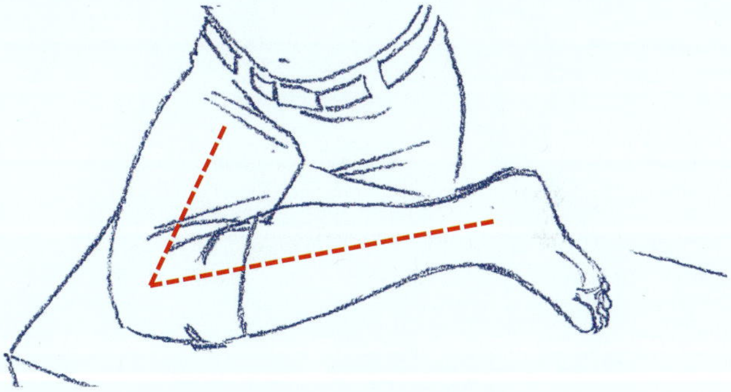

무릎을 배꼽 위에 정확히 유지시켜야 한다.

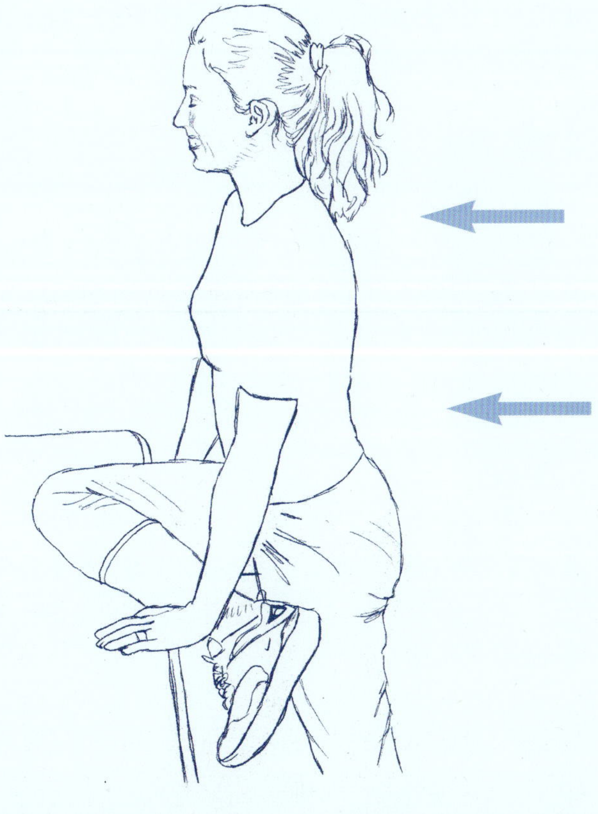

테이블은 샅굴부위 높이여야 한다. 엉덩이를 테이블과 평형이 되게 한다. 배근육을 긴장시키는 것과 상체를 앞으로 기댈 때 등을 완전히 세우는 것을 잊지 말아야 한다.

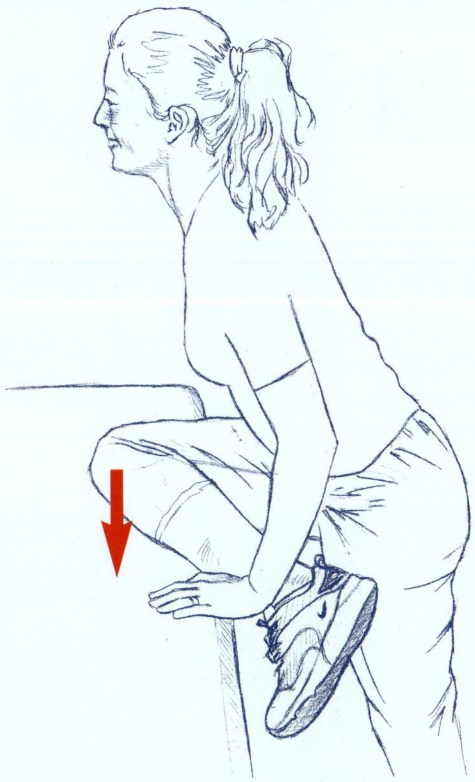

테이블 위에 있는 오른쪽 무릎을 눌러 저항을 준다.

궁둥구멍근 (선 자세) / Piriformis (Standing version)

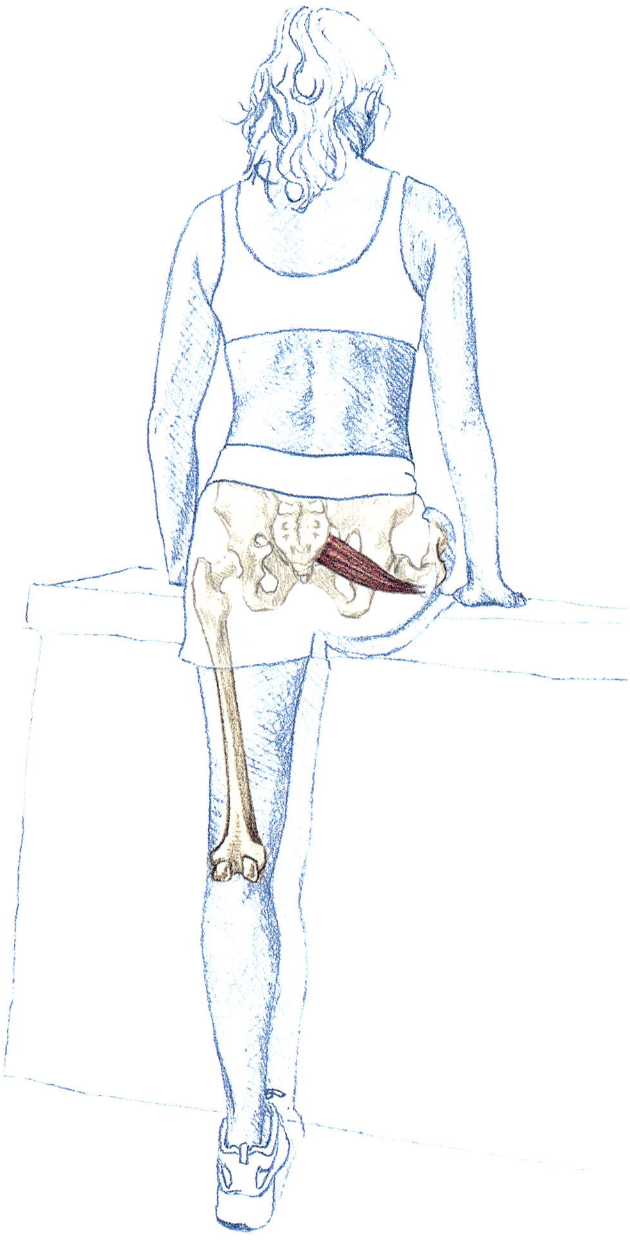

궁둥구멍근은 일상생활에서 매일 스트레칭을 해야 하는 근육이다. 이 근육은 등과 다리의 통증을 유발시킬 수 있다. 대개 이 근육에 궁둥신경이 파고들어 있다. 만약 이 근육이 너무 긴장되어 있으면 신경을 직접 누를 수 있고 이로 인해 다리 아래쪽으로 내려오는 통증과 국소 통증을 유발시킬 수 있다 (거짓 좌골신경통).

근육에 대한 정보 / Muscle Facts

궁둥구멍근은 큰볼기근 아래에 위치하고 엉덩관절에 영향을 미치는 근육군에 속한다. 이 근육은 엉치뼈 앞에서부터 넙다리뼈의 상부 커다란 돌기로 주행한다. 이 근육의 기능은 엉덩관절을 펼 때 다리를 바깥쪽으로 회전시키는 역할을 한다. (선 자세에서) 그렇지만 엉덩관절이 60° 이상 구부려져 있다면 이 근육은 바깥쪽으로 회전시키는 것 대신에 안쪽으로 회전을 유발한다.

긴장의 원인 / Causes of Tightness

짧은 시간이나 장시간 동안 너무 많이 앉아 있게 되면 궁둥구멍근이 짧아지게 된다. 얼마나 많은 시간 앉아 있는지 생각해 보자. 다리를 넓게 하고 앉는 자세는 엉덩관절에서 바깥쪽으로 회전을 유발한다. 궁둥구멍근은 엉덩관절 굽힘군과 같은 궁둥구멍근의 길항근에 영향을 많이 받으며 만약 이 근육이 긴장한다면 더욱 영향을 많이 받는다. 엉덩관절 굽힘근이 다리를 바깥쪽으로 회전시키면 궁둥구멍근은 수동적으로 더 짧아지게 된다.

유연성 검사 / Flexibility Test

검사 1

엉덩관절과 무릎관절을 90° 로 구부려 몸 앞에 위치시키고 반대편 다리는 바닥에 위치시킨채 선다. 아래쪽 다리와 바닥사이의 각도는 약 45° – 50° 되게 한다. 두 다리는 움직임의 같은 범위를 가지고 있어야 한다.

검사 2

다리를 함께 놓은 상태로 등을 똑바로 세우고 앉는다. 무릎 위에 한쪽 다리를 놓고 발뒤꿈치를 샅굴부위에 있게 한다. 그리고 올라간 다리의 무릎을 옆으로 떨어뜨린다. 아래 다리는 수직적 자세여야 한다.

다른 다리도 반복하고 각각의 다리 움직임의 범위를 비교한다. 테스트 동안 같은 자세로 조심스럽게 앉도록 한다.

긴장의 증상 / Symptoms of Tightness

- 엉덩이의 국소적 통증
- 넙다리 뒤쪽에서 무릎 뒤쪽까지 내려가는 무딘 감각이나 통증
- 등에서의 국소적 통증
- '러너 무릎' 라고 하는 무릎의 바깥쪽의 통증

주의 / Precautions

무릎 바깥쪽이나 안쪽에 통증이 있거나 스트레칭 동안에 샅굴부위에 불편함이 있다면 이 운동을 중단한다.

기술 / Technique

당신의 샅굴부위와 같은 높이의 테이블을 사용한다. 키에 따라서 부엌 테이블, 다림이판들을 사용할 수 있다. 오른쪽 다리를 위로 올리고 오른쪽 무릎을 오른쪽 엉덩관절 앞부분에 위치하게 한다. 무릎이 90° 되게 한다. 넙다리와 골반이 바른 각 형태를 유지하고 있어야 한다.

위와 같이 하면 골반과 다리는 열려있는 사각형 모양을 하고 있을 것이다. 이 자세를 할 때 지지하는 다리를 똑바로 세우고 수직으로 유지시켜야 한다.

이 자세를 유지할 동안 허리는 가능한 아치를 유지해야 하고 배근육을 긴장시키고 있어야 한다.

5-10초 동안 근육을 가로질러 미세한 찌릿함이 느껴질 때까지 허리 아치를 유지하면서 앞쪽으로 기울이면서 스트레칭을 실시한다. 5-10초 동안 근육을 이완시킨다.

발과 무릎을 5-10초 동안 주의해서 누르면서 저항을 준다. 찌릿한 느낌은 저항을 줄 때 사라져야 한다. 만약에 그렇지 않으면 너무 멀리에서 스트레칭을 하고 있는 것이다. 5-10초 근육을 이완시킨다.

근육에서 미세한 찌릿함을 느낄 때까지 상체를 앞으로 기울임으로 인해 더 강하게 스트레칭 한다. 이것이 새로운 끝지점이다.

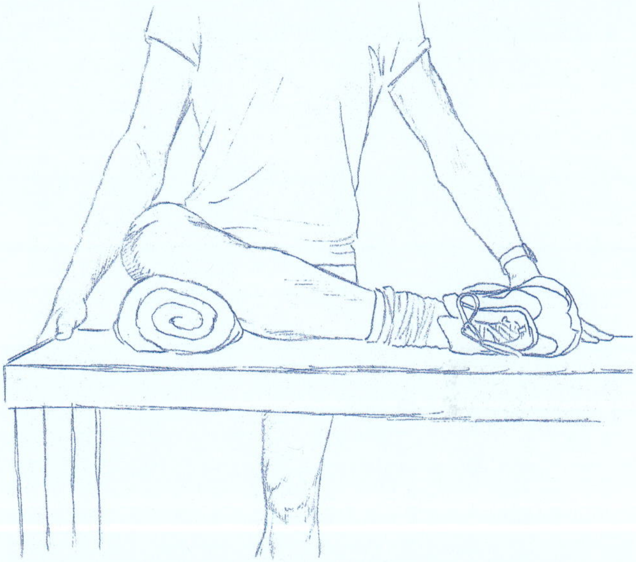

테이블 위로 무릎이 닿지 않으면 무릎 밑에 수건을 갖다 댄다.

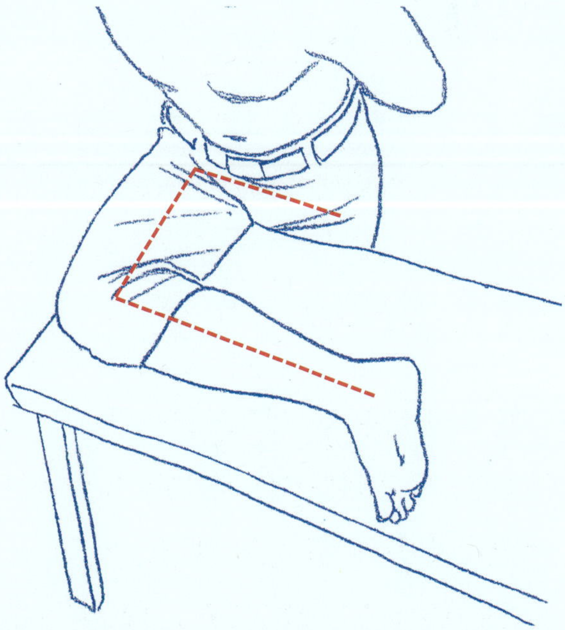

엉덩관절, 넙다리, 종아리는 열린 사각형 모양 형태를 하고 있으며 이 운동 시 이러한 올바른 각을 유지해야 한다.

일반적인 실수 / Common Mistakes

- 샅굴부위와 정렬에서 벗어난 다리의 움직임
- 너무 많이 구부린 무릎
- 충분한 등의 아치 유지 실패
- 앞으로 가는 자세로부터 골반이 멀리 이동함

코멘트 / Comments

샅굴부위 부분에 손상을 입었다면 옆으로 미세하게 무릎을 움직이도록 한다. 만약 무릎에 손상이 있으면 지지하는 면을 보호하기 위해 쿠션을 아래에 댄다. 계속적으로 정렬에 문제가 있다면 테이블이 너무 높거나 너무 낮은 것이다. 만약에 이 운동이 너무 어렵다면 이 운동을 하기 전에 큰, 중간 볼기근을 스트레칭 한다. 이 운동의 앉은 자세를 해볼 수 있다. 상체를 똑바로 유지하는 것이 힘들다면 손으로 테이블을 잡고 해도 무방하다.

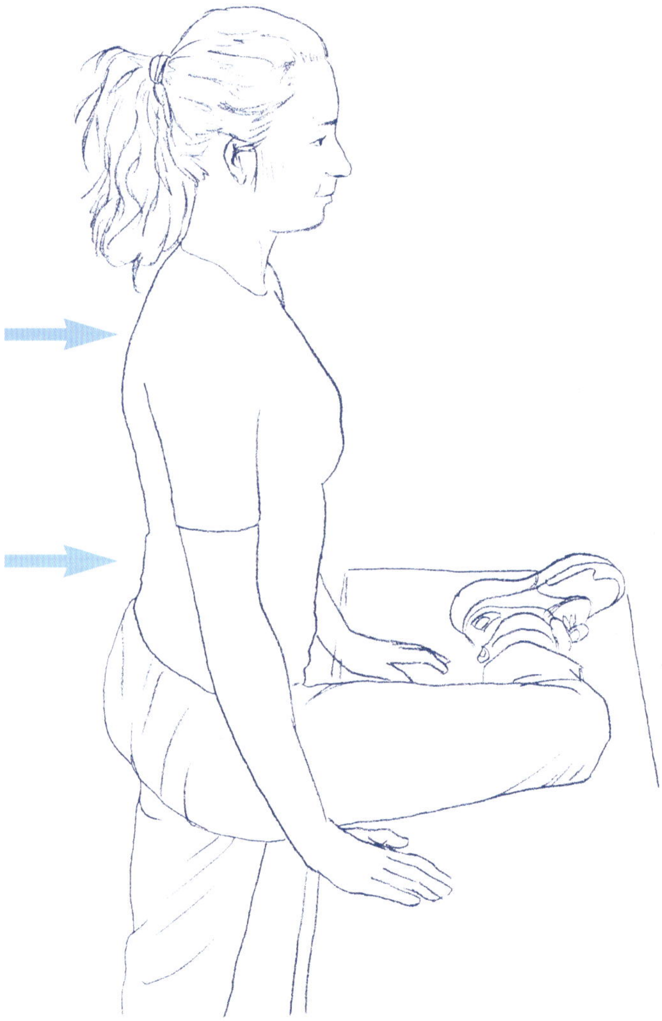

상체를 앞쪽으로 기댈 때 허리의 아치를 유지해야 한다. 손가락 끝을 이용해서 지지하도록 한다. 배근육을 긴장시키는 것을 잊으면 안 된다.

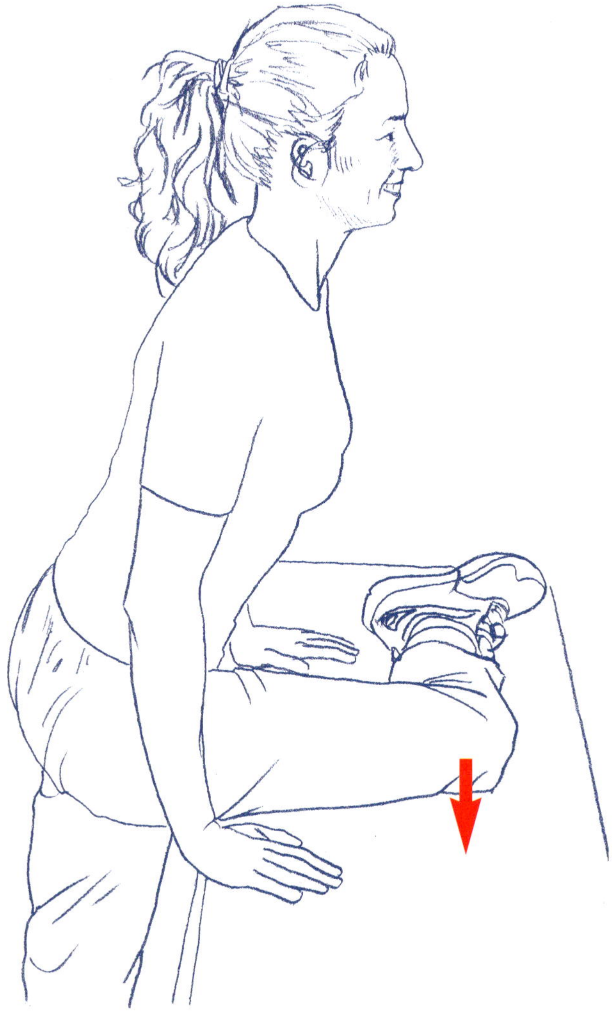

테이블 위의 오른쪽 무릎을 누름으로 저항을 준다.

궁둥구멍근 (앉은 자세) / Piriformis (Seated version)

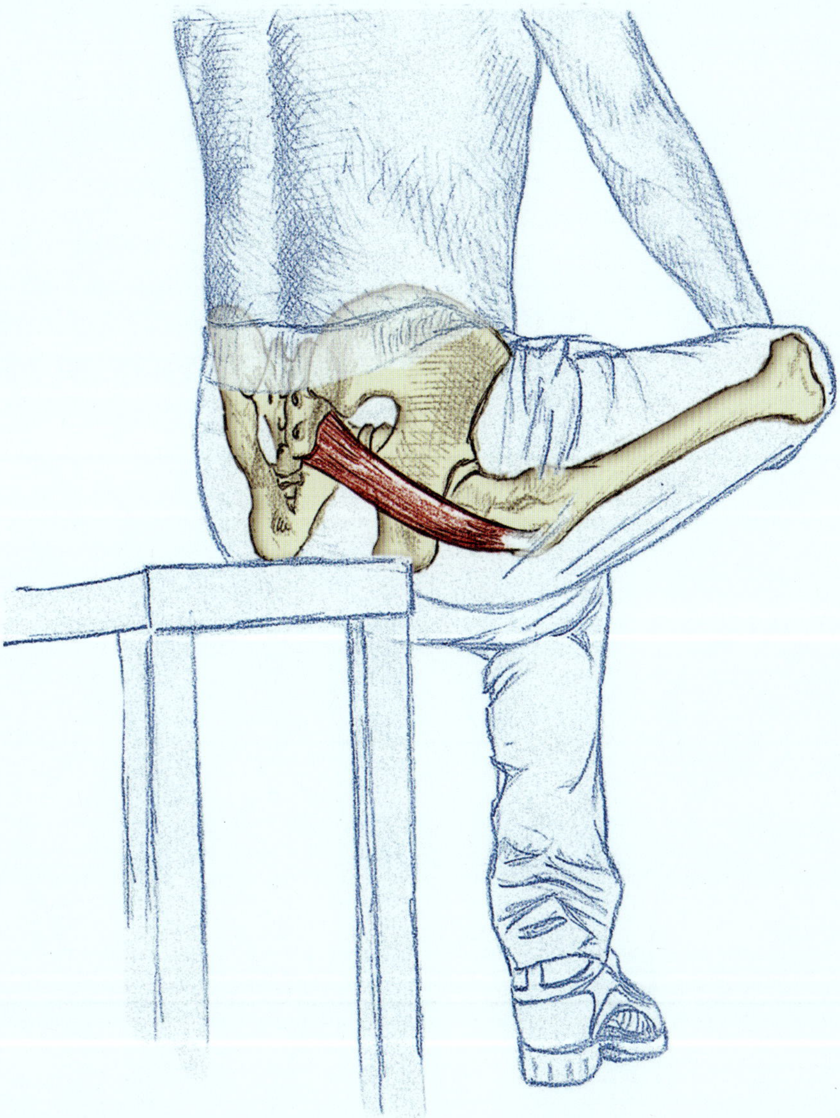

서서하는 자세가 어렵다면 다음 방법으로 하면 궁둥구멍근을 스트레칭시킬 수 있다. 근육이 너무 긴장되어 있다면 올바른 시작자세를 하기 어려울 수도 있다. 서서하는 자세가 더 효과적일 수 있지만 앉은 자세에서 스트레칭이 더 편하게 느껴질 것이다.

앉은 자세에서 스트레칭하기는 두 가지 방법이 있다. 만약 근육이 긴장한다면 방법 2를 이용해서 무릎을 아래로 점차적으로 눌러준다. 궁둥구멍근이 좀 더 유연하고 종아리를 수직적으로 움직일 수 있다면 상체를 앞으로 기울이는 방법 1을 이용해서 스트레칭을 실시한다.

주의 / Precautions

무릎 안쪽과 바깥쪽에 통증이 있거나 스트레칭하는 동안 등쪽에 통증이 있으면 이 운동을 중단한다.

기술 / Technique

이 운동의 시작자세는 72쪽에 있는 두 번째 유연성 검사와 거의 비슷하다. 등을 펴고 의자에 앉는다. 오른발을 왼쪽 넙다리 위나 무릎 위에 올려놓는다. 배 근육을 긴장시키고 허리의 아치를 유지한 상태로 똑바로 앉는다. 한 손으로 무릎을 밑의 방향으로 누른다.

5-10초 몸을 앞으로 구부리고, 근육에 미묘한 찌릿함을 느낄 때까지 바닥을 향해 무릎을 눌러 스트레칭을 실시한다.

5-10초 손으로 무릎을 올리는 것을 주의하면서 눌러 저항을 주고 5-10초 동안 넙다리를 향해 다리를 아래로 눌러 저항을 준다.

5-10초 동안 근육을 이완시킨다.

상체를 앞으로 기울이고 근육이 스트레칭되는 것을 느낄 때까지 손으로 무릎을 누름으로 스트레칭을 실시한다.
이 지점이 새로운 끝느낌이다.

2-3회 반복한다.

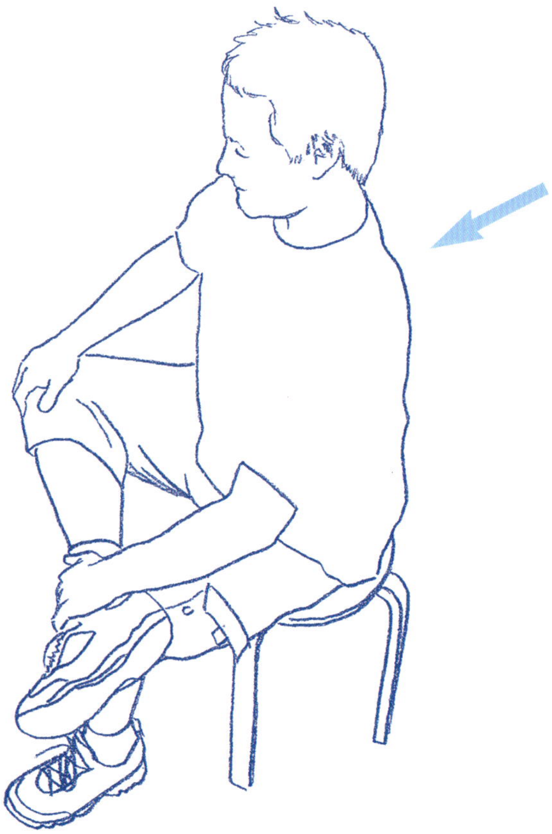

시작자세로부터 무릎을 살짝 누르고 똑바른 자세를 유지하고 앉는다. 허리의 아치를 유지하면서 앞으로 기댄다.

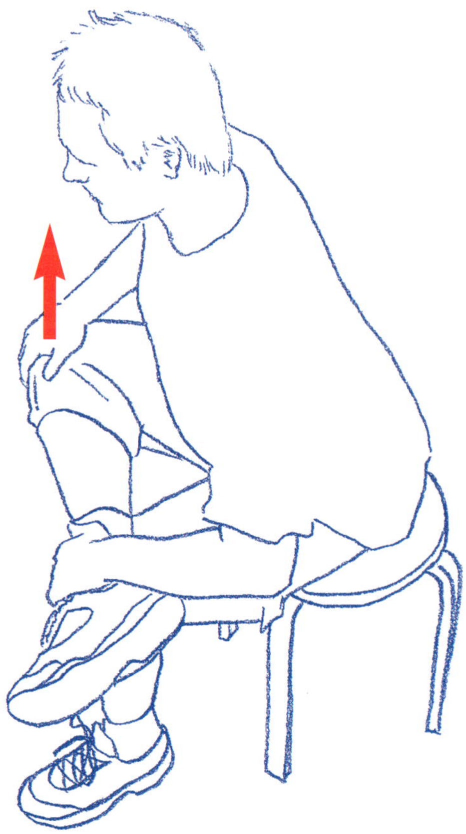

오른쪽 무릎을 올리려고 하는 것을 손으로 눌러 저항을 준다.

일반적인 실수 / Common Mistakes

- 똑바로 세운 자세 유지하지 못함
- 운동하는 동안 아치를 유지하거나 증가시키지 못함
- 넙다리 위에 다리 올려놓지 못하고 종아리를 위로 올릴 때 압력이 움직임
- 다른 근육의 경직 때문에 바르지 못한 시작 자세를 취함

코멘트 / Comments

근육의 스트레칭을 잘 수행하기 어렵다면 72쪽에 있는 선 자세로 실시한다. 이 운동을 할 동안 근육이 너무 긴장되어 있다면 스트레칭을 도와주는 물리치료사나 마사지 치료사에게 요청해서 깊은 조직 마사지를 시행해도 된다.

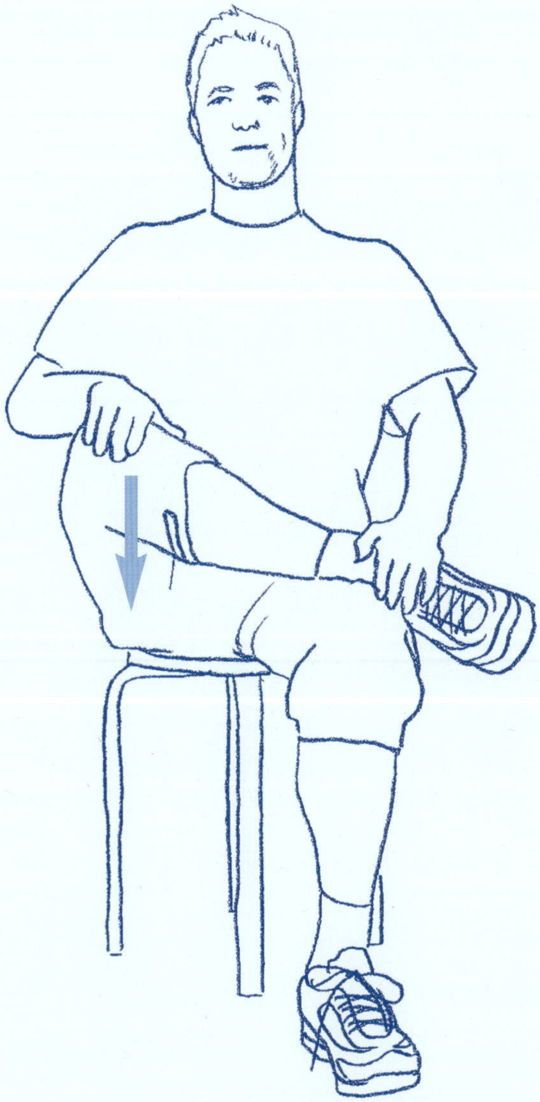

배 근육을 긴장시키고 등을 곧게 하고 앉는다. 바닥을 향해 무릎을 조심스럽게 누른다.

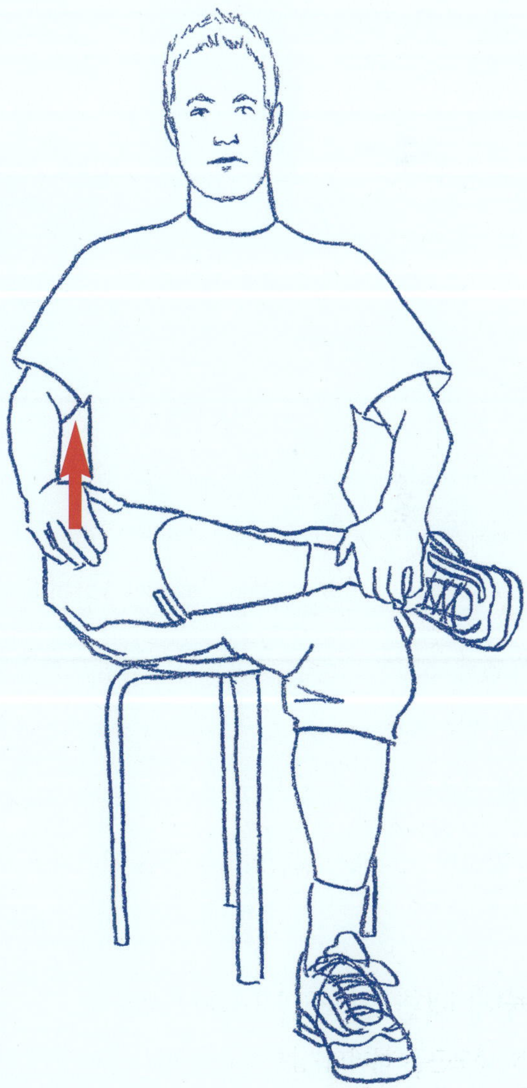

오른쪽 무릎을 손으로 눌러 저항을 준다.

허리네모근 (옆으로 누운 자세)
/ Quadratus lumborum (Lying version)

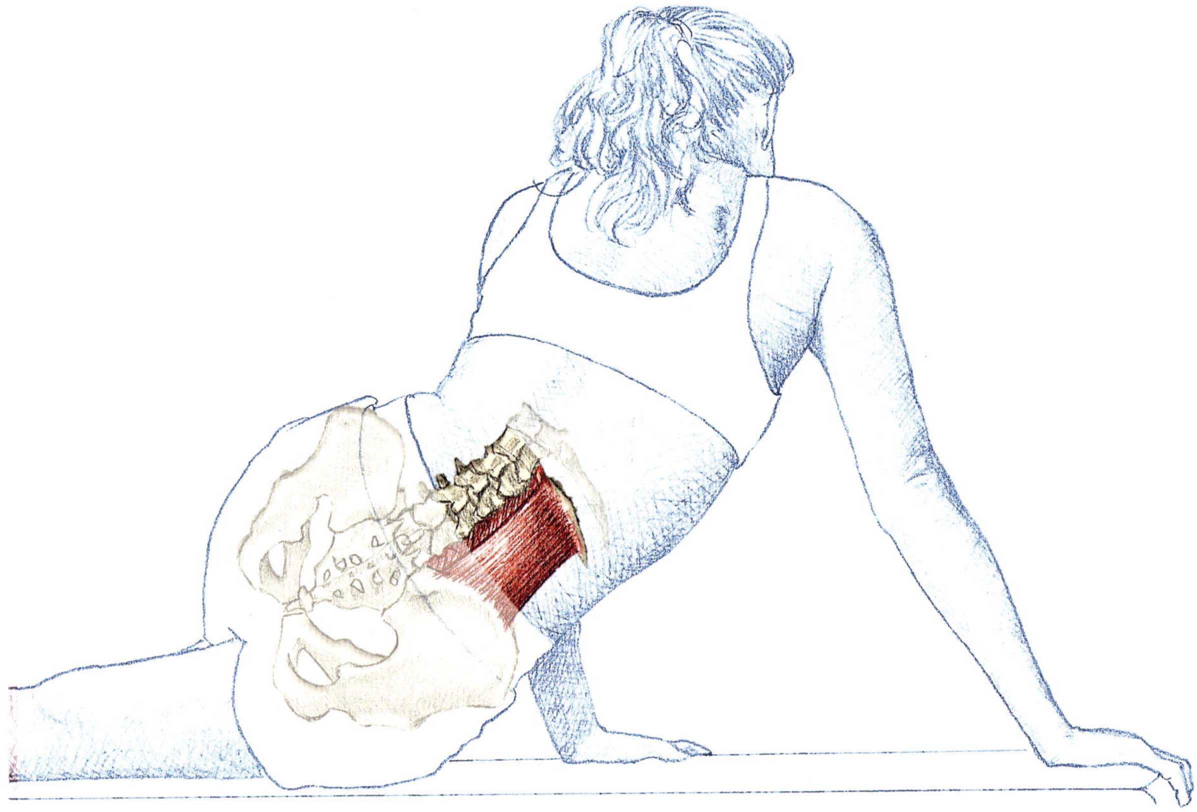

이 운동은 팔과 신체를 조절해 스트레칭하기 때문에 어느 정도의 근력이 있어야 수행할 수 있는 운동이다. 이 운동을 할 때 몸을 똑바로 세우고 유지하지 못한다면 올바른 스트레칭을 할 수 없다. 바닥 위에 선을 그어 정확한 시작자세를 취할 수 있게 한다. 스트레칭을 하기 위해 해변자세(beach position)를 취하는 것이 어려울 수 있지만 왼손을 사용하면 쉽게 할 수 있다.

이는 강력한 스트레칭 방법이라는 것을 기억하고 시작단계에서 손상당하지 않도록 주의해야 한다.

근육에 대한 정보 / Muscle Facts

허리네모근은 허리의 심부에 위치하고 있고 양쪽 엉덩관절의 위쪽 가장자리에서 시작해 허리뼈와 갈비뼈 밑에 똑바르고 길게 부착되어 있다. 허리네모근은 등을 뒤쪽 방향과 옆쪽 방향으로 구부리게 하고 상체를 회전시키고 허리의 아치를 증가시킨다.

긴장의 원인 / Causes of Tightness

너무 부드러운 침대에 옆으로 누운 자세로 자게 되면 한쪽의 허리네모근은 짧아지고 긴장하게 된다.

다리길이의 차이는 상체 근육의 보상작용을 일으키고 서 있거나 걸을 때 허리네모근은 계속적으로 작용하게 된다.

긴장의 증상 / Symptoms of Tightness

- 허리 통증
- 강제 호기 시 허리에서의 통증

주의 / Precautions

스트레칭하는 동안 허리와 어깨에서 통증이 있다면 이 운동을 중단한다.

기술 / Technique

아래팔로 지지한 채 오른쪽으로 반쯤 옆으로 눕는다. 이를 해변자세(beach position)라고 한다. 몸을 바로 유지하고 오른쪽 다리는 움직이지 않고 왼쪽 다리를 구부린 채 할 수 있는 만큼 위로 올린다. 오른쪽 다리와 상체가 일직선이 되면 시작자세가 된다.

오른쪽 팔꿈치를 바닥에 대고 있다가 팔을 천천히 펴 오른손바닥으로 바닥을 짚은 상태를 유지해 5-10초 동안 스트레칭 한다. 균형을 위해서 왼손으로 지지해도 된다. 오른쪽 허리에 스트레칭이 되는 것을 느끼거나 약간의 찌릿함이 있을 때 이 움직임을 멈추고 5-10초 정도 이완시킨다.

5-10초 동안 오른쪽 다리로 바닥을 눌러 저항을 준다.

새로운 끝느낌이 있을 때까지 엉덩이를 바닥쪽으로 내리고 팔을 쭉 펴 강하게 스트레칭을 한다.

2-3회 반복한다.

일반적인 실수 / Common Mistakes

- 오른쪽 다리와 몸이 일직선이 되지 않는 시작 자세
- 무릎을 충분히 올리지 못함
- 상체가 앞으로 구른다든지 빗근(oblique muscles)을 스트레칭 함

코멘트 / Comments

손목에 통증이 발생하면 손을 바꾸고 팔로 상체를 위로 밀기 어렵다면 밀지 말고 대신에 아래팔 아래 베개나 전화번호부를 사용한다.

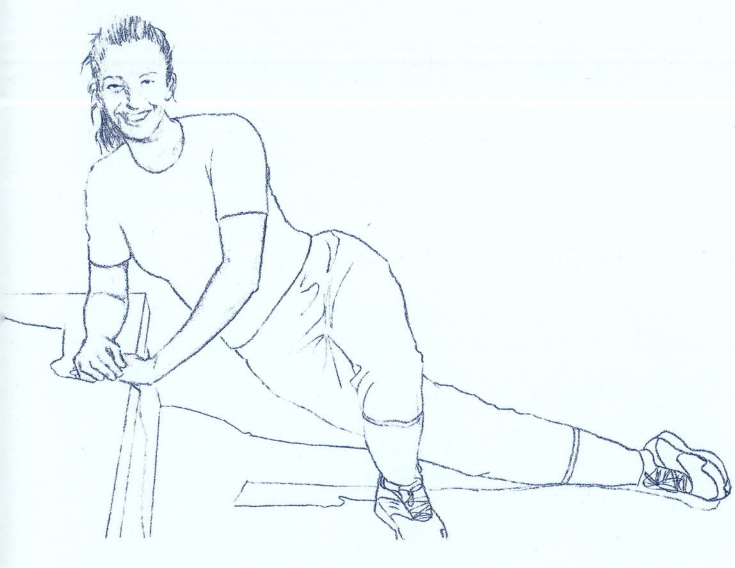

팔을 똑바로 펴 상체를 올리기 힘들다면 높이가 있는 턱에 아래팔을 놓고 스트레칭 한다.

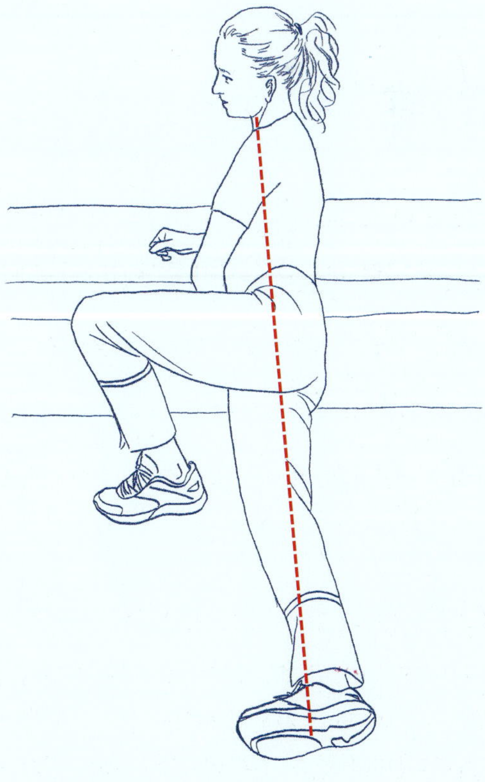

상체와 다리를 일직선으로 만들어야 한다.

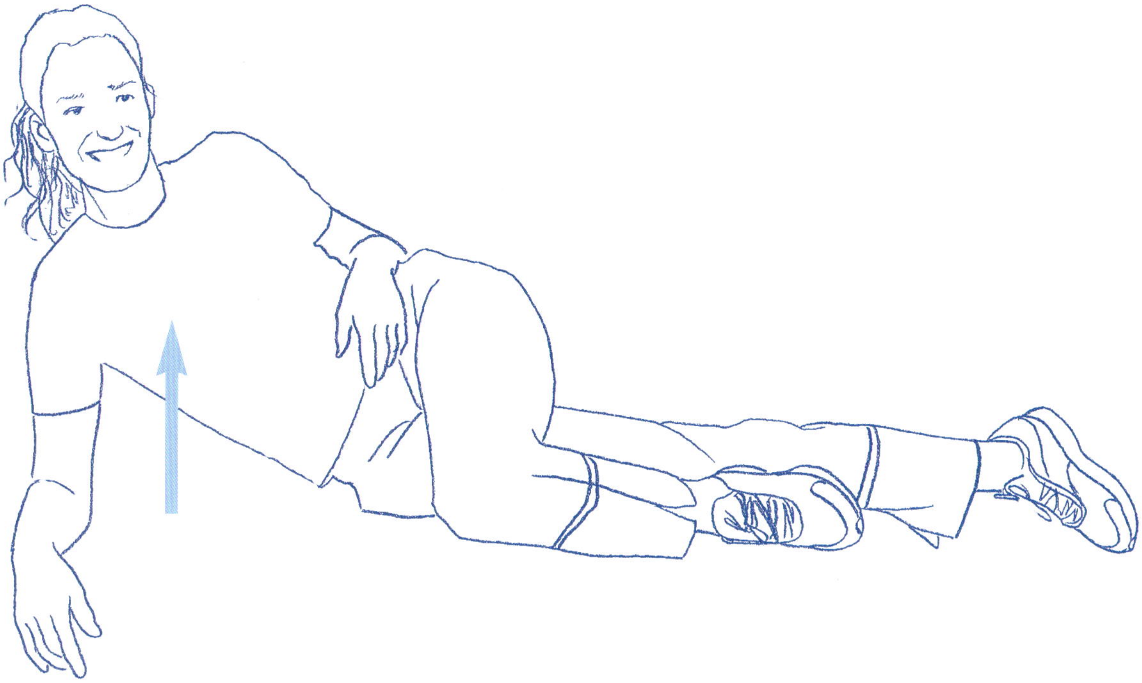

왼쪽 무릎을 당겨 등을 보호한다. 왼손은 아래로 놓고 팔은 조심스럽게 편다.

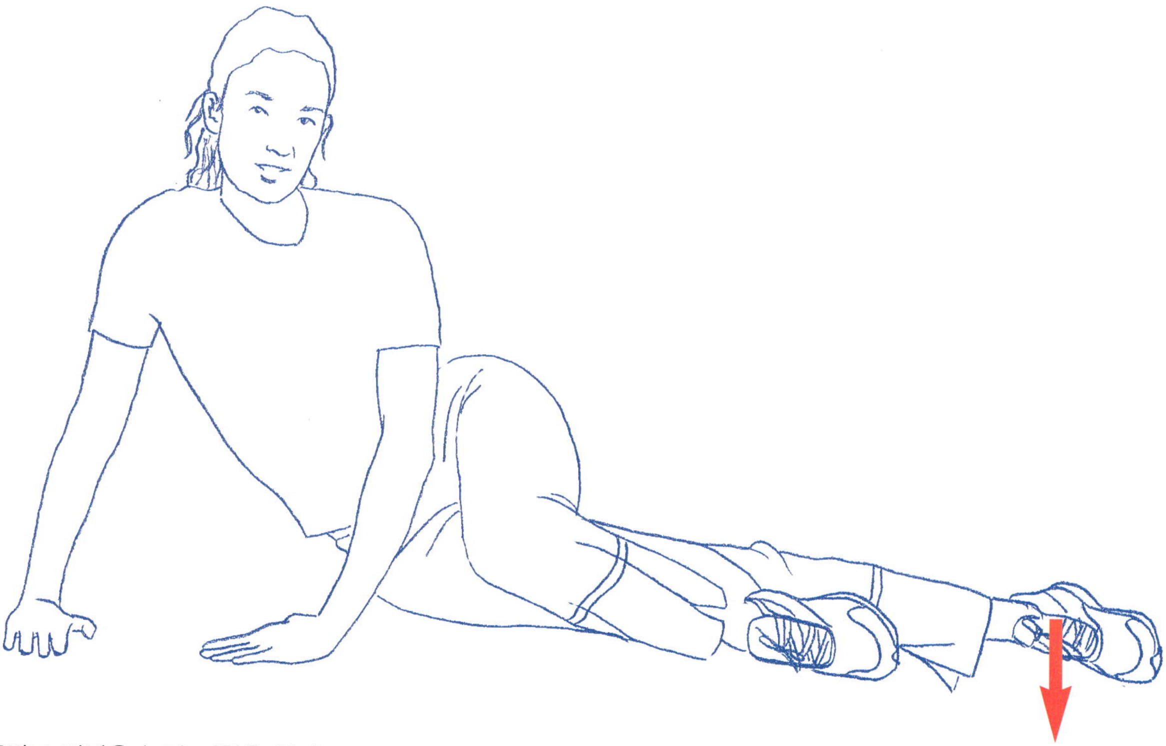

오른발로 바닥을 눌러 저항을 준다.

허리네모근 (앉은 자세)
/ Quadratus lumborum (Seated version)

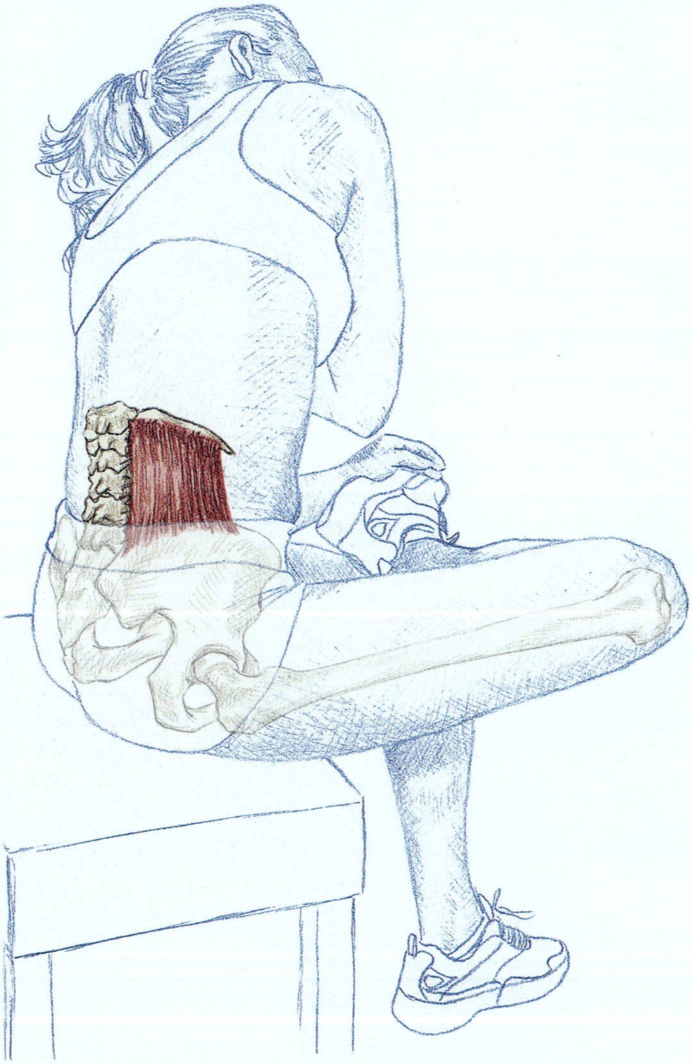

기술 / Technique

이 시작자세는 72쪽에 나오는 궁둥구멍근의 유연성 검사 두 개 중 하나와 같다. 등을 펴고 다리를 모으고 의자에 앉는다. 왼쪽 무릎 위에 오른쪽 발목을 올려놓는다. 오른쪽 무릎이 테이블 보다 아래에 위치하게 하고 위로 움직이지 않게 한다. 그리고 왼쪽 어깨에 오른손을 얹는다.

5-10초 동안 왼쪽으로 상체를 조심스럽게 기대면서 스트레칭을 실시한다. 이 근육에서 약간의 찌릿한 느낌이 있을 때까지 계속 한다. 5-10초 동안 이완시킨다.

5-10초 동안 오른쪽 다리로 테이블을 밀면서 1cm 정도 상체를 조심스럽게 올려 저항을 준다.

새로운 끝느낌이 있을 때까지 상체를 계속적으로 기댐으로서 강하게 스트레칭할 수 있다.

2-3회 반복한다.

일반적인 실수 / Common Mistakes

- 너무 앞쪽으로 몸을 기대는 것
- 엉덩이 근육이 너무 긴장되어 있거나 바로 앉기 힘듦

코멘트 / Comments

스트레칭하기 어렵다면 오른쪽으로 스트레칭하는 동안 상체를 살짝 오른쪽으로 회전시킨다. 무릎이 아프다면, 무릎과 테이블 사이에 부드러운 것을 끼어 넣어도 된다. 균형을 유지하기 힘들다면 어떤 것에 기대어 앉아도 된다.

이 운동은 바로 누운 자세를 대신 할 수 있는 방법이지만 많은 유연성과 균형 감각이 필요하다. 책상에서 일을 하며 앉아 있을 때 할 수 있다. 샅굴부위에 문제가 있으면 조심스럽게 스트레칭하고 배근육을 수축시킨 채 실행한다.

주의 / Precautions

균형에 문제가 있거나 샅굴부위나 무릎에 통증이 있는 상태라면 이 운동을 중단한다.

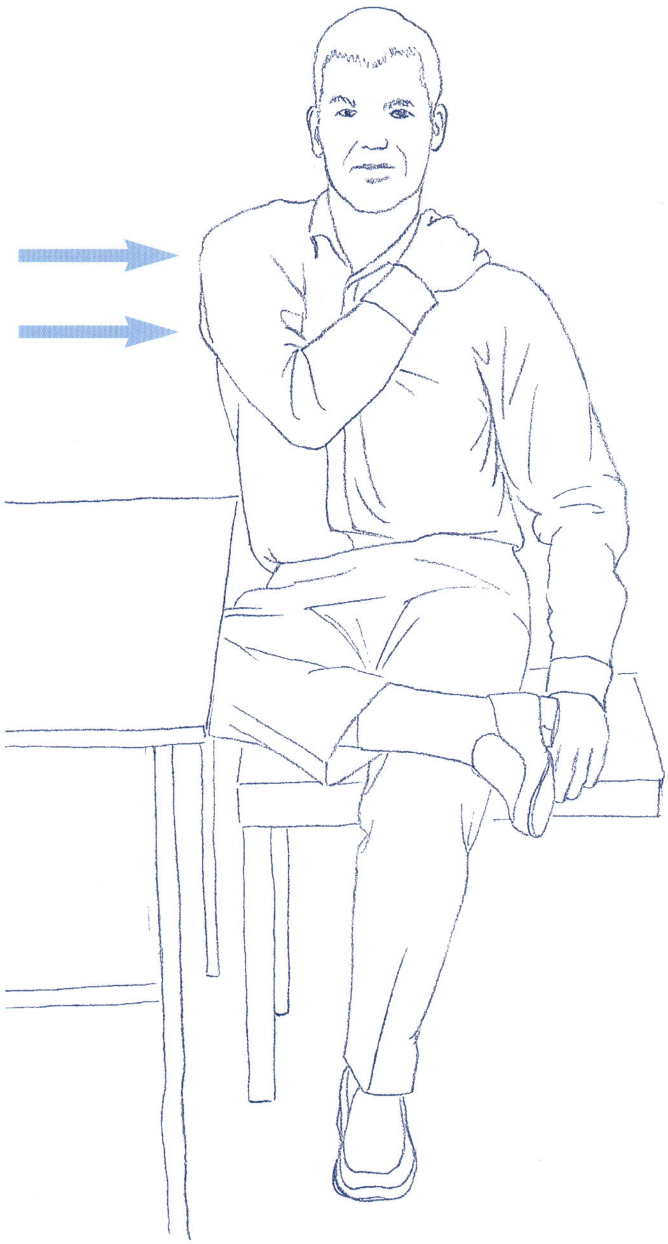

책상 아래로 오른쪽 무릎을 놓고 할 수 있는 한 상체를 올린다. 왼쪽으로 상체를 살짝 회전시키고 옆쪽으로 기댄다.

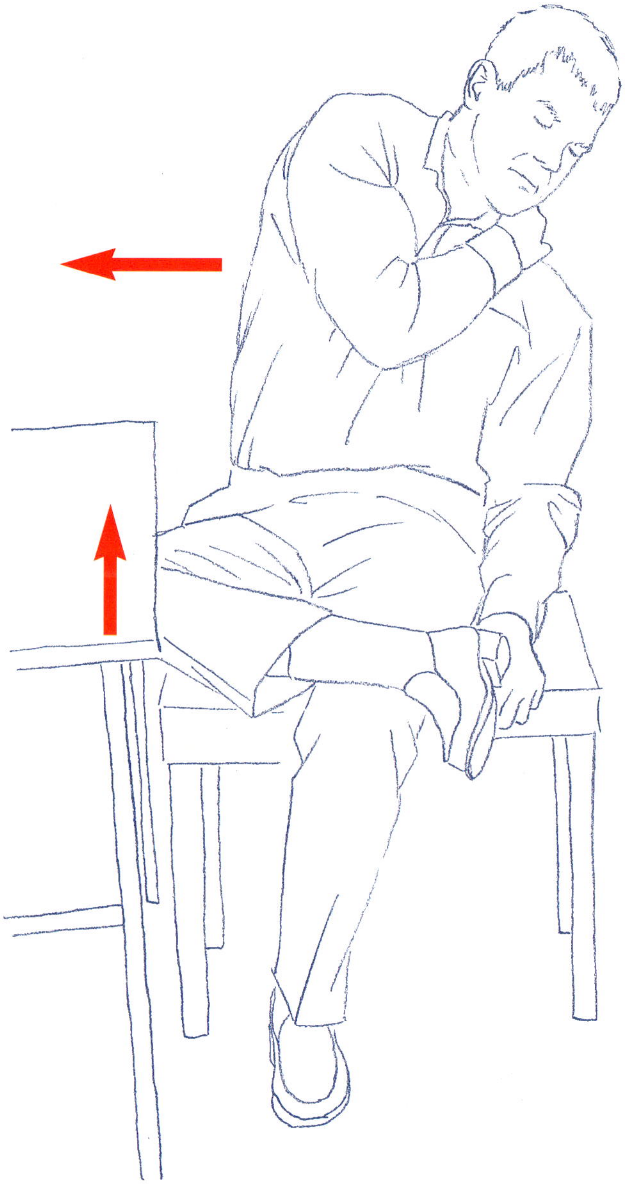

책상 아래에 있는 무릎으로 책상을 조심스럽게 누르고, 5cm 정도 몸을 올리면서 저항을 준다.

허리근과 엉덩근 (엉덩관절 굽힘근)
/ Psoas and Iliacus (Hip flexors)

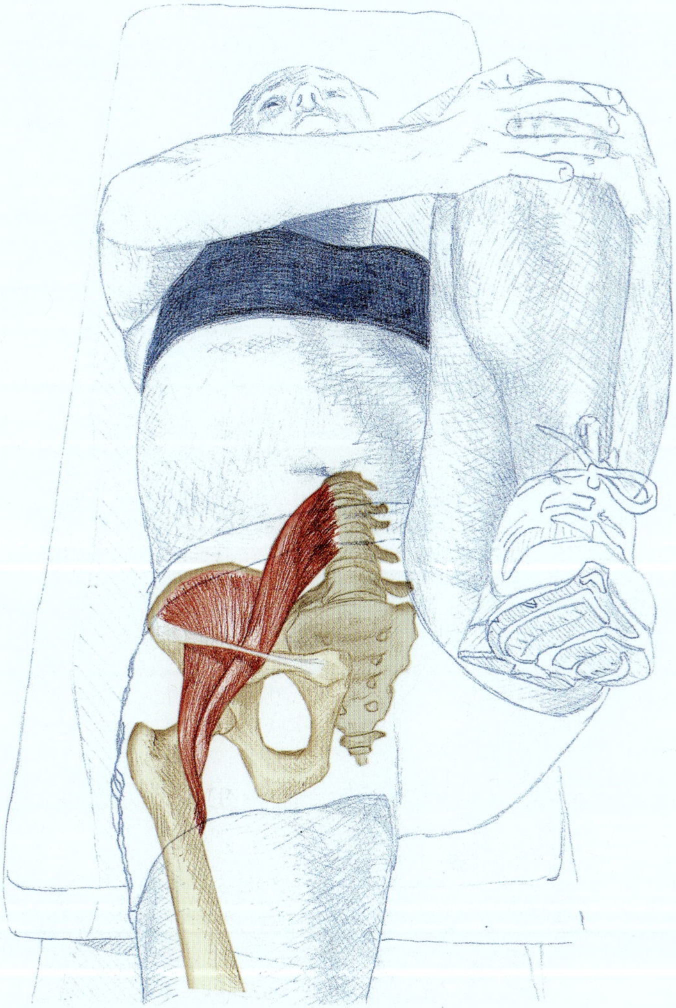

허리에 문제가 발생하면 대개 문제는 엉덩관절 굽힘근이다. 강한 근력을 가지는 근육으로 큰 손상으로 문제를 유발 할 수도 있다. 앉아서 일하는 사람들은 이 근육이 짧아져 있다. 이 근육이 짧아지면 허리 통증 없이 서 있거나 걷는 것이 불가능하게 된다. 이 근육을 스트레칭하기 위해 여러 방법들이 있지만 효과적이면서 안전한 방법은 별로 없다. 실수하게 되면 통증을 유발시킬 수 있다.

근육에 대한 정보 / Muscle Facts

허리근과 엉덩근은 심부근육으로 하부 척추의 앞쪽 면에서부터 시작해 엉덩관절 앞쪽에 부착하고 두덩뼈의 앞쪽 면에서 넙다리뼈의 상부 안쪽에 붙는다. 허리근과 엉덩근은 엉덩관절을 구부리고 안쪽으로 회전시키며 허리의 아치를 증가시킨다.

긴장의 원인 / Causes of Tightness

이 근육은 오랜 시간 앉아있거나 엉덩관절을 구부리는 활동 등에 의해 짧아지게 된다. 잘못된 방법으로 서게 되면 엉덩관절 굽힘근은 정적으로 작용하게 되고 결과적으로 긴장이 유발된다.

긴장의 증상 / Symptoms of Tightness

- 허리의 통증
- 넙다리 안쪽과 샅굴부위의 통증

유연성 검사 / Flexibility Test

등을 기댄 채로 무릎을 구부리고 가슴 쪽으로 당긴다. 한쪽 다리는 무릎을 잡고 가슴 쪽으로 당기고 다른 한쪽은 바닥으로 떨어지게 한다. 다리를 바로 내려 옆으로 벌어지지 않게 한다.

주의 / Precautions

스트레칭을 하는 동안 구부린 다리, 샅굴부위, 그리고 허리에서 통증이 느껴지며 이 운동을 중단한다.

기술 / Technique

안전한 테이블 가장자리에 앉는다. 등을 대고 눕고 가슴 쪽으로 양쪽 다리를 당긴다. 이 때 허리는 테이블 위에 있어야 한다. 오른쪽 다리를 조심스럽게 펴 공중에 위치시키고 왼쪽 무릎은 가슴 쪽으로 당긴다. 이 자세가 시작 자세이다.

5-10초 다리를 책상 옆으로 떨어뜨려 이완함으로 스트레칭을 실시한다. 5-10초 동안 다리를 공중에 매달려 있게 한다. 더 강하게 스트레칭을 하고 싶다면 다리에 가방과 같이 무게가 나가는 것을 매달아 스트레칭을 하면 된다. 무게를 달고 있는 다리를 능동적으로 당길 수 있다. 그리고 5-10초 근육을 이완시킨다.

5-10초 동안 천장 쪽으로 오른쪽 다리를 들어 올림으로 저항을 준다.

새로운 끝느낌이 있을 때까지 매달려 있는 다리를 계속해서 이완시키면 더 강하게 스트레칭 된다. 10-20초 동안 공중에 매달려 있게 한다.

2-3회 반복한다.

일반적인 실수 / Common Mistakes

- 테이블 위에서 너무 멀리 누워 있어 매달린 다리의 움직임에 제한을 줌
- 테이블에서 너무 바깥 부위에 누워 있어 아치가 증가
- 가슴을 향해 다리를 충분히 당기지 못함

코멘트 / Comments

허리에 통증이 있다면 시작자세를 다시 한 번 점검해야 한다. 대개 테이블로부터 허리가 들려 가슴 쪽으로 다리를 끌어 올리는 자세를 잘 못하게 된다.

어떤 사람들에게는 이 스트레칭을 하는 장소를 구하기 어려울 수 있다. 부엌의 테이블이 좋다. 테이블을 안정되게 고정시키기 위해 테이블 구석에 앉기 보다는 사선으로 가로질러 앉는 게 더 좋다.

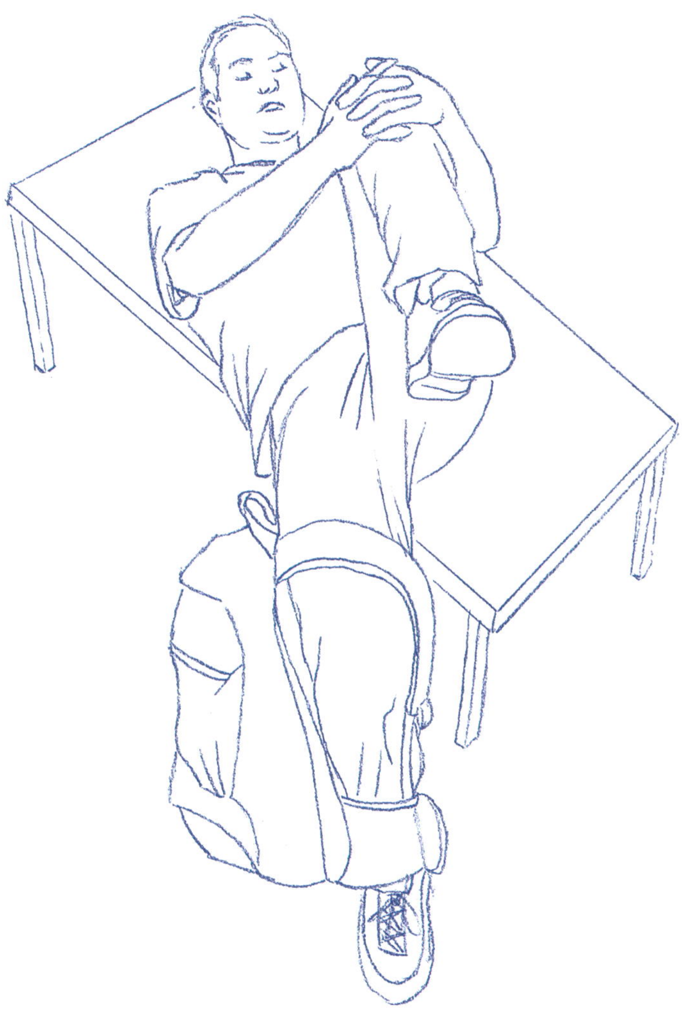

근육 스트레칭을 증가시키기 위해 다리에 무게를 달 수 있다. 떨어지는 위험을 줄이기 위해 사선을 눕도록 한다.

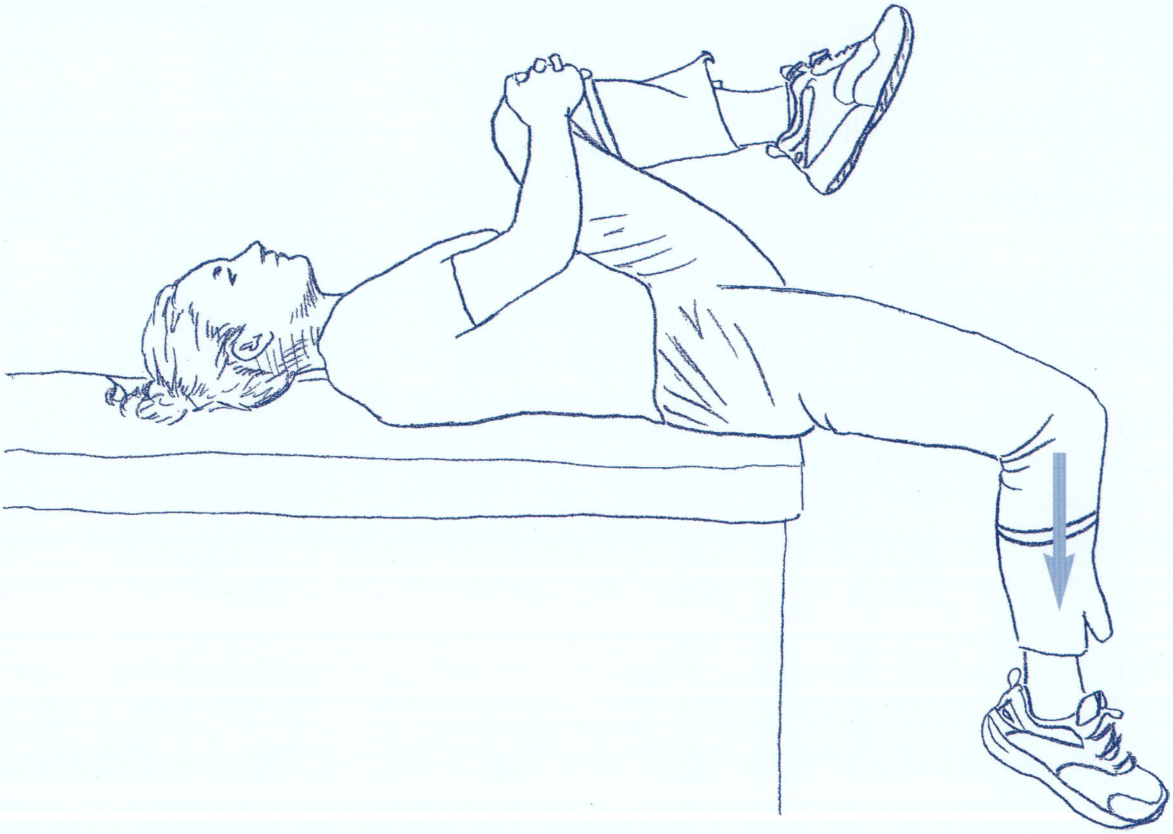

허리를 보호하기 위해 왼쪽 다리는 가슴 쪽으로 당겨야 한다. 허리와 테이블은 떨어져 있으면 안 된다. 왼쪽 다리가 움직이지 않도록 천천히 오른쪽 다리를 아래로 내리고 이완시킨다.

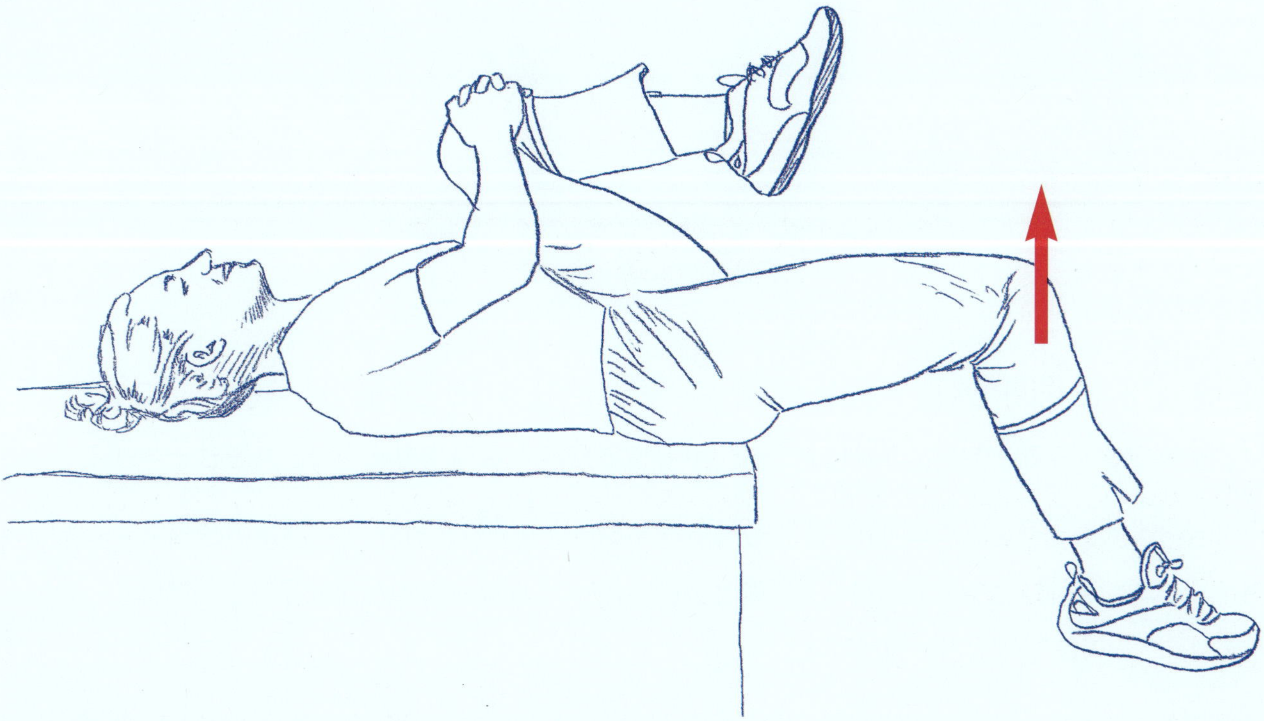

천장을 향해 5cm 정도 오른쪽 다리를 들어 올려 저항을 준다.

넙다리곧은근 (바로 누운 자세)
/ Rectus femoris (Supine version)

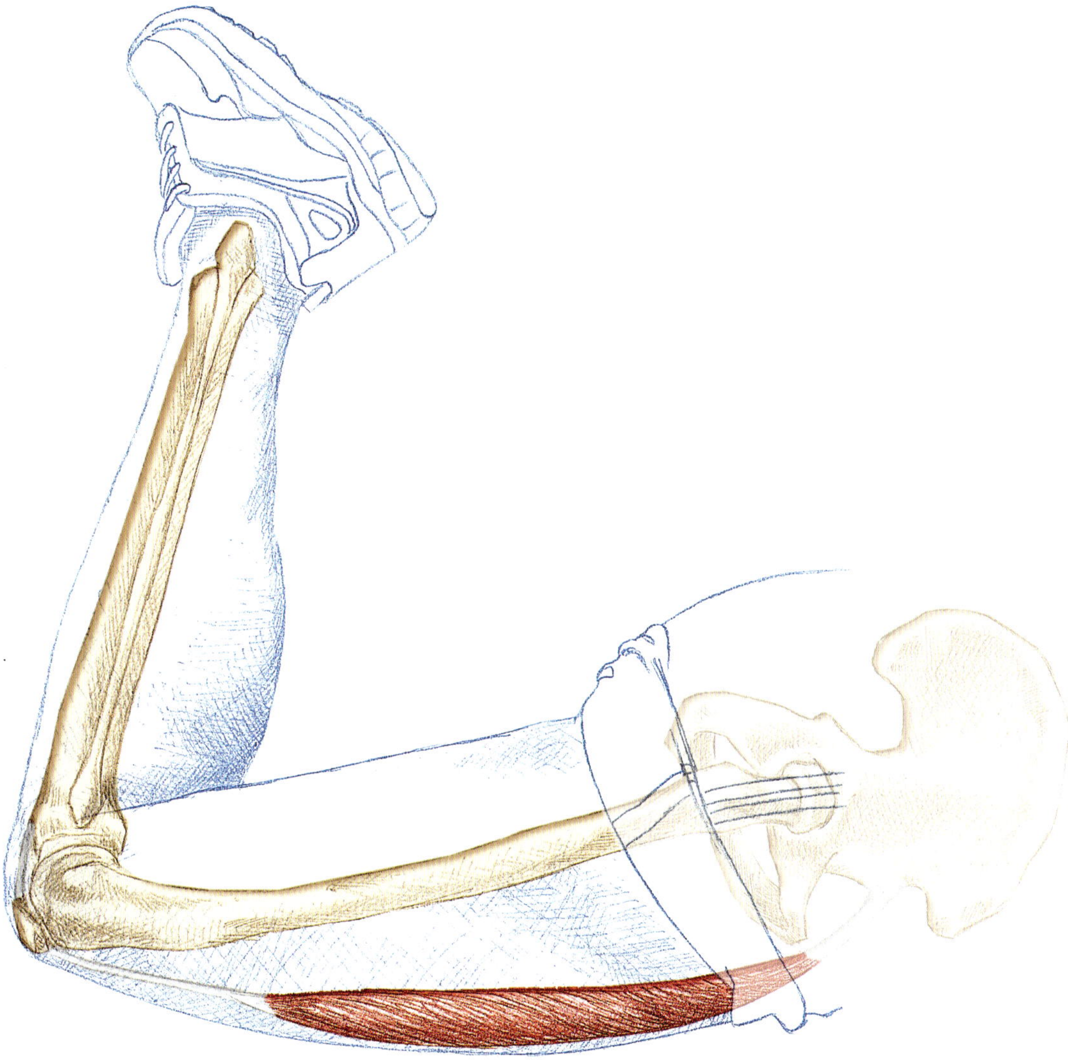

넙다리곧은근은 넙다리의 앞쪽을 구성하는 4개의 근육 중 하나이다. 4개의 근육 중 이 근육만이 무릎관절과 엉덩관절 두 관절 모두를 지난다. 그래서 이 근육은 허리, 엉덩관절, 무릎에 영향을 미치는 특별한 근육이다.

넙다리 앞쪽에 있는 근육들을 스트레칭시킬 때 좋지 않은 방법들을 사용하곤 한다. 이러한 방법은 사람들로 하여금 더 스트레칭시킬 수 있을 것이라고 생각하게 한다. 나쁜 스트레칭은 선 자세에서 무릎을 구부리고 발뒤꿈치를 엉덩이를 향해 당기는 자세이다.

아래에 기술하는 것처럼 운동하기 위해서는 벤치와 끈이 필요하다. 바닥이 미끄럽다면 미끄럼 방지용 신발을 신는 것도 도움이 될 수 있다.

근육에 대한 정보 / Muscle Facts

넙다리곧은근은 엉덩관절의 앞쪽에서 시작해서 엉덩관절과 무릎관절을 가로질러 주행하고 종아리의 앞쪽 위쪽에 붙는다. 넙다리네갈래근 그룹의 다른 세 개의 근육은 무릎힘줄(patellar tendon)에 연결되어 있다. 다른 세 개의 근육 또한 이 운동을 하는 동안 스트레칭되지만 넙다리곧은근이 스트레칭되는 것 같은 효과를 나타내지는 않는다.

넙다리곧은근은 무릎관절까지 퍼져 있고 엉덩관절을 구부리게 하고, 허리의 아치를 증가시킨다.

긴장의 원인 / Causes of Tightness

넙다리곧은근은 달리기, 축구, 하키, 자전거 같은 활동을 하거나 매일 앉아 있으면 짧아질 수 있다.

긴장의 증상 / Symptoms of Tightness

- 허리의 통증
- 무릎뼈를 가로지르는 통증이나 그 주변의 통증

유연성 검사 / Flexibility Test

바닥에 얼굴을 대고 눕는다. 무릎을 함께 모으고 배근육에 힘을 준다. 무릎을 천천히 구부리고 유지한다. 바닥에서 엉덩관절이 떨어지지 않게 유지하면서 대략 110° 정도 무릎을 구부린다. 110° 정도에 도달하기 전에 허리의 아치가 증가하는지 파트너에게 확인할 필요가 있다.

주의 / Precautions

스트레칭하는 동안 허리와 무릎에서 통증이 있다면 이 운동을 중단한다.

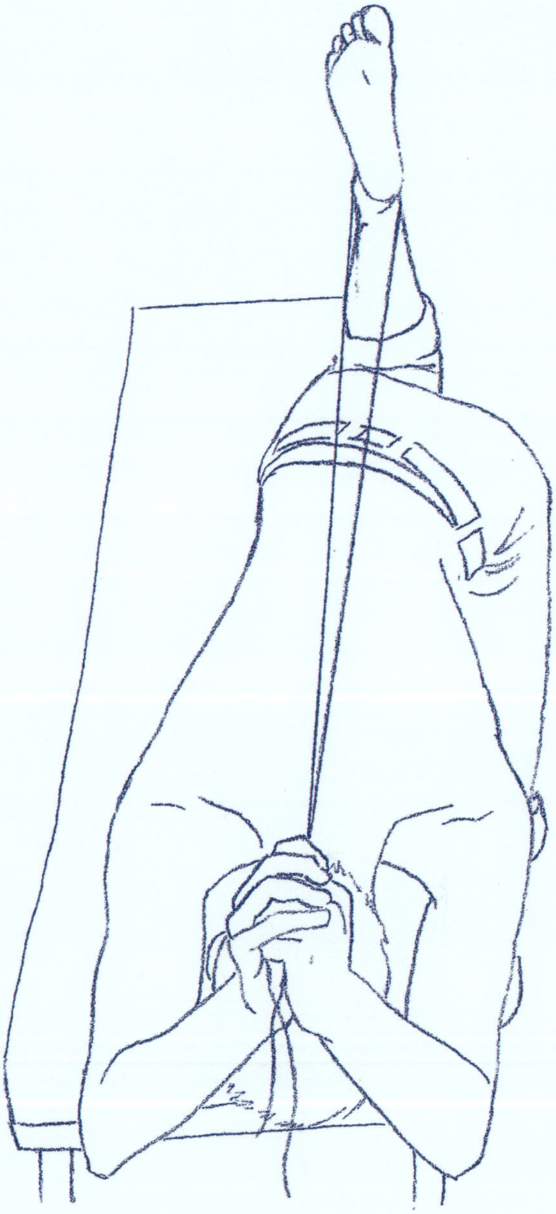

엉덩이 쪽으로 발뒤꿈치를 당긴다.

기술 / Technique

편평하고 단단한 테이블을 찾는다. 이때 테이블의 높이는 키와 유연성에 맞는 높이여야 한다. 가장 중요한 것은 스트레칭을 하는 동안 허리에서 아치가 발생해서는 안 된다는 것이다. 오른발에 끈을 대고 오른쪽 어깨로 가로지르게 한다. 왼발은 바닥에 놓고 몸은 테이블 위에 엎드려 눕는다. 왼발 전체를 바닥에 붙이고, 아래다리를 완벽하게 수직으로 놓는다.

오른쪽 다리를 약간 왼쪽으로 가져오고 테이블 위에 있게 한다. 가능한 한 무릎을 테이블 위에 위치시키고 발은 테이블 밖으로 위치시킨다. 이 자세를 정확하게 하면 절하는 모습이 되며 더 효과적으로 스트레칭 할 수 있다. 두 팔로 머리 위로 줄을 잡는다.

팔을 쭉 펴고 발에 묶인 끈을 조심스럽게 당겨서 5-10초 동안 근육을 스트레칭 한다. 넙다리 앞쪽이 스트레칭되는 느낌이 있을 때까지 당긴다. 5-10초 동안 이완한다.

계속해서 끈을 잡고 있고, 5-10초 동안 오른쪽 무릎을 펴려고 하는 동안에 테이블 위에 오른쪽 다리를 밀어 저항을 준다. 5-10초 동안 이완한다.

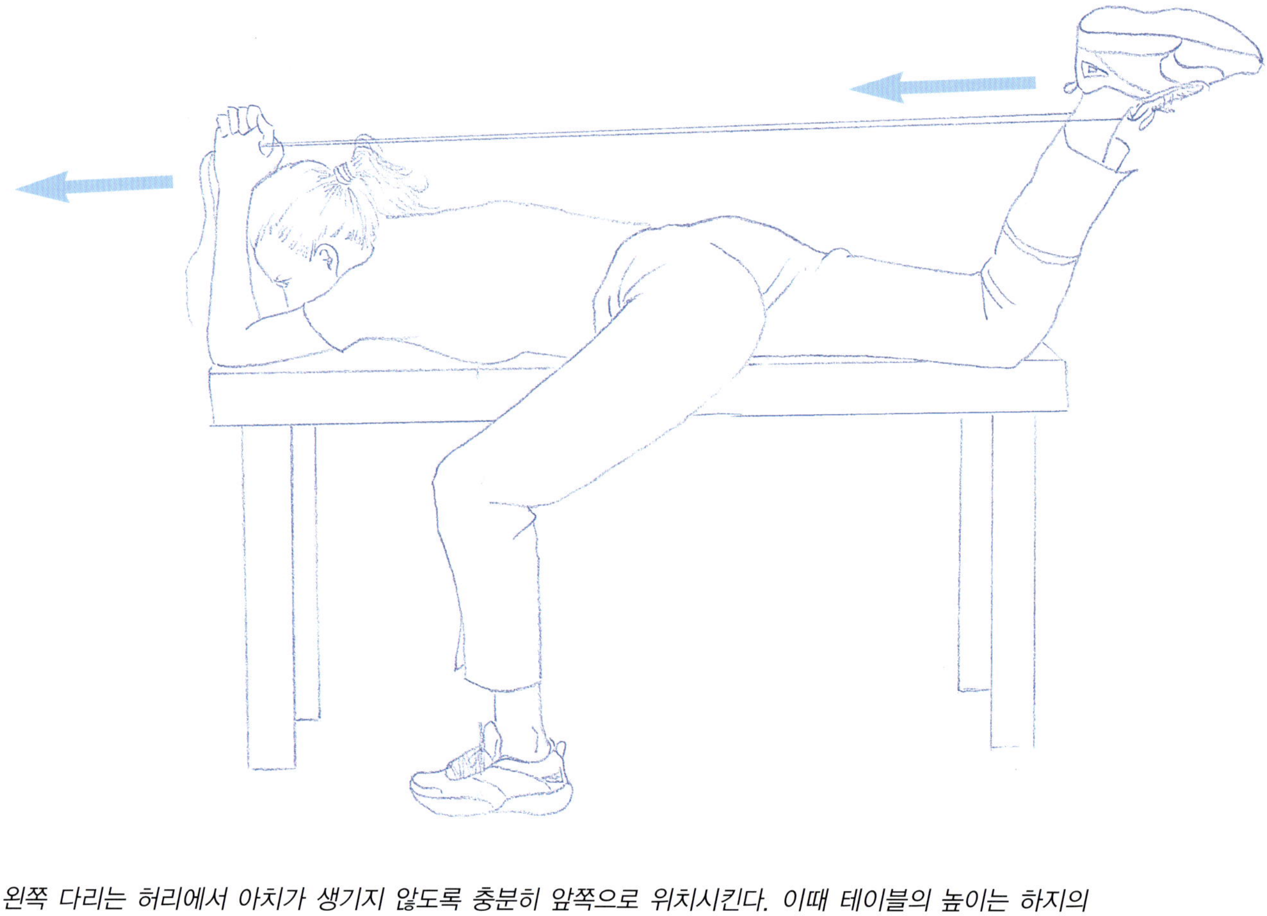

왼쪽 다리는 허리에서 아치가 생기지 않도록 충분히 앞쪽으로 위치시킨다. 이때 테이블의 높이는 하지의 유연성과 다리길이를 고려한다. 왼발은 바닥에 위치시키고 배근육은 긴장시키고 조심스럽게 줄을 당긴다.

새로운 끝느낌이 있을 때까지 머리 위로 팔을 쭉 펴면 강한 스트레칭이 된다.

2-3회 반복한다.

일반적인 실수 / Common Mistakes

- 너무 높은 테이블 사용
- 왼발의 위치가 너무 앞쪽으로 치우침
- 너무 짧은 끈

코멘트 / Comments

너무 높은 테이블은 허리 아치를 형성 할 수 있어 스트레칭의 목적에 어긋날 수 있다. 끈이 너무 짧으면 머리 위로 끈을 당기지 못하게 된다. 만약 긴 끈을 구할 수 없다면 벨트, 넥타이나 스카프를 사용해도 된다.

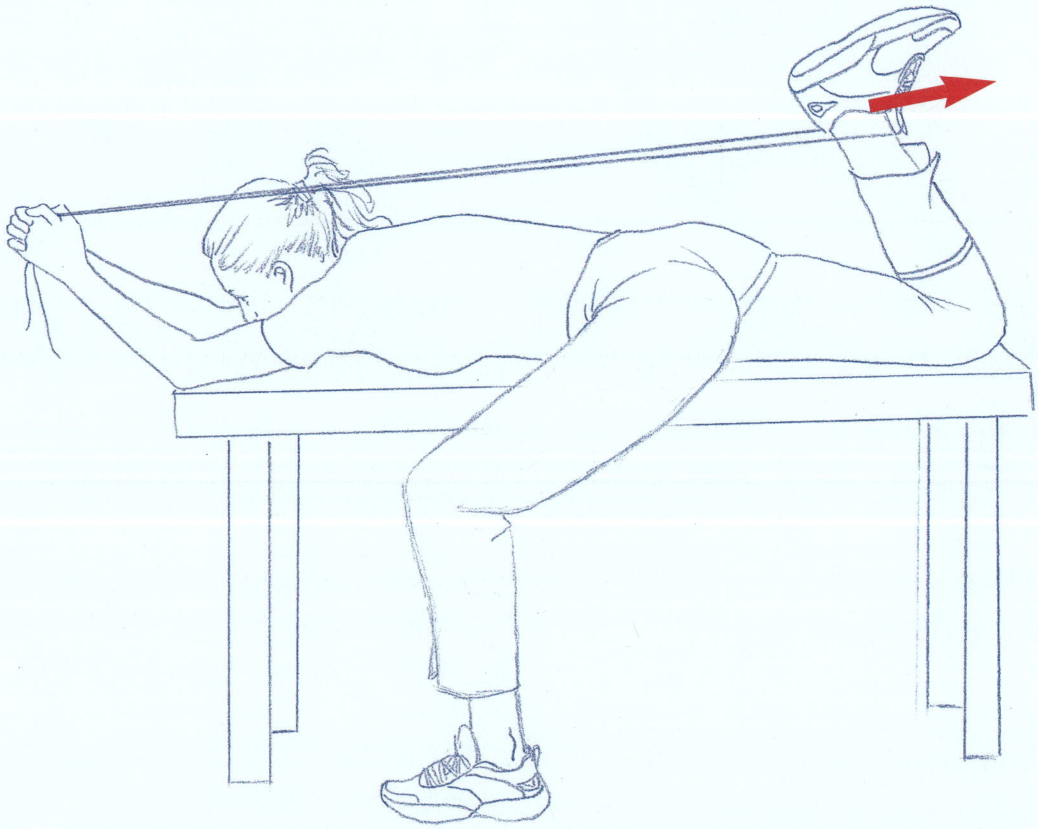

다리를 똑바로 펴면서 테이블 위 오른쪽 무릎을 조심스럽게 누르면서 저항을 준다.

넙다리곧은근 (무릎자세)
/ Rectus femoris (Kneeling version)

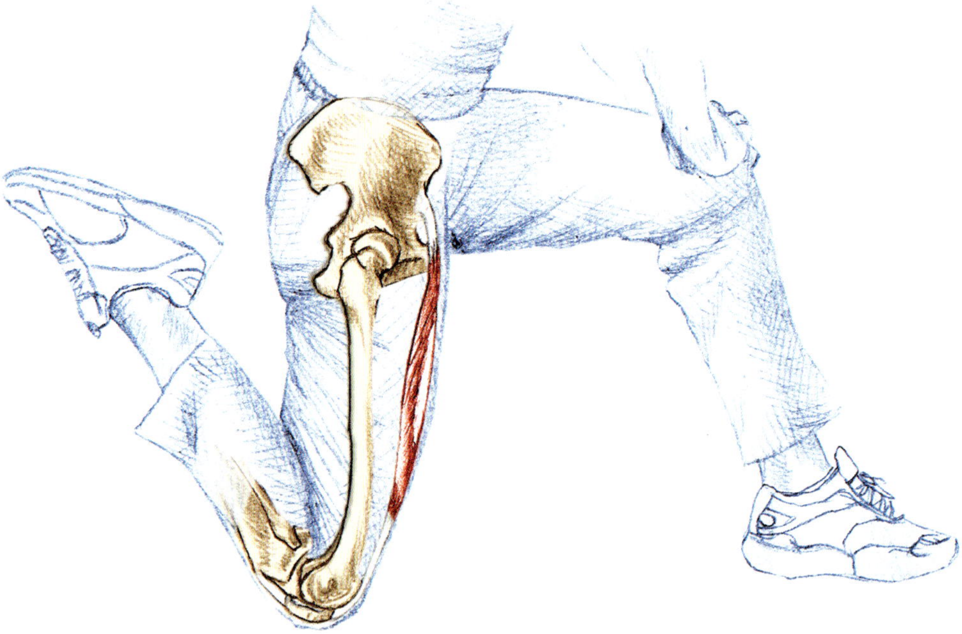

넙다리뒤근이 너무 긴장되어 있어 엎드린 자세가 힘들다면 이 방법을 사용해서 스트레칭을 한다. 이 경우, 무릎관절과 엉덩관절 모두 함께 작용한다. 엉덩관절은 열려야 되고 스트레칭하는 동안 일직선을 유지해야 한다. 허리에 아치가 형성되는 것을 막기 위해 배근육의 긴장을 유지해야 한다.

주의 / Precautions

무릎뼈에 문제가 있으면 이 운동을 중단한다.

기술 / Technique

벽으로부터 떨어져서 무릎 자세를 한다. 발가락을 벽에 댄다. 왼쪽 다리를 구부려 앞쪽으로 위치시키고 정강이는 수직이 되게 하며 발은 바닥에 붙인다. 상체는 앞쪽으로 기댄다. 오른쪽 무릎과 오른발을 뒤쪽 벽 쪽으로 둔다. 오른쪽 무릎을 90° 정도로 구부린다. 이 자세가 시작자세이다.

팔을 쭉 펴고 상체와 넙다리를 벽 쪽으로 가깝게 세워 5-10초 동안 스트레칭을 한다. 넙다리 앞쪽에 찌릿한 느낌이 있을 때 멈추고 5-10초 동안 근육을 이완시킨다.

발등으로 벽을 미는 것처럼 오른쪽 무릎으로 바닥을 조심스럽게 밀어 5-10초 동안 저항을 준다.

새로운 끝느낌이 있을 때까지 팔을 계속해서 펴면 강한 스트레칭을 할 수 있다. 오른쪽 무릎을 벽쪽으로 조심스럽게 밀 수 있다.

2-3회 반복한다.

일반적인 실수 / Common Mistakes

- 배근육 긴장 부족으로 인해 아치 형성
- 엉덩관절의 굽힘으로 인해 스트레칭이 잘 안 됨
- 무릎을 벽에 너무 가까이 위치시켜, 큰 힘을 발생시키고 등을 똑바로 펴지 못함
- 시작자세에서 충분히 무릎을 구부리는데 실패
- 벽에 대고 있는 발이 옆으로 미끄러짐

코멘트 / Comments

스트레칭 시 등이 아프다면 이전에 제시한 운동을 해야 한다. 무릎에 손상이 있다면 바닥에 베개를 대고 하는 것도 좋다.

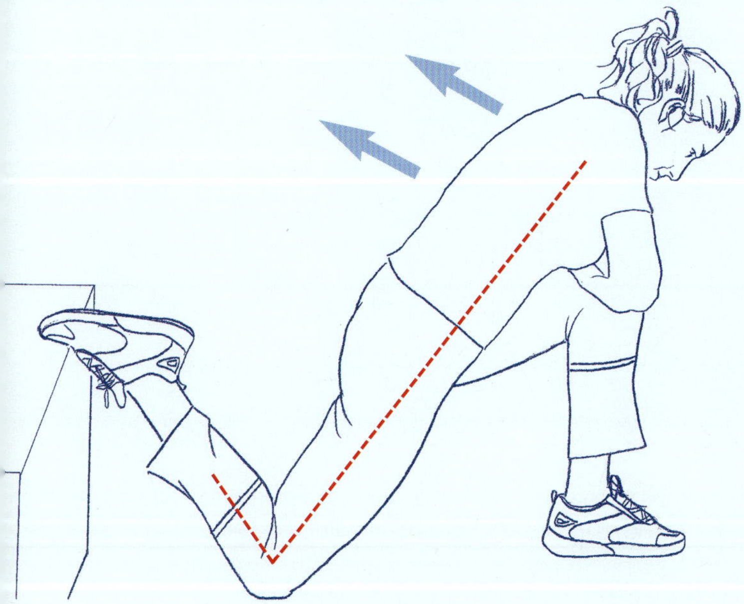

넙다리와 몸통이 일직선이 되어야 하고 배근육에 힘을 주고 팔을 쭉 편다. 허리에 아치가 생기고 엉덩관절이 구부러지는 것을 피해야 한다.

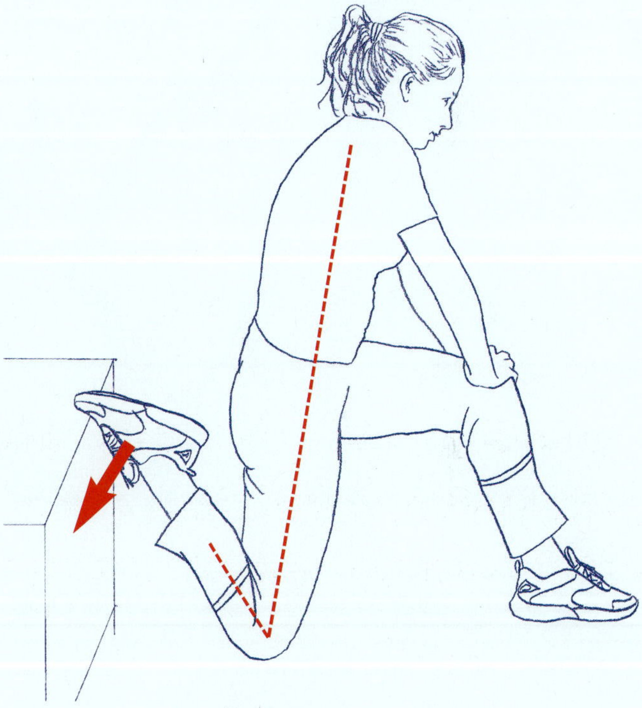

조심스럽게 다리를 펴면서 저항을 준다.

넙다리근막긴장근 / Tensor fasciae latae

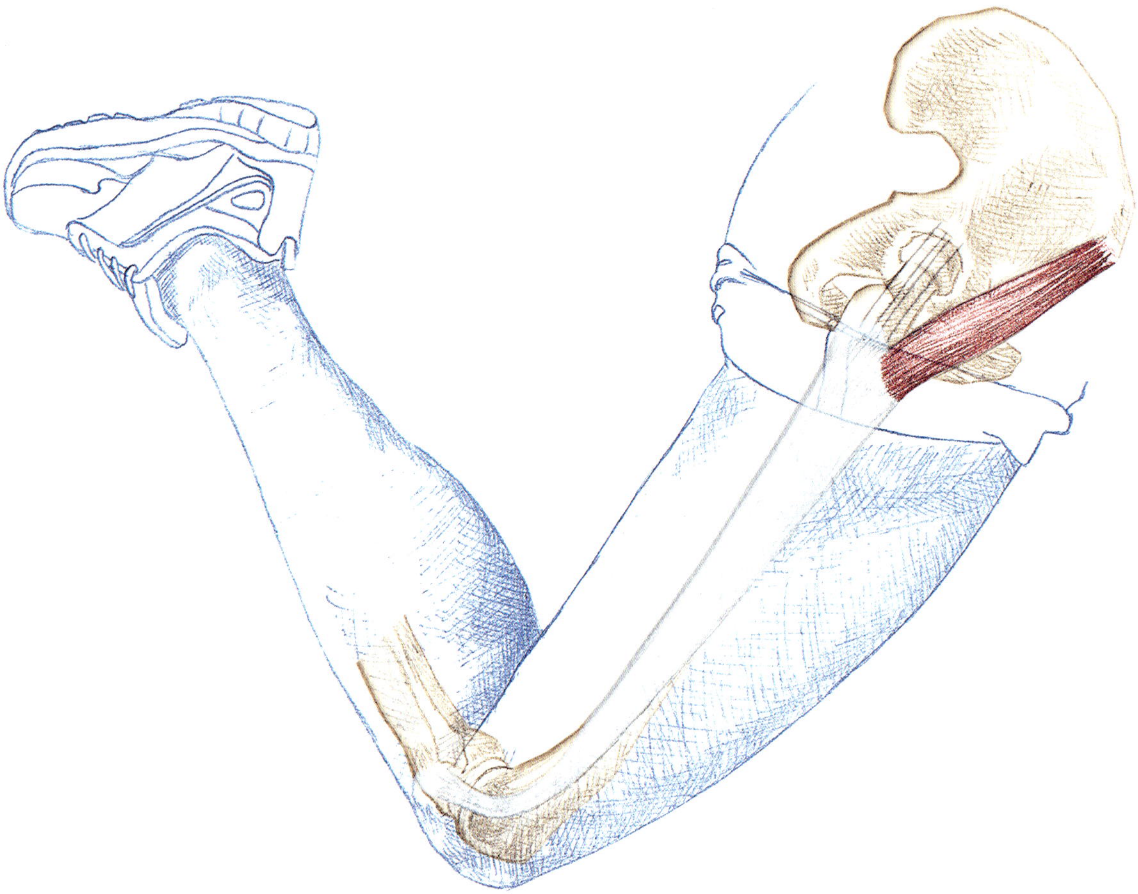

이 운동은 넙다리곧은근을 스트레칭시키기 위해 무릎 꿇는(kneeling) 것처럼 유사하게 행해지지만 상체와 다리는 절하는 자세처럼 된다. 엉덩관절을 구부리거나 허리가 구부러지지 않도록 배근육을 수축시켜야 한다.

근육에 대한 정보 / Muscle Facts

넙다리근막긴장근은 엉덩관절의 바깥쪽의 앞면에 부착해서 넙다리 바깥쪽에 강한 힘줄(엉덩정강근막띠, iliotibial tract)의 형태로 기시하여 무릎의 바깥쪽을 지나 정강뼈 위쪽까지 주행한다. 넙다리근막긴장근은 엉덩관절을 구부리고 다리를 안쪽으로 이동시킨다. 힘줄이 무릎아래에 붙기 때문에 무릎이 일자로 펴지도록 도와준다.

긴장의 원인 / Causes of Tightness

장기간 앉아 있거나 달리기, 등산, 자전거 타는 것으로 인해 이 근육이 짧아질 수 있다.

긴장의 증상 / Symptoms of Tightness

- 엉덩관절 바깥쪽 통증(snapping hip)과 넙다리 통증
- 무릎 바깥쪽 통증(러너 무릎)과 무릎뼈 주변 통증
- 허리 통증과 허리의 뻐근함 증가

주의 / Precautions

허리나 무릎을 스트레칭하는 동안 무릎이나 허리에 통증이 있다면 운동을 중단한다.

기술 / Technique

시작자세는 넙다리곧은근 스트레칭 자세와 유사하다. 그러나 이 운동은 상체와 다리가 마치 절하는 것 같은 모양이 되도록 해야 한다. 무릎 꿇는 자세를 취할 때 오른발을 벽에 댄다. 왼쪽 다리는 발이 완전히 바닥에 닿고 정강이는 수직으로 위치시킨다. 몸은 스트레칭시키는 반대편 앞쪽으로 기댄다. 오른쪽 무릎을 벽 쪽으로 뒤로 밀고 발은 벽을 따라 위로 올린다. 무릎이 90° 구부러질 때 멈춘다.

다음, 발을 벽에서 왼쪽으로 30cm 옆으로 이동시킨다. 배근육이 긴장하도록 하고 손은 왼쪽 무릎위에 위치시킨다. 상체를 왼쪽으로 구부리고 다리를 절하는 것처럼 한다.

스트레칭은 5-10초 동안 천천히 팔을 펴면서 실시한다. 허리와 엉덩관절이 구부러지지 않도록 한다. 넙다리 바깥쪽에서 스트레칭 느낌이 날 때까지 한다. 5-10초간 근육을 이완시킨다.

조심스럽게 스트레칭하고자 하는 무릎을 바닥 쪽으로 밀고 발등으로 벽을 밀면서 저항을 준다. 5-10초간 이완한다.

새로운 끝느낌이 있을 때까지 등과 엉덩관절을 구부리지 않고 팔을 똑바로 펴면 강하게 스트레칭 된다.

2-3회 반복한다.

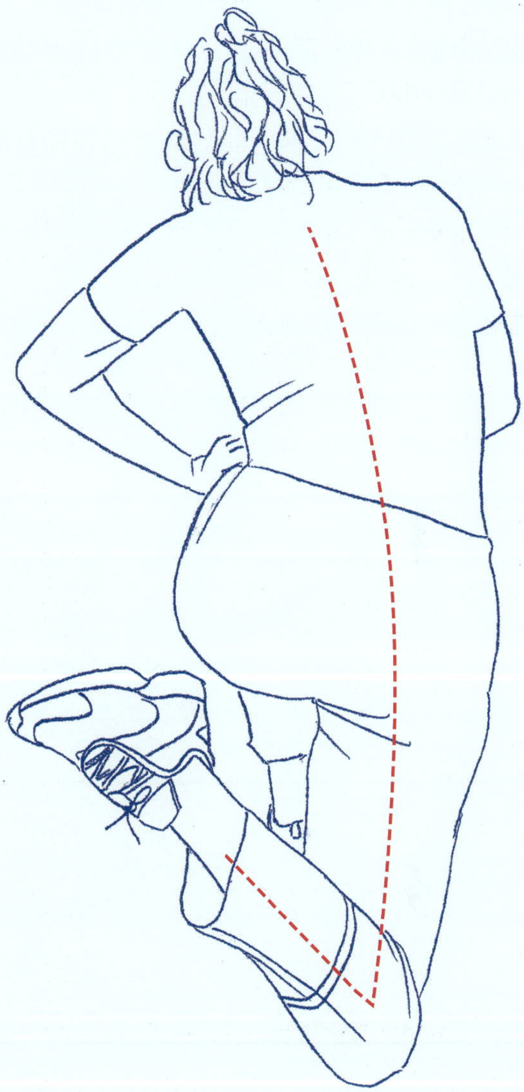

상체와 넙다리는 절하는 자세를 취하게 하고 종아리는 안쪽으로 치우쳐진 자세가 된다.

일반적인 실수 / Common Mistakes

- 일직선상에서 다리와 상체를 미는 대신 허리 구부리는 것을 증가시키기
- 스트레칭시키는 대신 근육을 수축하게 하기 위해 힘을 주거나 엉덩이를 구부리기
- 다리와 상체를 마치 절하는 것처럼 만들어 시작하는 자세 실패
- 무릎을 충분히 구부리는데 실패

코멘트 / Comments

만약 이 근육에서 스트레칭되는 느낌이 없다면 무릎을 벽에서 더 멀리 떨어뜨려 자세를 유지한다. 시작 자세에서 각도를 감소시킨다.

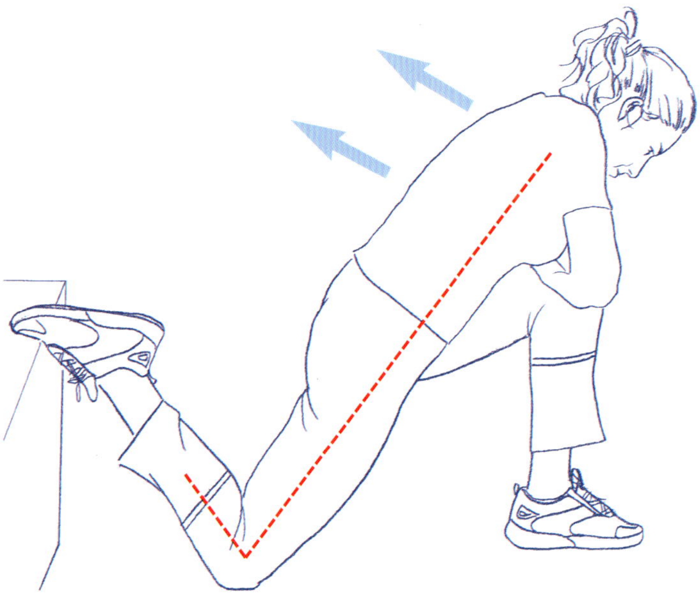

넙다리와 상체는 일직선이 되게 유지한다.
배근육은 수축시키고 발을 일자가 되게 한다.
이때 엉덩이나 허리가 구부러지지 않게 한다.

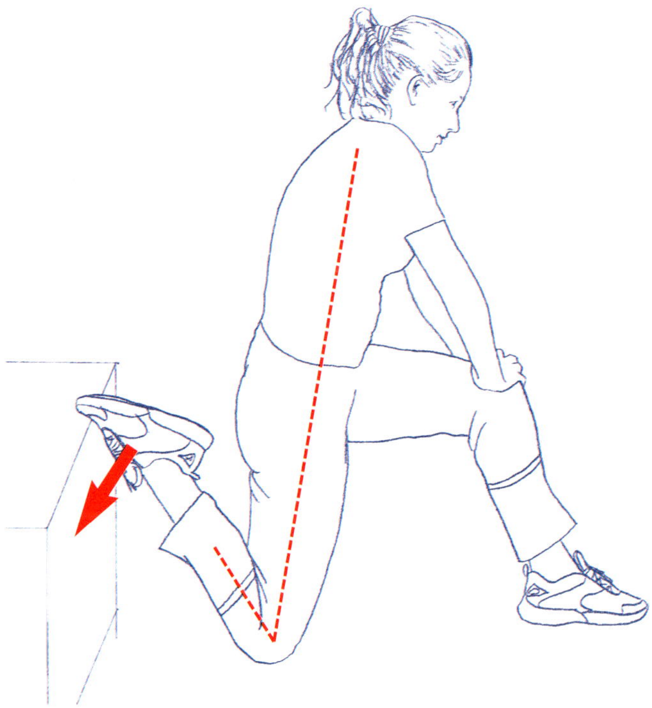

조심스럽게 다리를 펴면서 저항을 준다.

넙다리뒤근 / Hamstrings

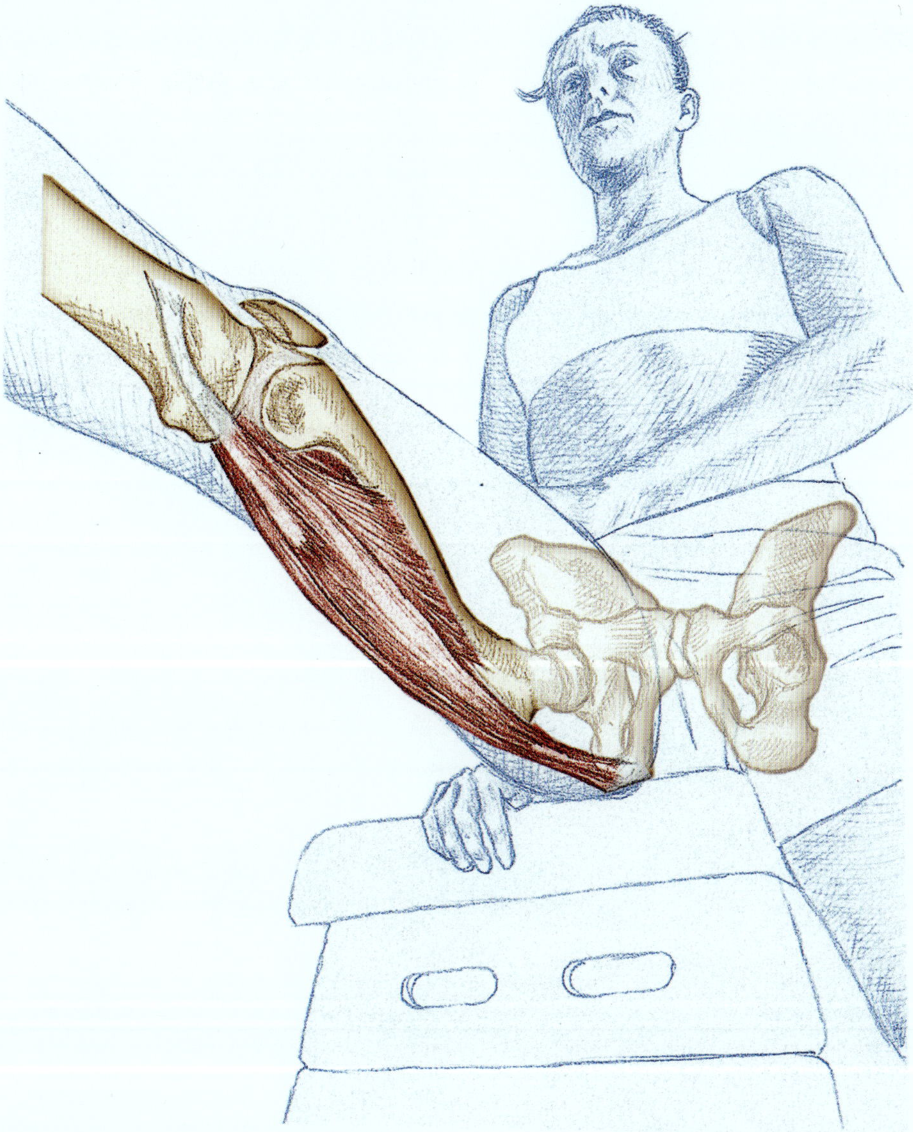

넙다리 뒤에 위치한 이 근육들의 스트레칭을 잘 하기 위해서는 두 가지 조건이 있다. 첫째, 허리 아치를 많이 유지시킨다. 만약 허리가 구부러져 있다면 근육의 스트레칭이 감소한다. 둘째, 발을 의자 위에 두지 말고 모서리 끝에 둔다. 발을 의자 위에 두면 장딴지의 유연성에 의해 스트레칭이 제한될 것이다.

이 운동에서 장딴지가 스트레칭되지 않게 하기 위해 발을 이용한다. 발만 의자의 모서리에 걸쳐 놓게 되면 허리의 아치가 증가되어 결과적으로 넙다리뒤근육의 스트레칭이 증가할 것이다.

의자에 올리지 않은 다리는 가능한 한 뒤에 위치시킨다.

근육에 대한 정보 / Muscle Facts

넙다리뒤근육들은 네 개의 근육으로 구성되어 있다. 이 중 세 개는 궁둥뼈, 넙다리뼈 뒤쪽에서 기시하고, 모두 다리의 상부에 부착한다. 넙다리뒤근육은 무릎관절을 구부리고 엉덩관절을 펴고 엉덩관절을 뒤쪽으로 기울이며 허리 아치를 감소시킨다.

긴장의 원인 / Causes of Tightness

넙다리뒤근의 긴장은 일반적으로 활동적이지 않고 많이 앉아 있는 사람에게서 잘 나타난다. 달리기, 스키, 축구, 하키 같은 스포츠는 넙다리뒤근육을 짧게 한다.

긴장의 증상 / Symptoms of Tightness

- 허리통증
- 앞으로 구부리기가 어려움
- 걷거나 달리기 단계가 짧다

이 근육의 긴장은 넙다리의 뒷부분에서 경련의 위험을 증가시킨다.

유연성 검사 / Flexibility Test

똑바로 누운 상태에서 양쪽 다리를 일자로 유지한다. 바닥에서 직각이 될 때까지 한쪽 다리를 천장 쪽으로 올린다.
엉덩관절에서 90° 로 들어 올릴 수 있다.

주의 / Precautions

스트레칭하는 동안 허리나 무릎뼈 주변에 통증이 있거나 아킬레스힘줄에 스트레칭되는 느낌이 든다면 이 운동을 중단한다.

기술 / Technique

의자에 앉은 자세 또는 유사한 자세. 팔걸이가 없는 두 개의 의자에서 하는 것도 좋다.

오른쪽 다리를 테이블 위에 올려놓고 앉는다. 오른발은 테이블 바깥부분으로 나오도록 한다. 다리가 구부러지는지 확인하기 위해 무릎아래에 손을 넣는다. 왼쪽 다리는 가능한 한 뒤쪽으로 위치시키고(넙다리의 앞쪽에 스트레칭될 때까지 움직인다) 왼발은 바닥에 위치시킨다.

배근육을 긴장시킨 채 자세를 똑바로 유지한다. 허리에서 아치를 증가시키기 위해 노력한다.

이것이 시작자세이다.

넙다리의 뒤쪽에서 약간 찌릿한 느낌이 느껴질 때까지 상체를 앞으로 아래로 천천히 움직인다. 5-10초간 근육을 이완한다.

테이블에서 5-10초 동안 조심스럽게 오른쪽 다리를 밀면서 저항을 준다. 5-10초 동안 이완한다.

새로운 끝느낌이 있을 때까지 상체를 앞쪽 아래로 움직이게 되면 강한 스트레칭이 된다.

2-3회 반복한다.

일반적인 실수 / Common Mistakes

- 앞쪽 아래로 스트레칭할 때 엉덩이 대신 등 구부리기
- 앞으로 기대는 동안 무릎이 많이 구부러짐
- 다리를 확실히 뒤로 위치시키는데 실패

코멘트 / Comments

넙다리뒤근에서 스트레칭되는 것 보다 종아리에서 스트레칭이 많이 된다면 시작자세에서 더 무릎을 구부린다.

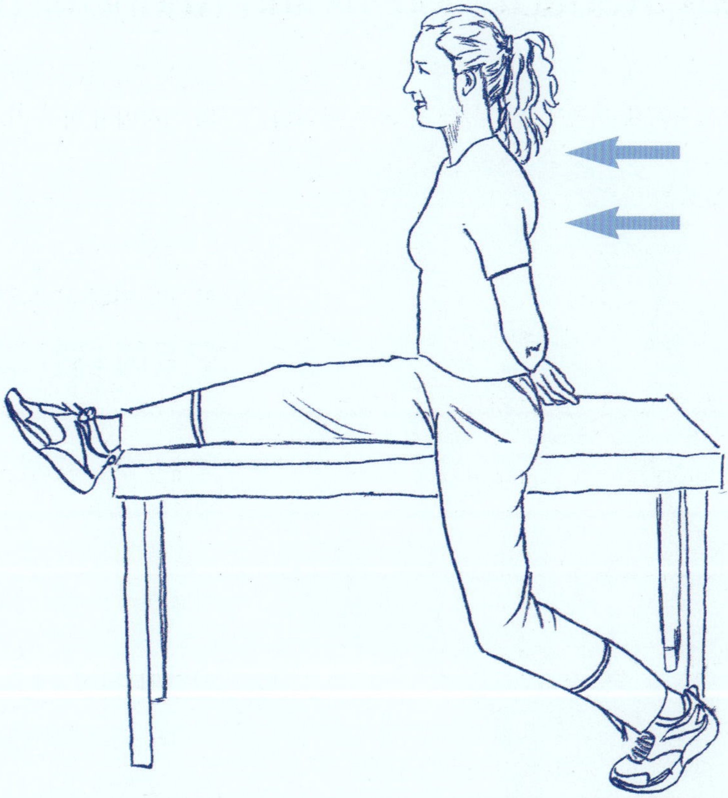

왼쪽 다리는 가능한 한 뒤로 위치시킨다.
상체를 세우고 배근육은 긴장시킨다.
허리 아치를 유지하는 동안 상체를 앞으로 기댄다.
지지하기 위해 테이블에서 손은 자유롭게 한다.

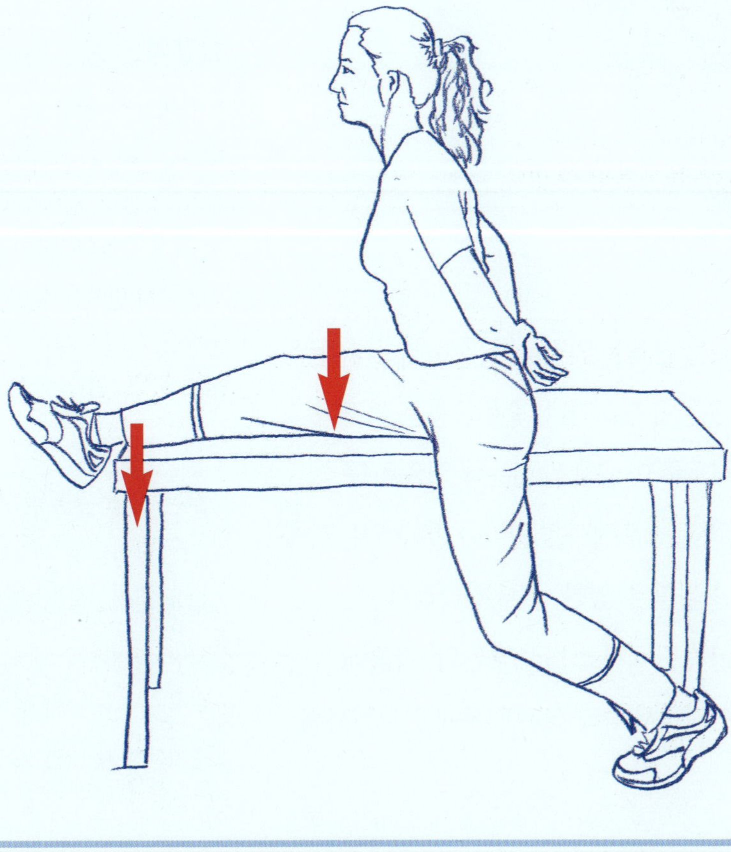

상체의 움직임 없이 테이블에 넙다리와 발을 누르면서 저항을 준다.

두덩근 긴모음근, 짧은모음근 (짧은 모음근들) / Pectineus, Adductor longus and Adductor brevis (Short adductors)

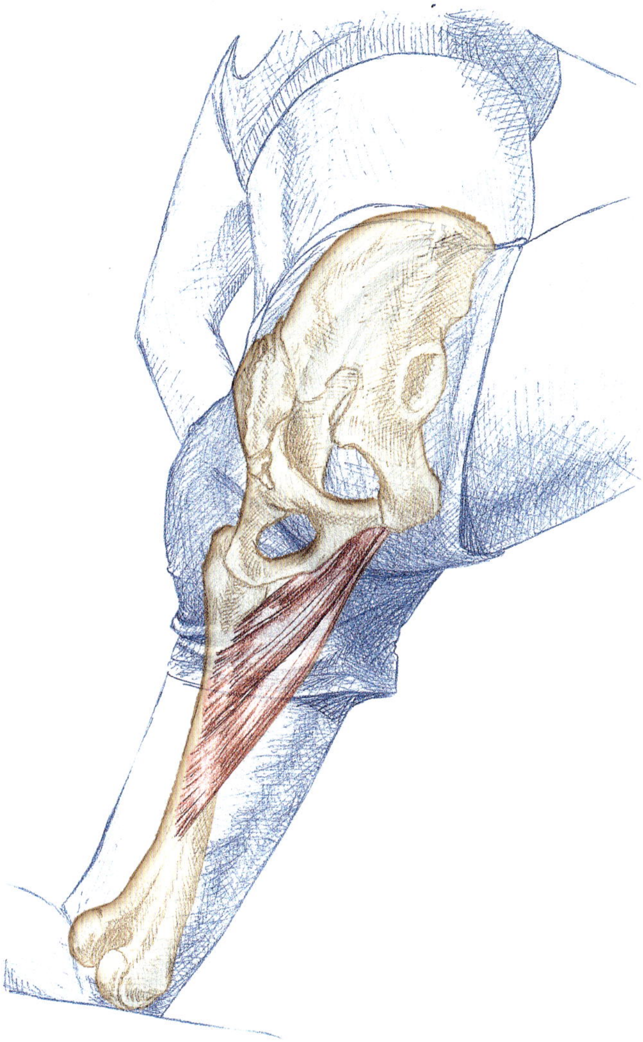

근육에 대한 정보 / Muscle Facts

짧은 모음근들은 3개로 구성된다. 그 근육들은 두덩뼈의 앞에서부터 넙다리 안쪽, 그리고 넓적다리뼈의 뒤쪽으로 주행한다. 짧은 모음근들은 다리를 안으로 모으고 바깥쪽으로 다리를 회전시킨다. 뿐만 아니라 엉덩관절을 앞쪽으로 기울이고 허리 아치를 증가시킨다.

긴장의 원인 / Causes of Tightness

너무 오랫동안 앉아 있다거나 활동적이지 않다면 근육의 긴장이 발생한다. 이러한 모음근들은 하키, 축구, 승마 등과 같은 스포츠에 의해서도 짧아질 수도 있다.

긴장의 증상 / Symptoms of Tightness

- 허리에서 통증

모음근들이 긴장되면 샅굴부위 근육들을 잡아당길 수 있다.

주의 / Precautions

스트레칭하는 동안 무릎이나 허리에 통증이 있다면 이 운동을 중단한다.

넙다리 안쪽에 있는 근육은 민감하기 때문에 쉽게 따라 할 수 있는 준비운동이 필요하다. 준비운동은 정확히 스트레칭할 수 있도록 이 근육을 찾는데 도움을 줄 것이다. 왼쪽 다리는 스트레칭을 얼마나 할 수 있는지에 따라 이 운동을 조절할 수 있다. 오른쪽 다리가 이완하는 동안 왼쪽 다리가 스트레칭 된다. 가끔씩 이 운동은 시작자세에서 다리 위치 때문에 인디언처럼 보일 수도 있다.

짧은 모음근들을 스트레칭하기 전 준비운동.

넙다리 안쪽에 근육들은 민감하기 때문에 스트레칭하기 전에 준비운동을 해야 한다.

시작 자세에서 서고 오른쪽 다리를 좌우로 흔든다. 넙다리와 엉덩이 근육들의 안쪽을 이용하면서 운동한다.

준비운동이 되면 스트레칭을 시작한다.

기술 / Technique

바닥에 무릎을 꿇는다. 왼쪽 다리를 옆으로 벌리고 발바닥은 바닥에 위치시킨다. 오른쪽 넙다리와 왼쪽 넙다리는 정확한 각을 형성한다. 왼발은 왼쪽 무릎과 같은 방향에서 위치한다.

왼쪽 무릎은 정확한 각을 형성하기 위해 구부린다. 오른쪽 엉덩관절은 연다. 배근육은 긴장시키고 오른쪽 엉덩관절을 구부리지 말고 허리 아치를 감소시킨다. 상체는 완전히 세운다. 이 자세가 시작 자세이다.

스트레칭은 5-10초 동안 조심스럽게 왼쪽 무릎를 구부리고, 오른쪽 넙다리 안쪽에서 찌릿한 느낌이 있을 때까지 오른쪽 무릎을 누른다. 5-10초 동안 근육을 이완시킨다.

5-10초 동안 조심스럽게 왼쪽에서 오른쪽으로 무릎을 누르면서 저항을 준다.

새로운 끝느낌이 있을 때까지 오른쪽 무릎은 누르고, 왼쪽 무릎은 구부리면 강한 스트레칭이 된다.

2-3회 반복한다.

일반적인 실수 / Common Mistakes

- 엉덩관절을 구부림
- 허리 아치가 심할 때
- 몸에 너무 근접하게 왼발을 놓을 때

코멘트 / Comments

더 유연하게 하기 위해 시작 자세에서 왼발을 더 멀리 놓는다. 만약 아프다면 무릎아래에 베개를 놓는다. 허리에 통증이 느껴지면 배근육을 긴장시킨다.

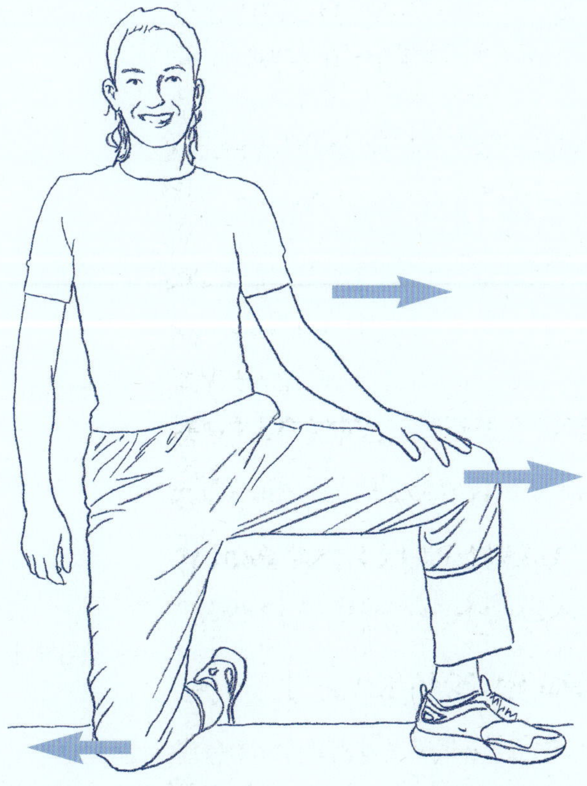

상체는 바로 세우고 배근육은 긴장시킨다. 조심스럽게 왼쪽 다리를 옆으로 벌리고 무릎을구부린다.

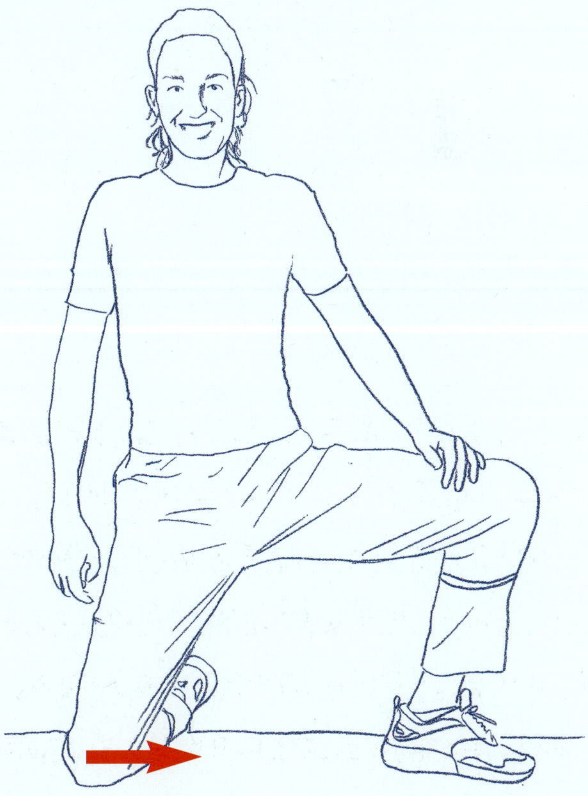

몸은 움직이지 말고 오른쪽 무릎을 왼쪽에서 오른쪽으로 누르면서 저항을 준다.

두덩정강근 (긴모음근) / Gracilis (Long adductor)

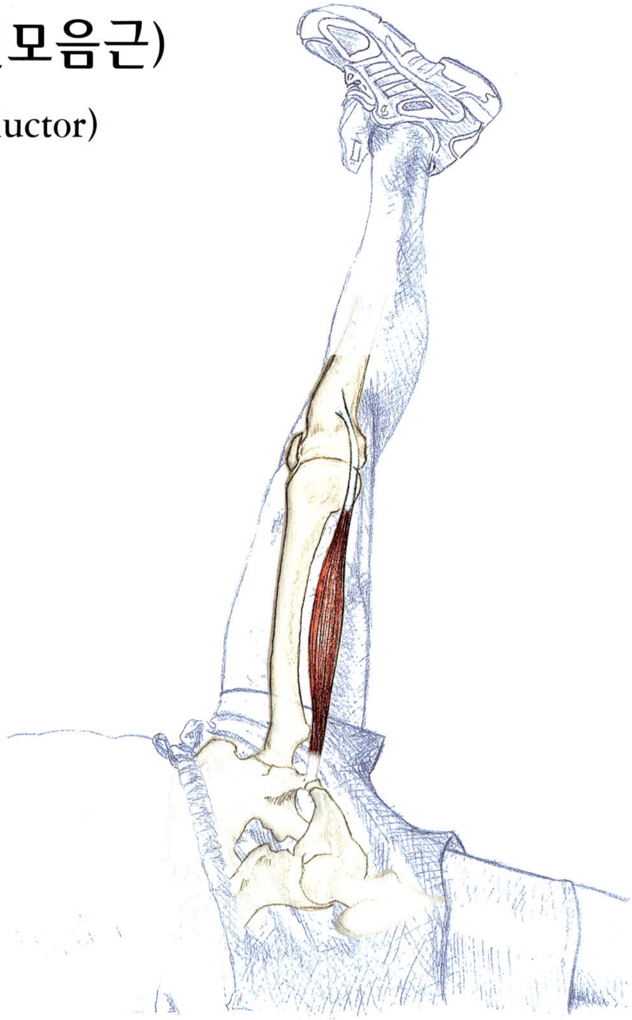

두덩정강근은 무릎관절과 엉덩관절에 영향을 끼친다. 이 근육을 제대로 스트레칭하길 원한다면 짧은 모음근들을 스트레칭하면서 다리를 구부리지 말고 펴야 한다. 다리를 쭉 펴는 것은 무릎관절에서 손상의 위험이 증가할 수 있기 때문에 이 운동을 할 때는 조심스럽게 해야 한다. 그리고 서서하는 유사한 운동은 피한다.

안전하게 하기 위해 스트레칭이 끝난 후 무릎을 구부린다. 이 운동을 하기 전 준비운동을 하는 것이 좋다.

근육에 대한 정보 / Muscle Facts

두덩정강근은 길고 얇은 근육이다. 두덩뼈의 앞쪽에서 시작하여 안쪽 무릎을 따라 넙다리 안쪽, 다리의 윗부분 안쪽으로 주행한다. 이 근육의 힘줄을 무릎에서 앞십자인대(ACL)를 대체하기 위해 수술적으로 사용되기도 한다.

두덩정강근은 엉덩관절과 무릎관절을 구부린다. 엉덩이를 앞쪽으로 기울이고 허리 아치를 증가시킨다.

긴장의 원인 / Causes of Tightness

두덩정강근의 긴장은 오래 앉아 있거나 일반적으로 활동적이지 않은 사람들에게서 나타난다. 뿐만 아니라, 하키, 축구, 승마 같은 스포츠에 의해서도 짧아질 수 있다.

긴장의 증상 / Symptoms of Tightness

- 무릎 안쪽에 통증

주의 / Precautions

스트레칭 동안 무릎 안쪽에 통증이 있다면 운동을 중단한다.

기술 / Technique

바닥에 눕고 왼쪽 다리는 구부려 문틈 안쪽에 위치시키고 오른쪽 다리는 편 상태로 벽에 위치시킨다. 등을 보호하고 운동을 안전하게 한다. 오른쪽 다리는 천장을 향하게 완전히 편다. 배근육은 긴장시키고 팔은 양쪽으로 벌린다.

스트레칭은 5-10초 동안 넙다리 안쪽에서 찌르는 듯한 느낌이 들 때까지 조심스럽게 벽을 따라 발꿈치를 미끄러트리면서 다리를 벽을 따라 아래로 이동시킨다. 5-10초 동안 근육을 이완시킨다.

약 2.5cm 정도 벽을 따라 다리를 조심스럽게 올리면서 저항을 준다. 5-10초 동안 근육을 이완시킨다.

새로운 끝느낌이 들 때까지 스트레칭시키고자 하는 다리를 옆으로 미끄러 뜨리면 강한 스트레칭이 된다.

2-3회 반복한다.

일반적인 실수 / Common Mistakes

- 너무 많이 오른쪽 다리를 구부리지 않기
- 배근육을 충분히 긴장시키는데 실패
- 벽으로부터 멀리 떨어진 자세

코멘트 / Comments

모음근들이 민감하다면 98쪽을 참고하여 짧은 모음근들을 위한 운동을 함으로써 시작한다. 점차적으로 이 운동을 간단히 수행할 수 있을 것이다. 다리를 벌리고 시작자세에서 아래로 움직인다. 스트레칭을 반복하면서 조금씩 아래로 움직인다. 이 근육을 준비운동시키기 위해 시간차를 두고 4인치(10cm) 정도씩 움직인다.

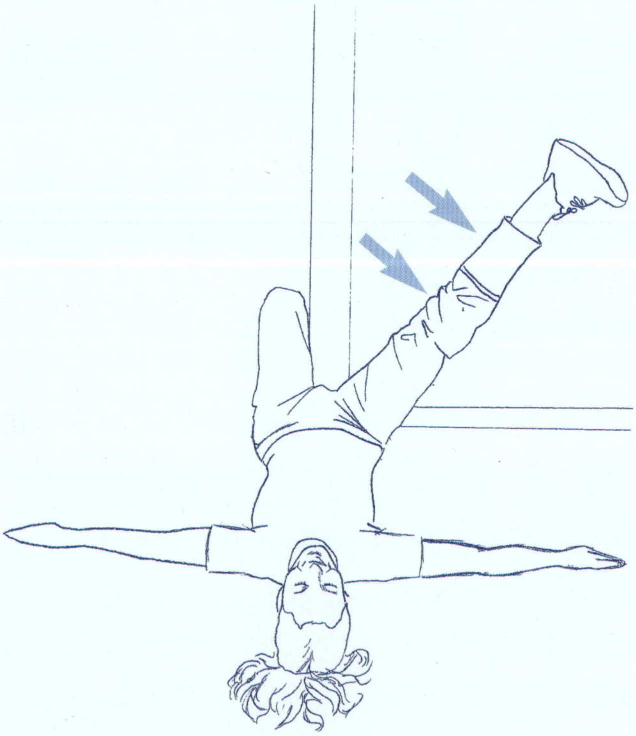

가능한 한 벽 가까이 눕고 왼쪽 다리는 문틈에 놓고 조심스럽게 오른쪽 다리는 옆으로 벌린다.

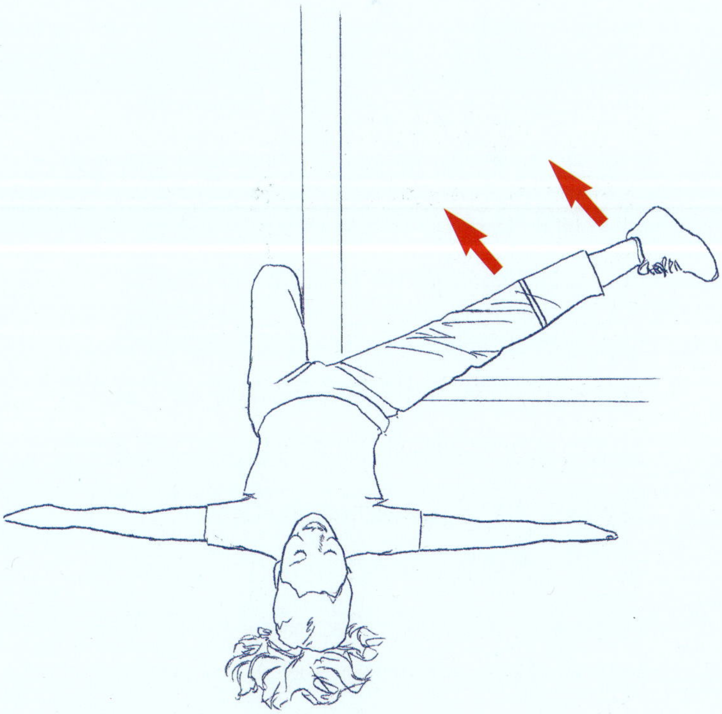

조심스럽게 오른쪽 다리를 벽에서 2.5~5cm 정도 당기면서 저항을 준다.

장딴지근 / Gastrocnemius

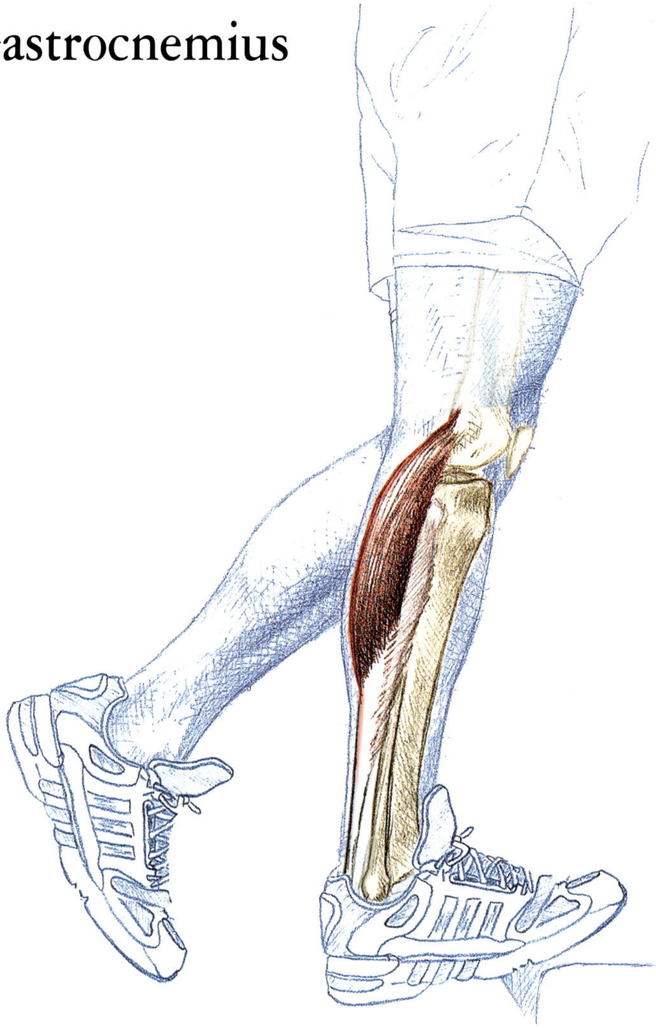

장딴지근은 인체에서 강력한 근육 중 하나이다. 비록 크기는 작지만 전체 몸의 무게를 쉽게 들어 올릴 수 있다. 대표적인 예로 뛰거나 점프하는 것을 들 수 있다. 이 근육과 힘줄은 강력한 지구력을 가지고 있다. 이 근육은 장거리를 걸을 때처럼 낮은 강도의 긴 지속적인 부하를 이겨내는 역할을 한다. 이 근육은 실제적으로 스트레칭시키기 위해 많은 시간과 힘이 필요하다. 이런 이유로 원하는 결과를 얻기 위해서는 매 시간 스트레칭을 하여야 한다. 가만히 서 있거나 스텝을 밟는 운동으로는 이 근육을 스트레칭 할 수 없다. 이 근육을 스트레칭하여 원하는 효과를 얻기 위해서는 측면에 각을 이루게 하여 기대어 선다. 항상 이 운동을 할 때는 신발을 착용한다.

근육에 대한 정보 / Muscle Facts

이 큰 종아리 근육은 두 개의 머리를 가지고 있다. 넙다리뼈의 아랫부분과 뒷부분에 기시하여 아킬레스힘줄을 형성하기 위해 함께 부착한다. 장딴지근은 발쪽에 위치하고 있고 무릎을 구부리는 역할을 한다.

긴장의 원인 / Causes of Tightness

이 근육은 장거리를 뛰거나 장기간 움직이지 않을 때 긴장하게 된다.

긴장의 증상 / Symptoms of Tightness

- 근육의 경련
- 아킬레스힘줄에서 통증(아킬레스건염을 이끌 수도 있다)
- 종아리 앞쪽 근육에서 통증
- 발 아치 통증

주의 / Precautions

발등에 통증이 있다면 운동을 중단한다.

기술 / Technique

전화번호책이라든지 계단 같은 턱을 찾는다. 발의 1/3을 턱의 바닥에 대고 발 아치와 뒤꿈치는 바닥에 붙이지 않는다.

종아리 근육을 이완 시키면서 발뒷꿈치를 아래로 내려 스트레칭시킨다. 5-10초 동안 근육을 이완시킨다.

종아리 근육을 수축시켜 몸을 2인치(2.5-5cm) 정도 올리면서 저항을 준다. 5-10초 동안 근육을 이완시킨다.

근육에서 약간의 찌릿한 느낌이 있을 때까지 발뒤꿈치를 아래로 내리면 강한 스트레칭이 된다. 이것이 새로운 끝느낌이다.

2-3회 반복한다.

일반적인 실수 / Common Mistakes

- 턱에서 너무 멀리 서 있을 때
- 다리를 똑바로 펴는 것 실패

코멘트 / Comments

이 운동을 하는 동안 아프다면 양쪽 종아리를 스트레칭시킨다.

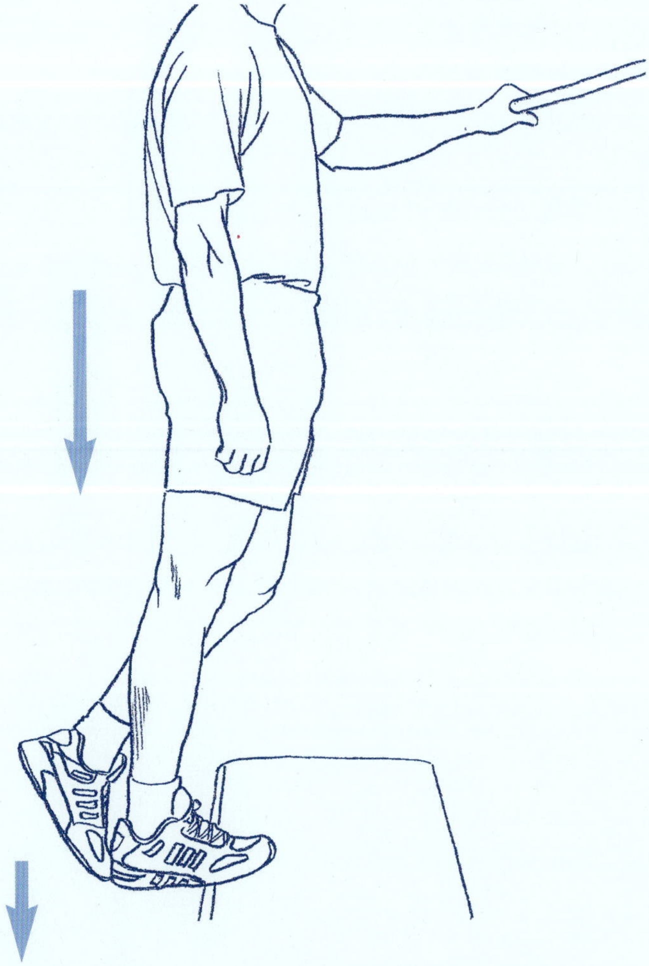

턱 위에 발을 놓는다. 다리는 완전하게 편다. 조심스럽게 너의 발뒤꿈치를 아래로 내린다.

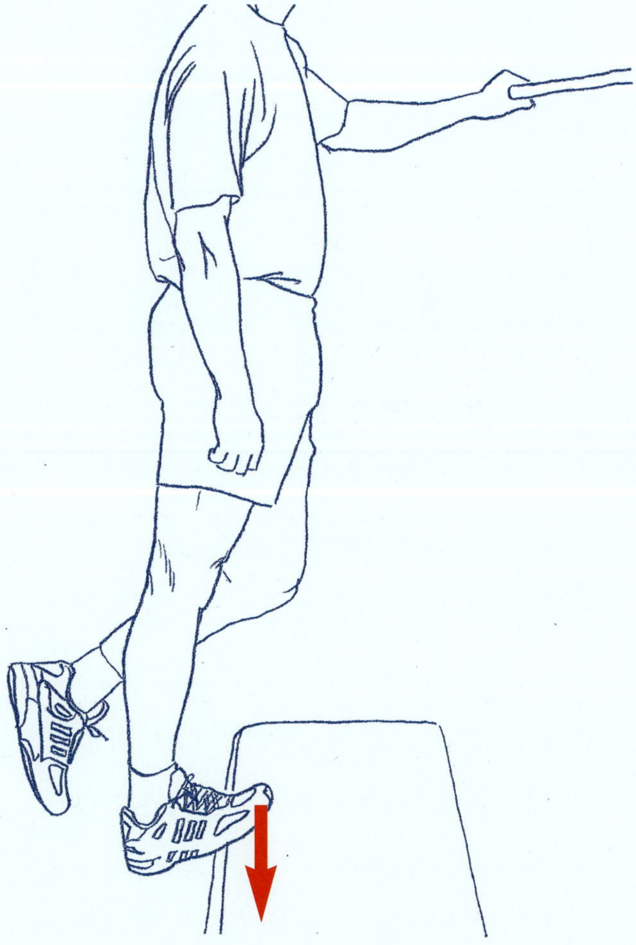

턱 위에 놓인 발로 바닥을 누르면서 저항을 준다.

가자미근 / Soleus

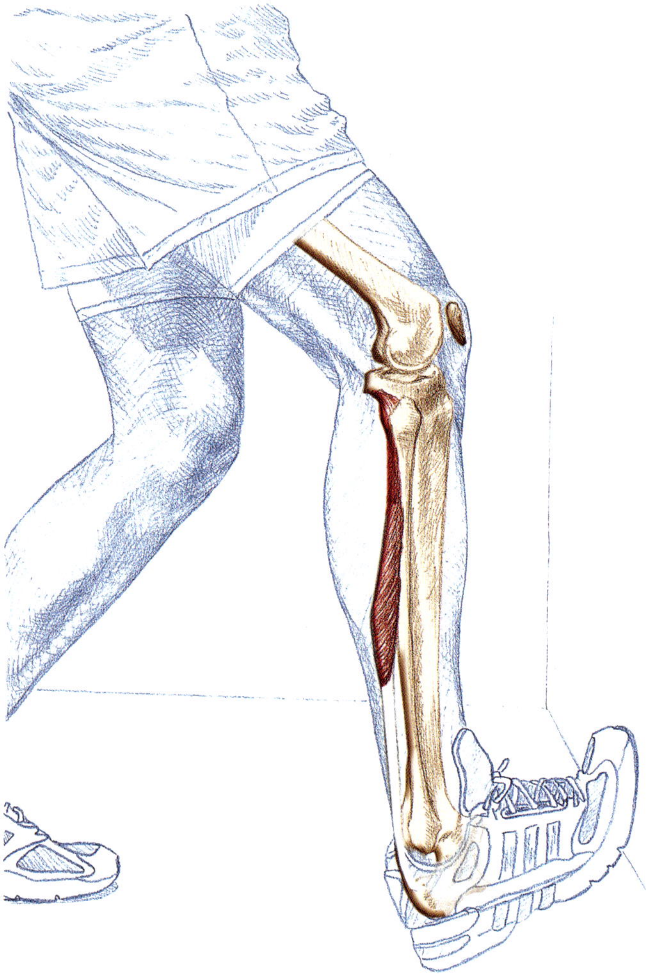

근육에 대한 정보 / Muscle Facts

가자미근은 장딴지근 아래에 위치한다. 아킬레스힘줄을 통해 부착된다. 가자미근은 종아리에서 뼈 뒤에 부착해서 발 뒤꿈치에 부착한다.

긴장의 원인 / Causes of Tightness

습관적으로 앉아있거나 장기간 움직이지 않으면 근육은 더 긴장된다. 달리기를 하거나 자전거를 타는 것 같은 가자미근을 강조하는 스포츠 역시 긴장의 결과를 초래한다.

긴장의 증상 / Symptoms of Tightness

- 종아리 통증
- 발 아치 통증

가자미근의 긴장은 아킬레스힘줄에 문제를 유발할 수 있다.

주의 / Precautions

발뒤꿈치에서 통증이 느껴지거나 무릎 뒤에서 통증이 느껴지면 운동을 중단한다.

종아리에서 심부에 위치한 가자미근과 장딴지 근육의 차이점은 가자미근은 무릎관절을 지나지 않는다는 것이다. 그래서 무릎관절에 영향을 끼치지 않는다. 운동 시 장딴지근의 스트레칭 없이 가자미근만 스트레칭하기 위해서는 다리를 약간 구부린 상태에서 실시한다.

기술 / Technique

몸을 기대고 균형을 유지하기 위해 문이 열린 가까운 벽을 찾는다. 오른발은 벽에 놓고 발뒤꿈치는 바닥에 위치시킨다. 안정적으로 자세를 유지하기 위해 한 다리를 뒤에 둔다. 조심스럽게 오른쪽 무릎을 구부리고 문틀을 붙잡는다. 배근육을 긴장시키고 상체를 똑바로 유지한다. 이것이 시작 자세이다.

종아리에서 약간 찌릿한 느낌이 나타날 때까지 무릎의 각도를 유지하고 상체는 앞으로 이동시키면서 다리를 기대 5–10초 동안 근육을 스트레칭시킨다. 5–10초 동안 근육을 이완시킨다.

조심스럽게 발로 벽을 누르면서 5-10초 동안 저항을 준다. 5-10초 동안 근육을 이완시킨다.

새로운 끝느낌이 있을 때까지 무릎을 펴지 말고 상체는 앞으로 이동시키면서 다리를 기대면 강하게 스트레칭 된다.

2-3회 반복한다.

일반적인 실수 / Common Mistakes

- 스트레칭을 많이 하기 위해 다리를 펴는 것
- 벽에 너무 낮게 또는 너무 높게 발을 위치시키는 것

코멘트 / Comments

스트레칭하는 동안 발뒤꿈치에서 통증이 느껴지면 잠시 동안 장딴지근을 스트레칭하거나 부드럽게 한다.

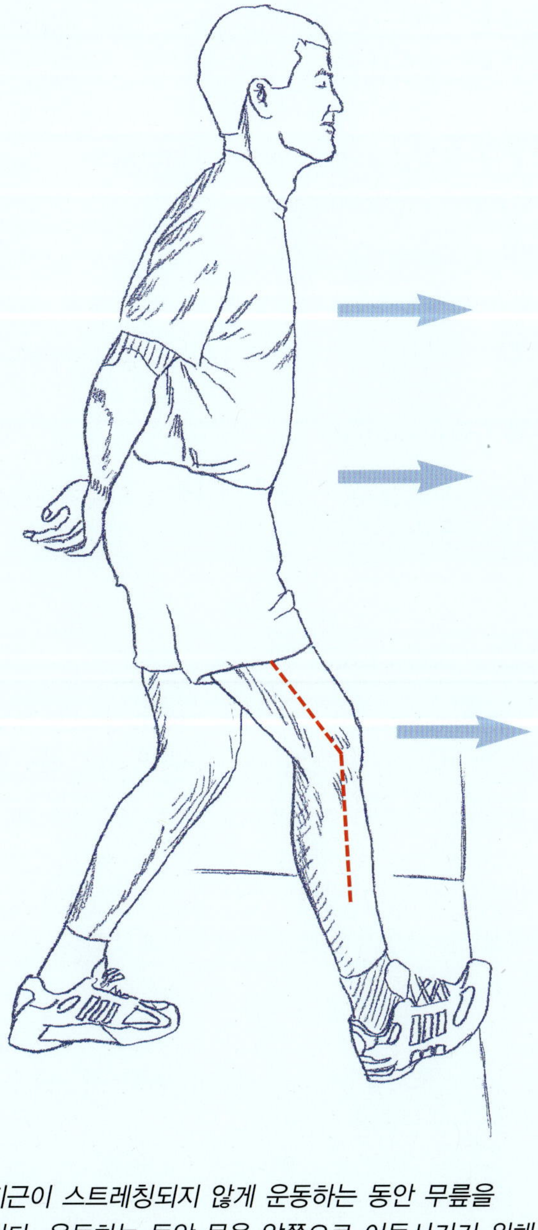

장딴지근이 스트레칭되지 않게 운동하는 동안 무릎을 구부린다. 운동하는 동안 몸을 앞쪽으로 이동시키기 위해 팔은 자유롭게 사용한다.

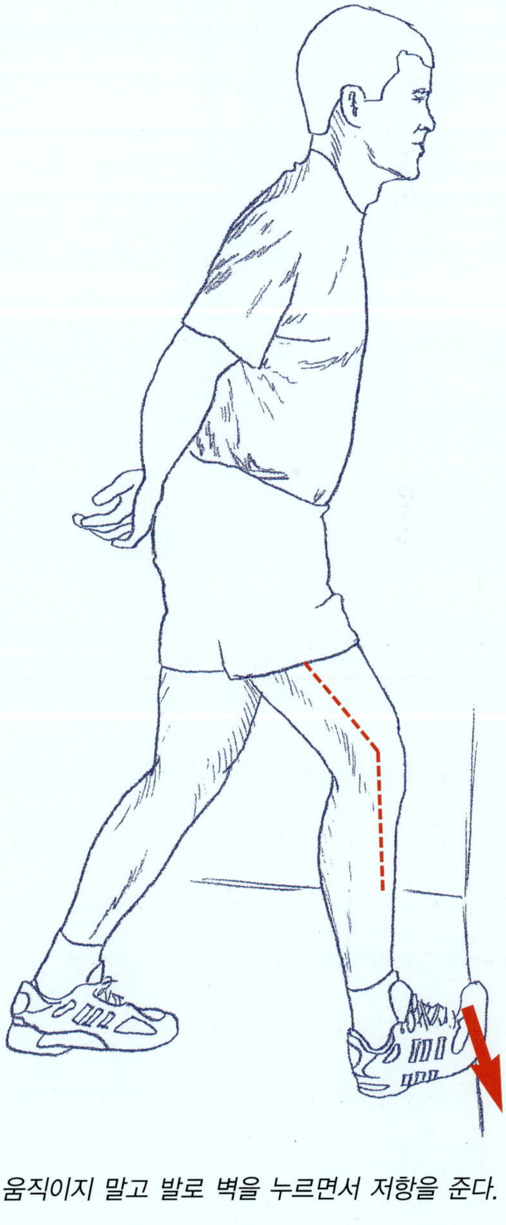

몸은 움직이지 말고 발로 벽을 누르면서 저항을 준다.

앞정강근 / Tibialis anterior

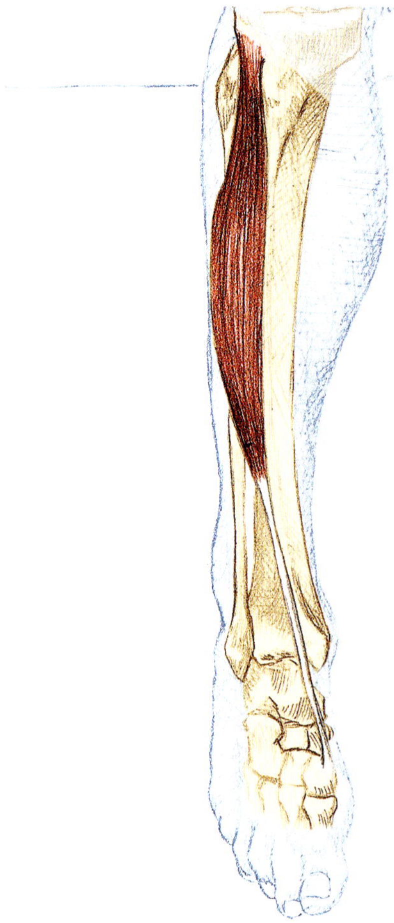

앞정강근은 정강이 앞쪽에 위치하고 발목관절의 제한된 움직임 때문에 스트레칭하기가 어렵다. 다른 근육들을 스트레칭하던 방법으로는 이 근육을 스트레칭시키지 못한다. 무릎을 꿇고 발뒤꿈치에 엉덩이를 대는 자세는 이 근육을 스트레칭시킬 수 있다. 하지만 이 운동은 무릎관절을 손상시킬 수 있다. 앞정강근의 과사용은 정강이 통증을 유발할 수 있다. 정강이 통증은 정강이뼈 바깥보다는 아래 안쪽에서 대개 나타난다.

근육에 대한 정보 / Muscle Facts

앞정강이근은 정강이뼈의 바깥과 종아리의 앞쪽에 위치한다. 정강이의 앞쪽에서 발목과 발등을 통과하고 엄지발가락에 붙는다. 앞정강근은 발목을 구부리고 발 뒤침(supination)을 시킨다.

긴장의 원인 / Causes of Tightness

앞정강근의 긴장은 평소에 잘 사용하지 않았다면 빨리 걸을 때 발생한다. 이 근육 페달에 발을 끼우고 자전거를 타거나 달리는 동안 긴장될 수 있다.

긴장의 증상 / Symptoms of Tightness

- 정강뼈의 바깥쪽에서 통증
- 발목을 가로지르는 통증
- 발 뒤침이 제한되기 때문에 걷거나 뛸 때 발을 기울이는 것이 어렵다.

주의 / Precautions

발목에 통증이 있거나 스트레칭하는 동안 무릎에 통증이 있다면 운동을 중단한다.

기술 / Technique

무릎 위치보다 높고 부드러운 표면을 찾는다. 의자 위에 두 개 베개를 놓거나 큰 벤치를 이용하면 좋다. 벤치 앞에 서서 발목을 벤치 위에 놓고 오른손으로는 발꿈치를 잡는다.

발목 앞에 약간 찌릿한 느낌이 있을 때까지 손으로 뒤꿈치를 아래로 누르면서 5-10초 동안 스트레칭 한다. 5-10초 동안 근육을 이완한다.

5-10초 동안 발가락으로 바닥을 누르면서 저항을 준다. 5-10초 동안 근육을 이완시킨다.

새로운 끝느낌이 느껴질 때까지 발꿈치를 앞으로 아래로 누르면 강한 스트레칭이 된다.

2-3회 반복한다.

일반적인 실수 / Common Mistakes

- 손으로 발뒤꿈치를 아래로 누르는 자세가 불편하게 만드는 낮은 의자나 테이블의 위치

코멘트 / Comments

이 근육을 잘 스트레칭하지 못한다면 마사지 치료사에게 이 근육을 이완시키기 위한 도움을 받도록 한다.

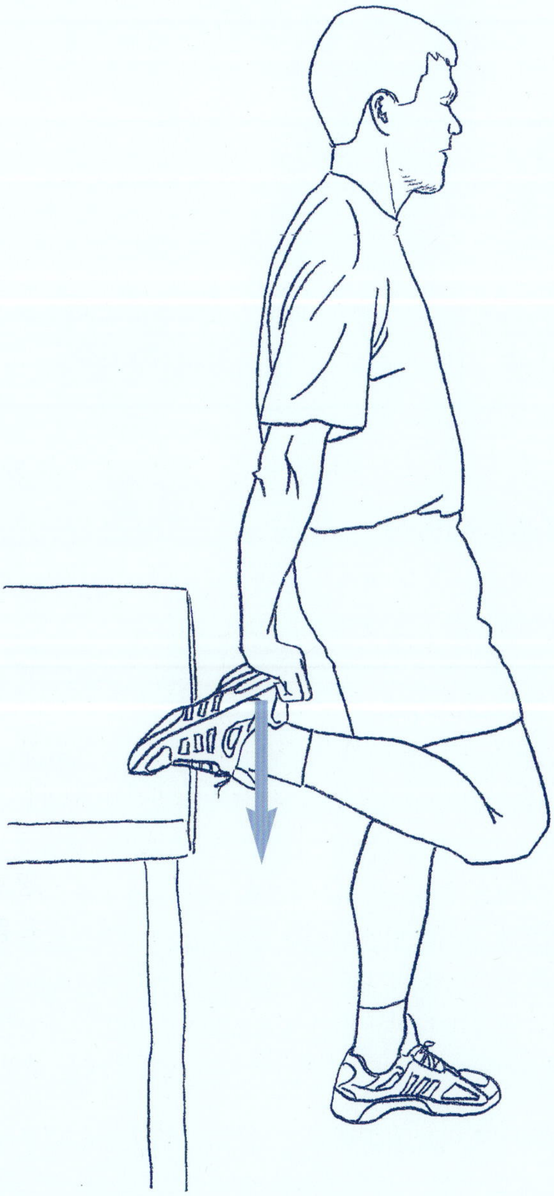

너무 멀리 무릎을 구부리지 말기

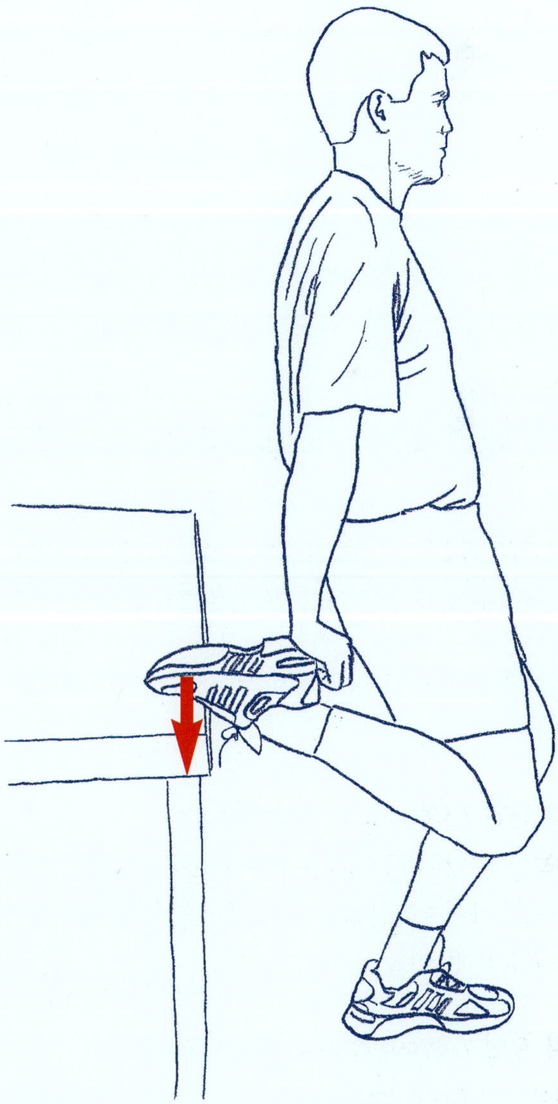

발등으로 테이블 위를 누르면서 저항주기

위팔두갈래근 / Biceps brachii

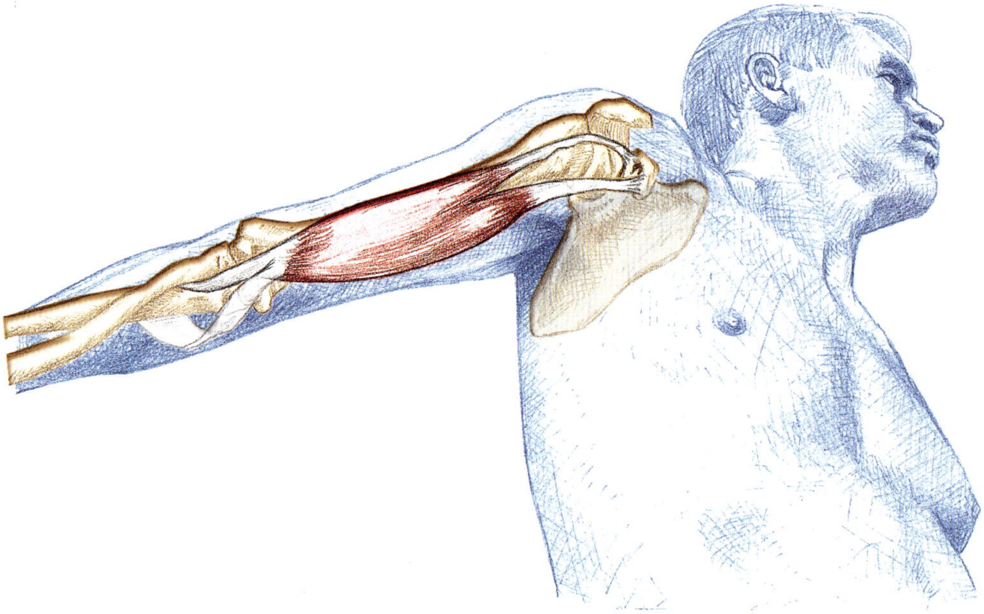

위팔두갈래근은 팔과 어깨관절을 지나기 때문에 운동하는 동안 조심히 하는 것이 중요하다. 이 근육을 스트레칭을 할 때 다른 근육을 스트레칭할 때와 다르게 정확한 느낌이 느껴지지 않더라도 스트레칭의 효과를 얻을 수 있다. 근육의 파열 또는 찢김은 스트레칭을 통해 예방될 수 있다.

근육에 대한 정보 / Muscle Facts

위팔두갈래근은 위팔의 앞에 위치한다. 어깨뼈에 두 개 분리 장소에 기시하고 두 개의 머리를 가지고 있고 위팔의 중간에 근육 힘살을 형성하고 노뼈에 부착한다. 위팔두갈래근은 팔을 구부리고 아래팔을 바깥쪽으로 돌리고(손바닥을 위로 올라가게 돌린다) 어깨관절에서 약간 팔을 바깥으로 앞으로 이동시킨다.

긴장의 원인 / Causes of Tightness

위팔두갈래근은 눈을 치우거나 무거운 물건을 옮길 때처럼 구부러진 자세에서 팔을 유지하는 활동을 하게 되면 짧아지거나 긴장될 수 있다.

긴장의 증상 / Symptoms of Tightness

- 어깨의 바깥쪽과 앞쪽에 통증
- 팔 쪽 통증

주의 / Precautions

스트레칭하는 동안 어깨관절, 팔꿉관절, 손목관절에서 통증이 느껴지면 운동을 중단한다.

기술 / Technique

스트레칭을 잘 하기 위해 어깨 높이 보다 낮은 선반이나 기둥을 찾는다. 선반이나 기둥으로부터 팔 길이만큼 떨어진 다음 팔을 뒤로 위치시킨다. 오른쪽 팔은 안쪽으로 회전하고 엄지가 바닥을 향하도록 위치시킨다. 이 자세에서 팔을 뒤에 있는 기둥을 잡거나 선반에 둔다. 손가락은 바닥쪽으로 엄지 손가락은 몸쪽으로 위치시킨다. 상체는 세우고 배근육은 긴장시키고 오른쪽 다리는 약간 앞쪽으로 위치시킨다. 정확한 시작자세이다.

상체는 앞쪽으로 기대지 말고 다리는 조심스럽게 구부리면서 5-10초 동안 스트레칭 한다. 위팔의 앞부분에 약간 찌릿한 느낌이 느껴질 때까지 계속적으로 스트레칭 한다.
5-10초 동안 근육을 이완한다.

5-10초 동안 팔로 바닥을 누르면서 저항을 준다. 5~10초 동안 근육을 이완시킨다.

새로운 끝느낌을 느낄 때까지 무릎을 계속 구부리면 강한 스트레칭이 된다.

2-3회 반복한다.

일반적인 실수 / Common Mistakes

- 잘못된 방향으로 팔을 회전할 때
- 너무 높거나 너무 낮은 기둥에 팔을 위치시킬 때
- 앞쪽으로 기대거나 상체를 구부릴 때

코멘트 / Comments

위팔의 앞쪽 근육에서 스트레칭 느낌이 어렵게 느껴질 수 있다. 어깨관절과 팔에서 스트레칭되는 느낌을 가질 것이다. 편한 자세로 가능한 한 길게 스트레칭을 하면 도움이 될 것이다. 손목을 펴고 스트레칭 시작자세를 취하려고 기둥을 잡는 동안 손목에 통증이 있다면 상체를 약간 앞쪽으로 이동시킨다. 손이 아프면 선반이나 바에 수건을 올려놓는다.

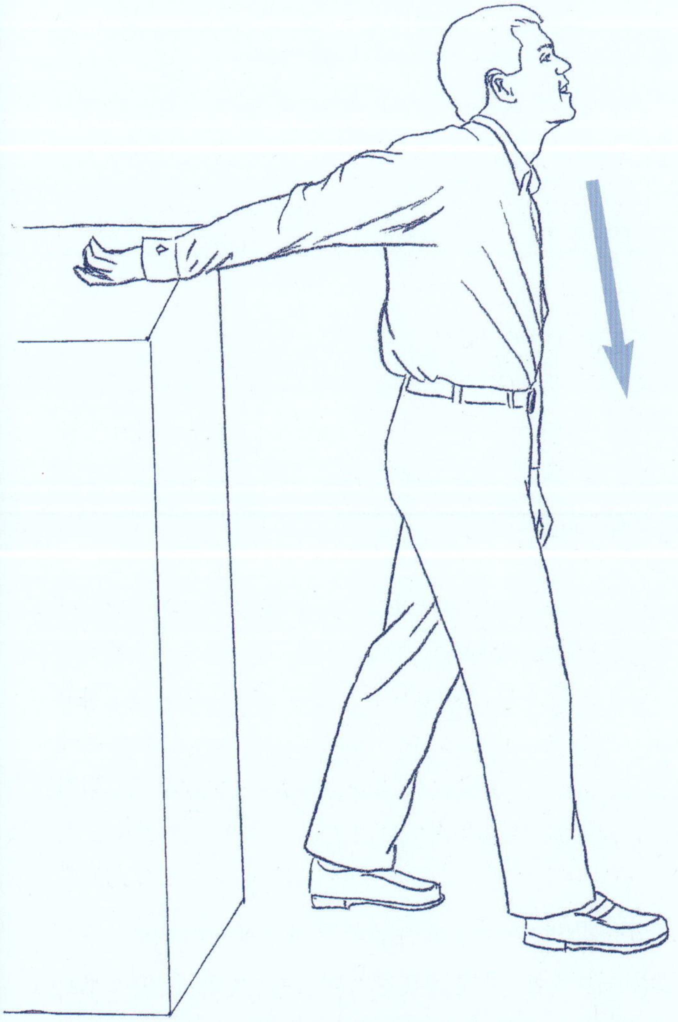

손을 뒤로하고 기둥이나 선반 위에 위치시킨다. 고정된 기둥을 잡으면 스트레칭하는데 도움이 된다. 다리를 구부리는 동안 상체는 똑바로 유지한다.

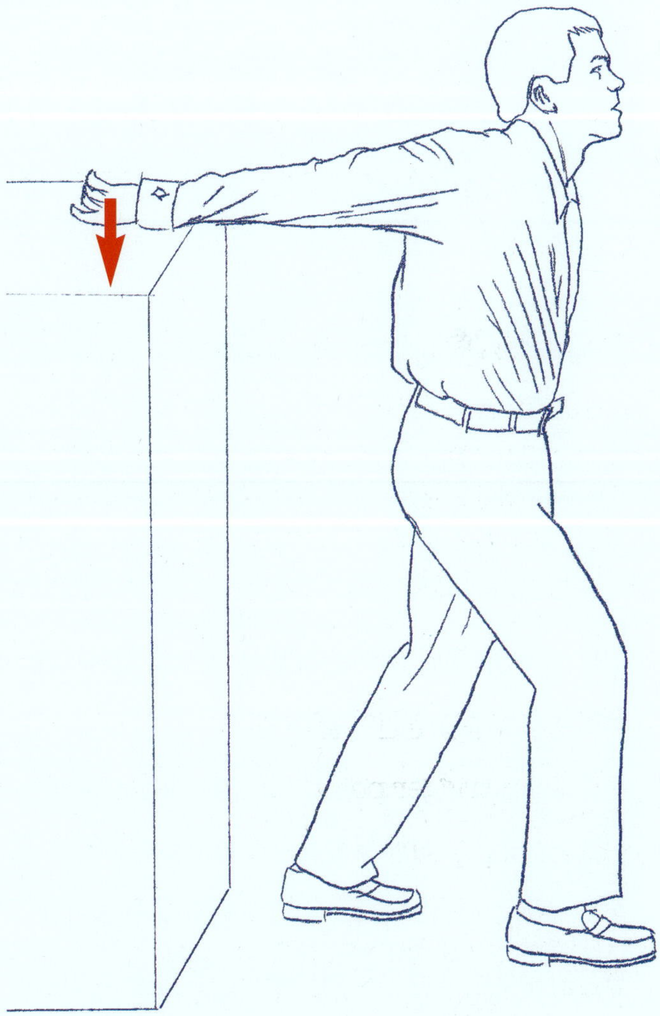

손을 바닥 쪽과 앞쪽으로 누르면서 저항을 준다.

위팔세갈래근 / Triceps brachii

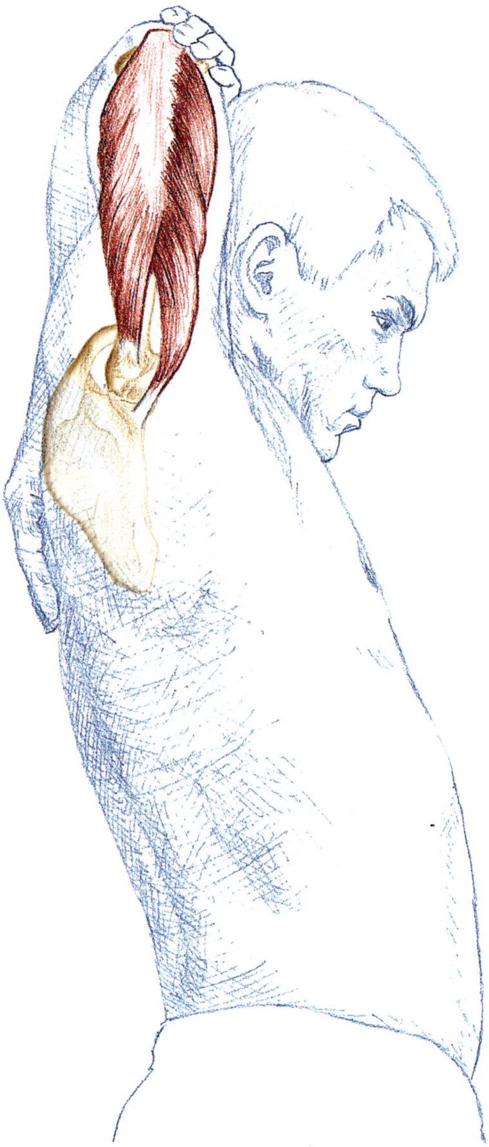

위팔 뒤에 위치한 근육이 손상 받는 건 드문 일이지만 여러 종류의 통증 원인이 될 수 있다.
통증유발점(trigger point) 또는 결절(knot)은 팔 아래쪽으로 또는 어깨 부위 쪽으로 방사통을 유발할 수 있다. 어깨관절이 매우 유연하다면 팔을 위로 올리고 팔꿉을 구부린 후 손으로 어깨뼈에 손을 얹을 수 있을 것이다.

근육에 대한 정보 / Muscle Facts

위팔의 뒤에 위치한 위팔세갈래근은 하나의 근육 힘살을 형성하고 세 개의 머리를 가지고 팔꿈치에 붙는다. 하나의 머리는 어깨뼈에 나머지 두 개는 위팔의 뒤쪽에 붙는다.
위팔세갈래근은 팔꿈치에 붙고 몸 뒤로 팔을 위치시킨다.

긴장의 원인 / Causes of Tightness

위팔세갈래근은 테니스나 배드민턴 등의 스포츠를 하는 동안 긴장되고 짧아질 수 있다.

긴장의 증상 / Symptoms of Tightness

- 팔꿈치에 통증
- 아래팔에 방사되는 통증

주의 / Precautions

스트레칭하는 동안 어깨나 팔꿈치 안쪽에 통증이 있다면 운동을 중단한다.

기술 / Technique

오른쪽 팔이 벽면을 향하도록 서고 벽으로부터 멀리 떨어진다. 오른쪽 팔을 머리 위로 하고 벽에 기대면 어깨뼈가 벽에 닿는다. 오른쪽 팔을 가능한 한 많이 구부린다. 왼손으로는 오른쪽 팔꿈치를 잡는다.

위팔의 뒤에서 찌릿한 느낌이 들 때까지 머리 뒤로 오른쪽 팔꿈치를 조심스럽게 잡아당기는 스트레칭을 5-10초 동안 실시한다. 5-10초 동안 이완한다.

다른 끝느낌을 느낄 때까지 머리 뒤로 팔을 계속 구부리면서 조심스럽게 스트레칭 한다. 천장 쪽으로 오른쪽 팔꿈치가 향하도록 구부리면 활동적으로 스트레칭이 증가된다.

2-3회 반복한다.

일반적인 실수 / Common Mistakes

- 가슴, 등, 어깨가 긴장할 때
- 벽에 어깨뼈가 닿는 것이 힘겨울 때
- 충분히 팔꿈치를 구부리는데 실패할 때

코멘트 / Comments

이 근육은 심하게 짧아지지 않기 때문에 대부분의 사람들은 스트레칭하는 느낌을 갖지 못한다.

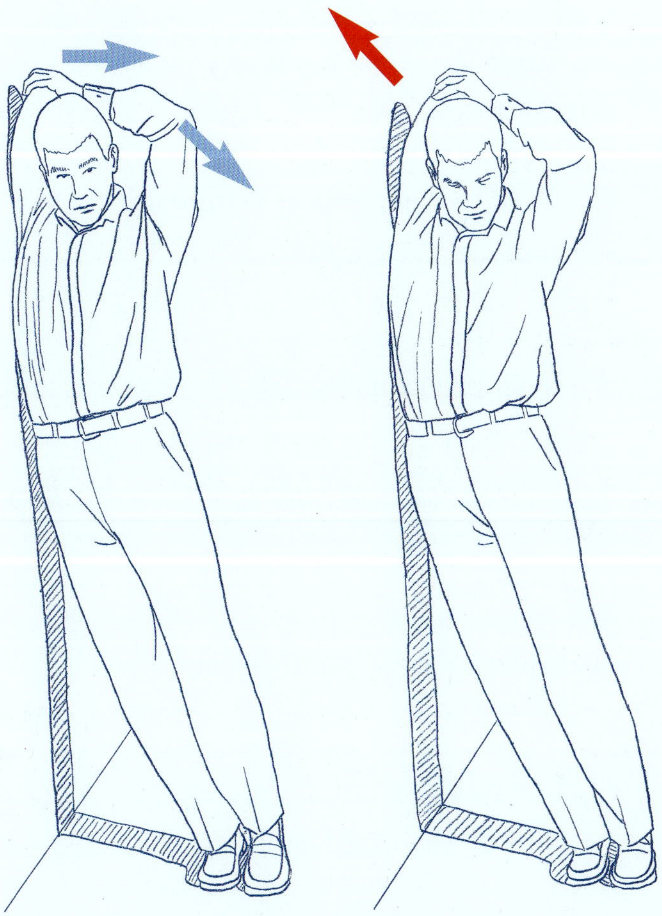

가능한 한 많이 팔을 구부려라. 스트레칭을 증가시키기 위해서 머리 뒤로 팔꿈치를 구부려라. 왼손으로 머리 뒤에 오른쪽 팔을 구부리기 위해 노력하고 오른쪽 팔은 구부려지지 않도록 힘을 주면서 저항을 준다.

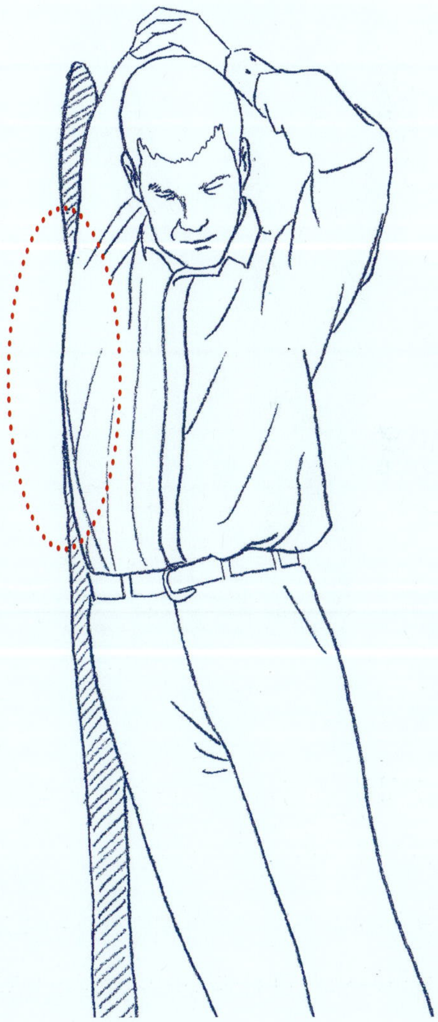

어깨뼈가 벽에 닿도록 한다.

아래팔 굽힘근 / Forearm flexors

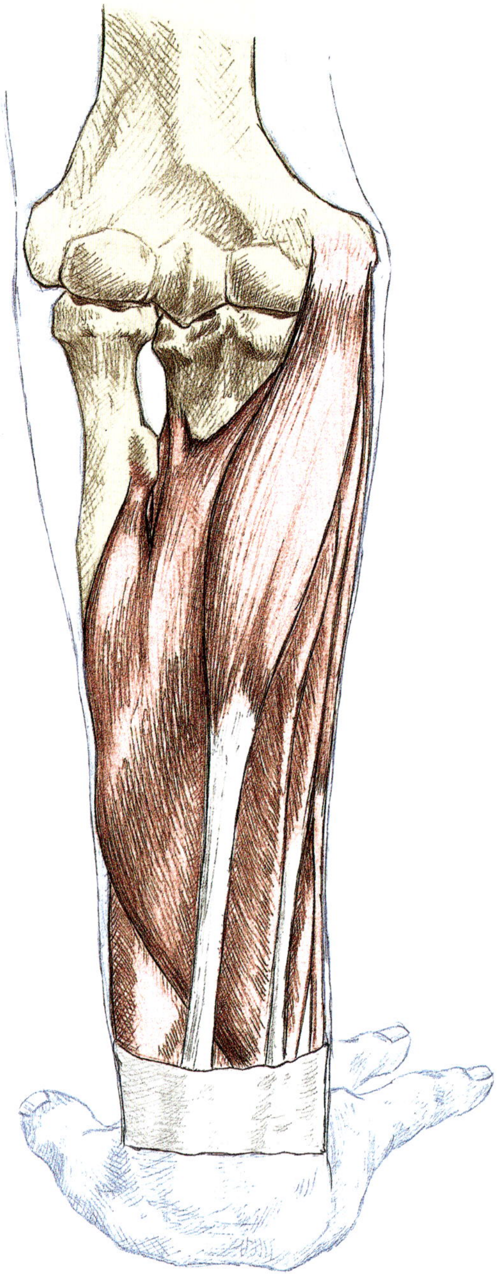

이 근육들은 손바닥 쪽에 위치한 아래팔에 있는 10개 작은 근육들을 말한다. 이 굽힘근들의 통증을 피하기 위해서 종종 스트레칭을 한다. 장기간 사용하지 않는다든지 반복적으로 사용하는 것은 피한다.

근육에 대한 정보 / Muscle Facts

위팔의 아래 끝부분에 붙기 시작해 팔꿈관절 안쪽을 가로질러 손목을 통과해 손바닥 안쪽까지 주행하여 힘줄의 형태로 손가락 쪽으로 붙는다.

이 굽힘근들은 손가락을 손바닥 쪽으로 굽힐 때 사용되는 근육들이다. 이 근육들은 개별적으로 각 관절에서 각 손가락들을 구부린다.

긴장의 원인 / Causes of Tightness

이 굽힘근들은 키보드를 치는 작업을 하는 사람들한테서 짧아지거나 긴장되어 있을 수 있다. 손을 많이 사용하는 작업에서 이러한 근육들에 문제가 유발되기도 한다. 목수, 마사지 치료사, 치료사, 체조선수, 등산가, 하키 선수들에서 종종 나타난다.

긴장의 증상 / Symptoms of Tightness

- 손가락과 아래팔에서 통증
- 팔꿈의 안쪽에서 통증 ('골퍼 엘보우' 라고도 불린다)

유연성 검사 / Flexibility Test

손을 손바닥이 얼굴을 향하도록 위치시킨다. 아래팔이 수평이 될 때까지 팔꿈을 들어 올린다. 이때 손은 움직이지 않는다.

주의 / Precautions

손목에 통증이 있다면 운동을 중단한다.

기술 / Technique

테이블처럼 편평한 표면을 찾는다. 손을 안쪽으로 돌려 손가락이 얼굴 쪽으로 향하게 한 후 테이블 위에 놓는다. 오른쪽 엄지손가락이 오른쪽을 가리키게 된다.

왼손은 오른쪽 손가락 위에 두고 오른쪽 팔은 완전히 편다.

5-10초 동안 스트레칭 한다. 조심스럽게 오른쪽 아래팔에서 약간 찌릿한 느낌이 있을 때까지 오른쪽 팔을 안쪽으로 당긴다.

5-10초 동안 근육을 이완시킨다.

5-10초 동안 손가락으로 테이블을 밀면서 저항을 준다. 5-10초 동안 근육을 이완시킨다.

새로운 끝느낌이 나타날 때까지 오른쪽 팔을 안쪽으로 당기면 강한 스트레칭이 된다.

2-3회 반복한다.

일반적인 실수 / Common Mistakes

- 팔꿉을 구부린다.
- 완전히 손가락을 펴지 못한다.
- 너무 높은 테이블에 자세를 취할 때

코멘트 / Comments

너무 테이블이 높으면 시작자세가 안 되고 운동하는 동안 정확한 스트레칭이되지 않을 수 있다. 쉽게 손가락을 펴기 위해 수건 위에 손을 놓는다.

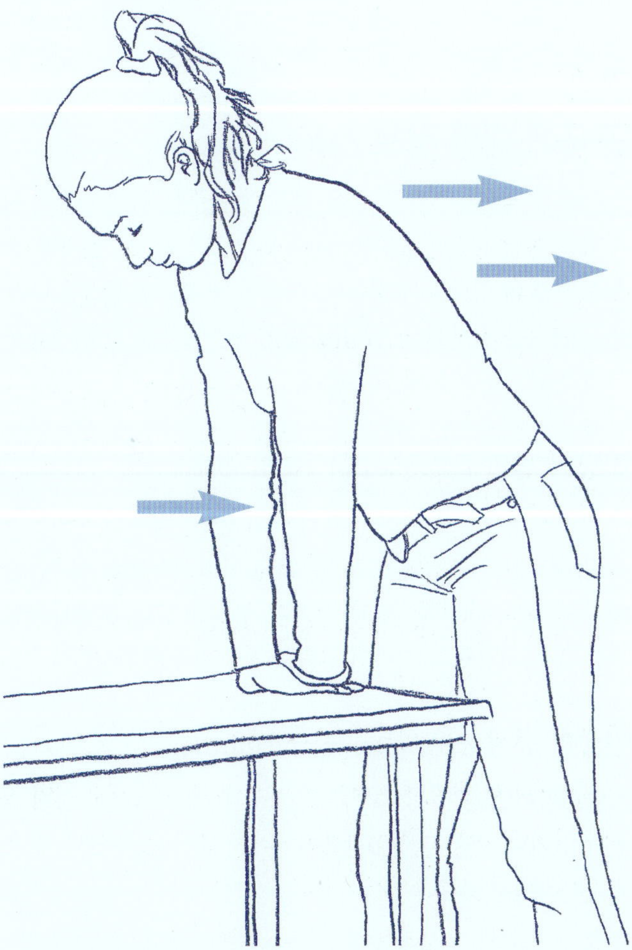

팔과 몸을 뒤쪽으로 기댄다. 팔꿉은 운동하는 동안 완전히 편다. 스트레칭을 증가시키기 위해 왼손은 오른손가락 위에 둔다.

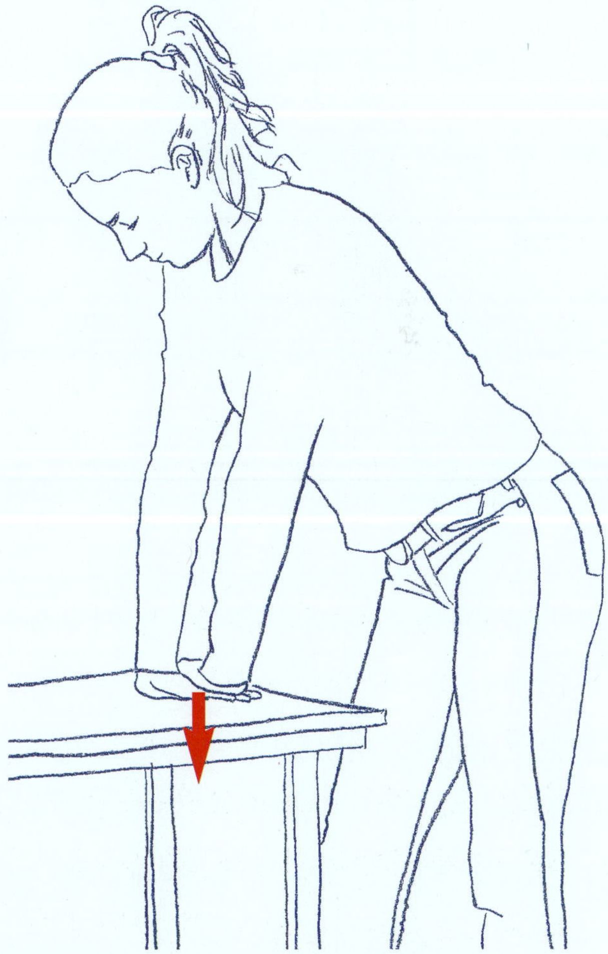

오른손으로 테이블 아래로 누르면서 저항을 준다.

아래팔 폄근 / Forearm extensors

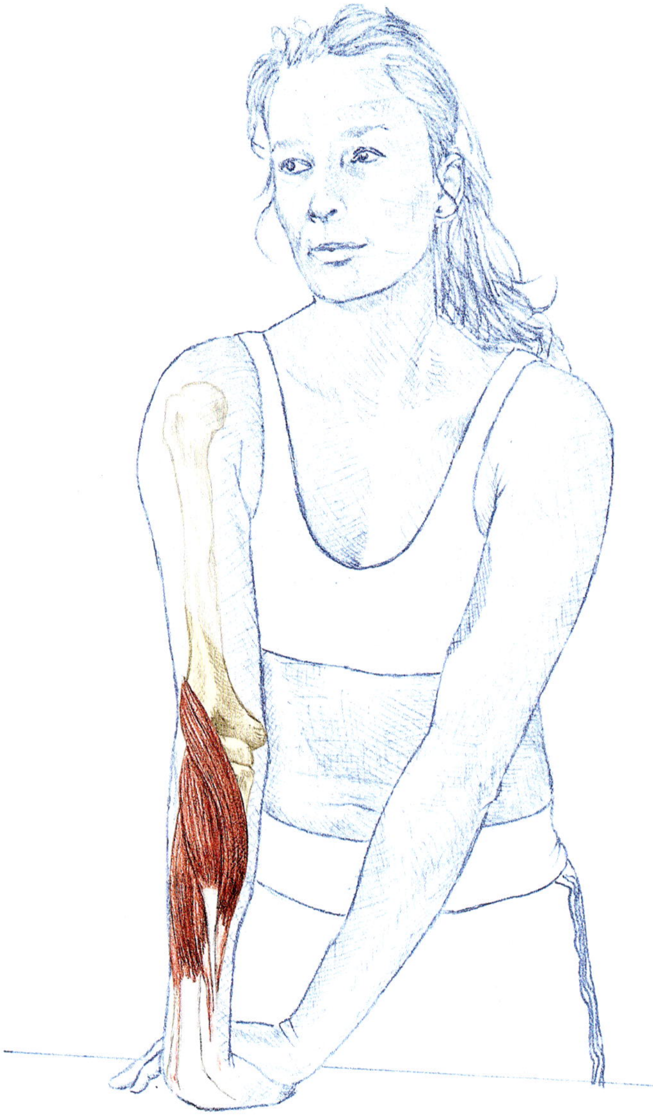

아래팔 폄근들은 아래팔의 뒤쪽과 바깥쪽에 위치하고 10개의 근육들로 구성되어 있다. 이 부분의 통증으로 많은 사람들이 병가를 내기 때문에 주의를 기울여야 하는 부분이다. 하루에 20번까지 이 근육들을 스트레칭 한다. 스트레칭의 장점 때문에 일하는 동안 잠깐씩 스트레칭을 하는 것이 좋다.

근육에 대한 정보 / Muscle Facts

아래팔 폄근들의 대부분은 위팔의 끝부분 바깥쪽에서 기시하여 팔꿉 바깥쪽을 지나 손목을 가로질러 손, 손가락 쪽으로 힘줄의 형태로 주행한다. 아래팔 폄근들은 팔꿉을 구부리고 손목을 구부린다. 이 근육들은 개별적으로 각 관절에서 각 손가락들을 펴는데 작용한다.

긴장의 원인 / Causes of Tightness

아래팔 폄근들은 정적인 작업 예를 들면, 컴퓨터 작업이라든지 정교한 기계적인 일을 할 때 짧아질 수 있다. 목수, 마사지 치료사, 등산가, 체조, 무거운 물건을 드는 사람들처럼 손을 많이 사용하는 직업의 사람들에서 종종 발견된다.

긴장의 증상 / Symptoms of Tightness

- 아래팔의 통증
- 팔꿉(테니스 엘보우) 바깥쪽에 통증
- 손가락에서 통증

주의 / Precautions

손목에 통증이 있다면 운동을 중단한다.

기술 / Technique

서는 것이 편하면 테이블을 사용하고 앉는 자세가 편하면 바닥을 사용한다. 손목이 앞을 향하게 하고 주먹을 쥔다. 손목을 구부리고 바닥에 붙인다. 손가락은 앞쪽으로 향하게 하고 다른 손은 그 위에 주먹을 쥐고 위치시킨다. 팔꿉은 똑바로 편다.

아래팔에서 약간의 찌릿함이 느껴질 때까지 팔을 몸 앞쪽으로 당기면서 5-10초 동안 스트레칭 한다. 5-10초 동안 근육을 이완한다.

손가락관절로 테이블을 조심스럽게 누르면서 5-10초 동안 저항을 준다. 5-10초 동안 근육을 이완한다.

새로운 끝느낌이 있을 때까지 팔을 뒤쪽으로 밀면 강한 스트레칭이 된다.

2-3회 반복한다.

일반적인 실수 / Common Mistakes

- 팔꿉 구부리기
- 충분히 주먹을 꽉 쥐는 것 실패
- 테이블이 너무 높을 때

코멘트 / Comments

테이블이 높다면 운동하는 동안 정확한 스트레칭 시작자세와 테크닉을 막는다. 운동할 때 손이 아프다면 테이블이나 바닥 위에 수건이나 베개를 놓는다.

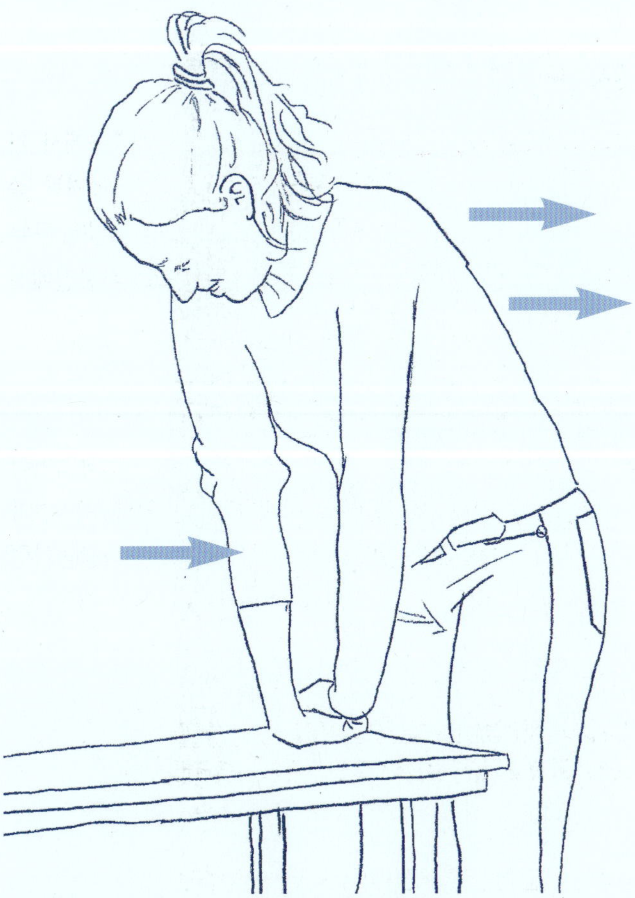

오른쪽 주먹을 유지하기 위해 왼손을 사용하고 손가락은 구부린다. 팔꿉은 완전히 운동하는 동안 펴고 팔과 몸은 뒤로 움직인다.

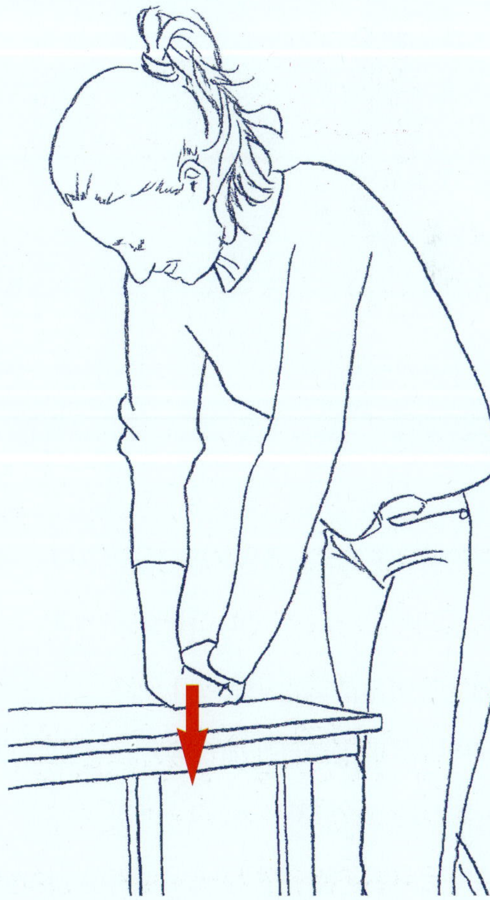

손으로 테이블을 누르면서 저항을 준다.

긴노쪽손목폄근, 짧은노쪽손목폄근 / Extensor carpi radialis longus and brevis

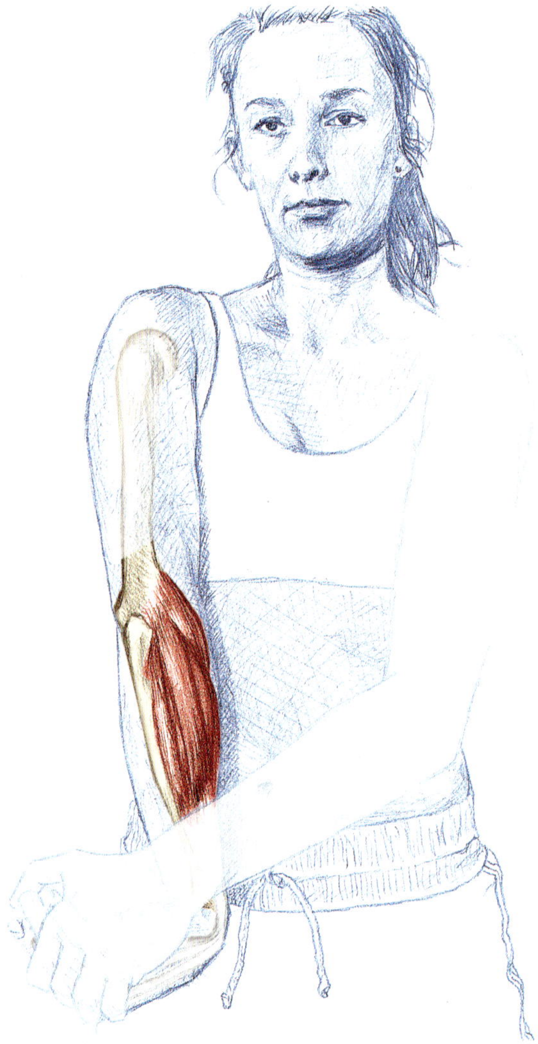

긴노쪽손목폄근과 짧은노쪽손목폄근은 컴퓨터 마우스로 일하는 것처럼 정적인 작업으로 인해 아래팔에 통증이 유발되는 근육이다. 이 근육들을 쉬지 않고 계속적으로 사용하거나 매년 같은 작업을 하게 된다면 이 근육들의 상태는 나빠질 것이다. 통증은 근육이 보내는 신호이다. 아래팔에서 통증을 완화하기 위해 일관된 스트레칭, 연부조직 도수치료, 마사지를 할 수 있다.

통증이 유발되기까지 많은 시간이 걸렸기 때문에 통증이 완화되기까지도 시간이 소요된다.

근육에 대한 정보 / Muscle Facts

긴노쪽손목폄근과 짧은노쪽손목폄근은 위팔의 아래 끝부분에서 팔꿉을 지나 아래팔 바깥쪽과 손목을 지나 2번째와 4번째 손가락에 부착한다. 이 근육들은 팔꿉을 구부리고 손목과 2번째, 4번째 손가락을 편다.

긴장의 원인 / Causes of Tightness

장기간 정적인 움직임은 긴노쪽손목폄근과 짧은노쪽손목폄근을 짧아지게 한다. 컴퓨터작업이 직업인 사람들, 하키선수들, 등산가, 건설 노동자들 같이 손으로 작업을 하는 사람들한테서 빈번히 나타난다.

긴장의 증상 / Symptoms of Tightness

- 아래팔 바깥쪽에 통증
- 2, 4번째 손가락에 무딘 느낌이나 통증
- 팔꿉 바깥쪽(테니스 엘보우)에 통증

주의 / Precautions

어깨나 손목에 통증이 있으면 운동을 중단한다.

기술 / Technique

오른쪽 팔을 구부려 배꼽 앞으로 위치시킨다. 손바닥 쪽으로 손목을 구부릴 수 있을 만큼 구부리고 아래팔을 회전시키고 주먹을 쥔다. 손목을 더 구부리기 위해 왼손은 오른쪽 주먹을 감싼다. 팔꿉은 구부린다. 어깨와 오른쪽 팔은 이완한다.

손목을 더 구부리기 위해 왼손을 사용하고 오른쪽 아래팔을 안쪽으로 회전시키고 조심스럽게 펴면서 5-10초 동안 스트레칭 한다. 오른쪽 아래팔에서 약간 찌릿한 느낌이 있을 때까지 계속한다. 5-10초 동안 근육을 이완한다.

5-10초 동안 오른쪽 손목을 펴기 위해 조심스럽게 노력하면서 저항주고 5-10초 동안 근육이완 한다.

새로운 끝느낌이 있을 때까지 오른쪽 손목을 구부리고 오른쪽 팔을 펴면 강한 스트레칭이 된다.

2-3회 반복한다.

일반적인 실수 / Common Mistakes

- 아래팔을 회전하는데 실패
- 손목을 확실히 구부리는데 실패
- 주먹을 꽉 쥐는 것을 실패
- 오른쪽 팔을 확실히 펴는 것을 실패

코멘트 / Comments

이 운동은 시작하기가 까다롭지만 포기하지 않는다. 연습으로 인해 이 스트레칭을 완벽하게 할 수 있을 것이다.

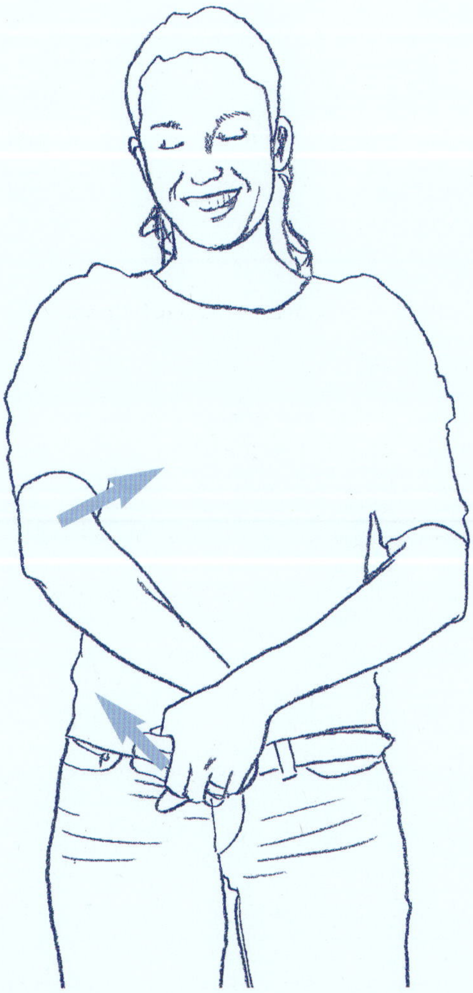

오른쪽 팔을 구부리고 손목과 손가락을 구부리는데 왼손을 사용한다. 팔을 펴고 같은 자세에서 손목과 손가락을 유지하는데 왼손을 사용한다.

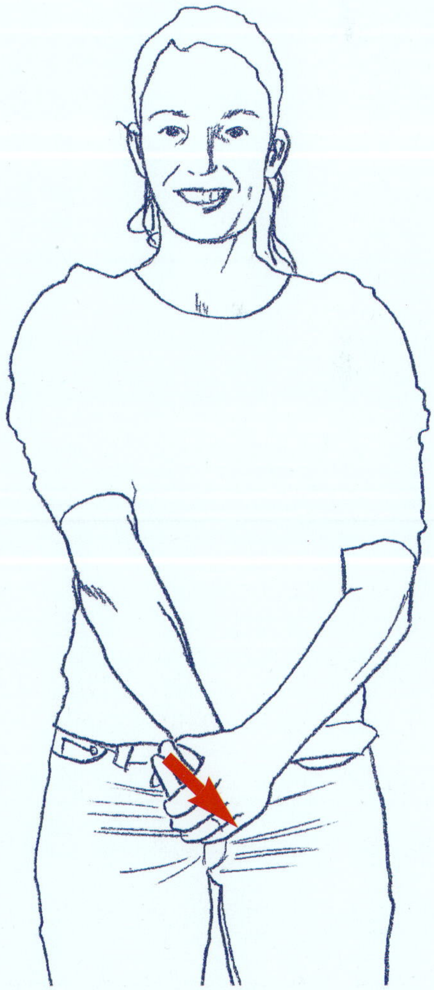

오른손으로 왼손을 누르면서 저항을 준다.

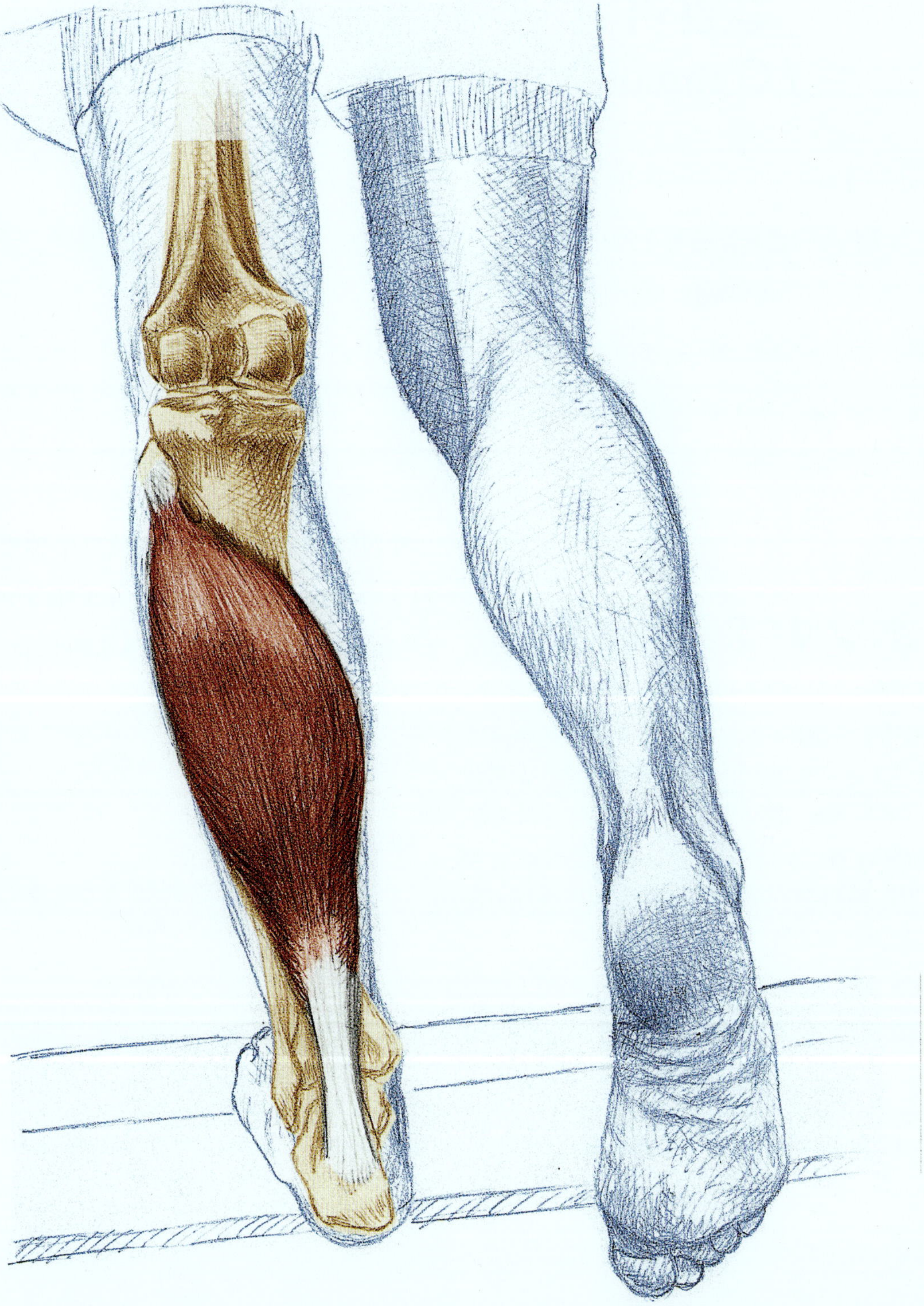

통증을 완화시키기 위한 프로그램

Programs for Pain Relief

일반적인 아침 통증과 뻐근함 / Common Morning Aches and Pains

자고 일어났을 때 누군가가 야구 방망이로 머리를 친 것 같은 느낌이 든다면 등을 풀어 주어야 한다. 팔을 뒤로 고정한 채 잠자는 자세는 당신에게 영향을 미칠 수 있다. 잠자는 자세를 바꾸는 것이 쉬운 것은 아니지만 근육들이 유연하지 않다면 습관을 바꿀 필요가 있다. 지금부터 일반적으로 느끼는 통증에 관한 몇 가지 치료법들을 소개하고자 한다.

아침에 일어날 때 두통이 있다면? / Do you wake up with a headache?

아침에 일어날 때 두통이 있으면 하루를 시작하는데 좋지 않다. 밤새 잠을 잤지만 이완하고 휴식한 채로 수면을 취한 것이 아니라 자는 동안 이빨을 갈고 이를 악무는 등의 습관으로 턱 주변이나 목 주변 근육을 긴장시켰을 것이다. 사람들은 잠을 청할 때 어깨를 귀쪽으로 올린다. 이런 자세는 잠든 후에도 계속되어 아침에 두통을 유발하게 된다.

치료법 / Remedies

목 주변(124쪽) 근육들을 이완시키고 스트레칭하는 것은 두통을 예방하는 좋은 방법이다.

두통은 목 주변 짧아진 근육들과 나쁜 수면자세 때문에 생기며 일반적으로 딱딱한 침대에서 잘수록 머리가 무겁다고 느낀다.

아침에 일어날 때 목주변이 뻣뻣하다면? / Do you wake up with a stiff neck?

움직이기 어려울 정도로 목이 뻣뻣한 채로 일어난다면 베개가 너무 높다는 것이다. 옆으로 누워서 베개를 베면 목의 한쪽은 스트레칭되고 반대쪽은 짧아지게 된다. 이러한 습관은 목 주변 근육과 관절을 자극시킨다.

치료법 / Remedies

머리의 위치를 척주의 위치와 맞추고 옆으로 누워서 잔다면 베개의 높이를 조절해야 한다.

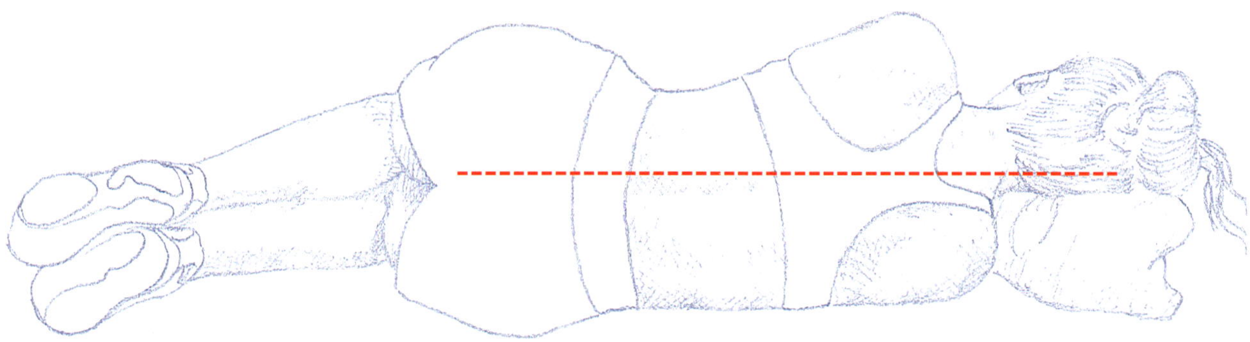

옆으로 누워서 잘 때 부드러운 베개를 사용하지 말고 단단한 매트리스를 사용해 척주 정렬을 유지하는 것이 좋다.

아침에 일어났을 때 팔에서 이상감각이 느껴진다면?

/ Are your arms asleep when you wake up?

아침에 일어났을 때 팔에서 저리고 얼얼한 느낌이 있다면 불편 할 수 있다. 가장 일반적인 원인은 머리 위로 팔을 놓은 채로 자기 때문이다. 머리 위로 팔을 둔 채로 자게 되면 큰가슴근과 작은가슴근은 스트레칭되고 목, 팔, 그리고 몸통으로 지나는 혈관과 신경을 누르게 되어 팔에서 이상감각이 느껴지게 된다.

치료법 / Remedies

수면자세를 완전히 바꾸거나 팔은 옆으로 두고 잠을 잔다. 자기 전에 매일 밤 큰가슴근과 작은가슴근을 스트레칭 한다.

아침에 일어날 때 어깨가 아프다면?

/ Does your shoulder hurt when you wake up?

아침에 일어날 때 어깨가 아프면 베개 아래로 팔을 넣고 자거나 머리 위로 팔을 둔 채로 잠을 자기 때문이다. 이 자세로 잠을 자게 되면 가시위근에 긴장을 주어 팔에 힘이 없는 듯한 느낌이 든다.

치료법 / Remedies

바로 누워서 자거나 어깨 아래로 팔을 내리고 자도록 한다.

아침에 일어날 때 허리가 아프다면?

/ Does your lower back hurt when you wake up?

부드러운 침대에서 반쯤 엎드려 자는 자세는 등에서 두 부분에 영향을 끼치게 된다. 신체에서 무거운 부분은 침대 아래로 쳐지게 되고 등은 아치를 그리며 휘기 때문이다. 이러한 습관은 엉덩굽힘근들을 긴장시키고 아침에 허리통증을 유발시킨다.

치료법 / Remedies

매트리스 아래에 받침대를 대거나 단단한 침대로 바꾸고 자기 전에 엉덩굽힘근들을 스트레칭 한다. 옆으로 자는 것 대신 바로 누워 자도록 노력한다.

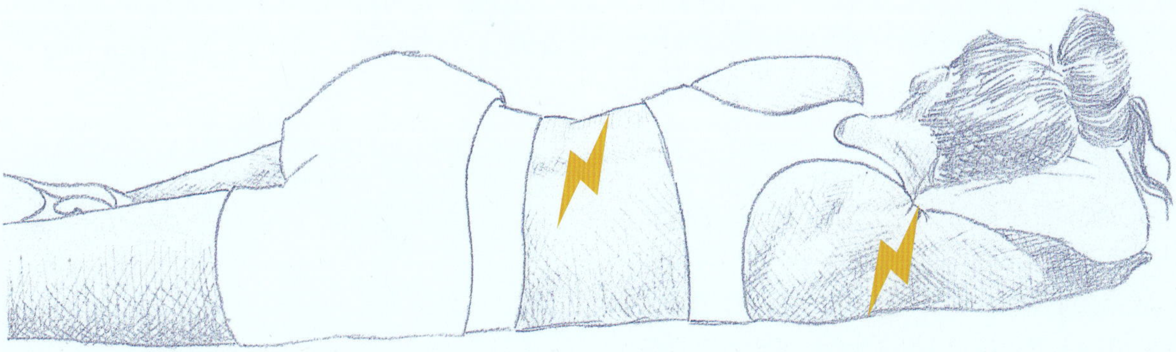

머리 아래로 팔을 베고 잠을 자는 자세는 어깨와 팔에서 통증과 저린 느낌을 유발하게 된다. 침대에서 엎드려 자면 허리 아치가 증가하여 결과적으로 허리 염좌를 초래할 것이다.

스트레칭 스케쥴 / Stretching Schedule

스트레칭은 통증을 감소시키거나 없애는데 가장 좋은 방법 중에 하나이다. 이 장에서는 통증이 있는 상황에서 스트레칭 계획 세우는 것에 관한 개요를 설명하고 등을 젖힐 때나 목을 구부릴 때와 같이 통증의 원인에 대해서 일반적으로 언급한 것들 이외의 이유에 관해 설명할 것이다. 만약 통증의 원인이 확실하지 않다면 의사나 마사지 치료사에게 자문을 구하는 것이 좋다.

등을 젖힐 때 / Throwing your back out

환자가 등을 젖힐 때 아프다고 표현하는 것으로는 실제적으로 통증의 원인이 무엇인지, 왜 아픈지에 대해 알 수 없다.

왜 아픈가? / What Hurts?

- 근 경련
- 늘어난 인대
- 손상된 디스크
- 허리 관절의 제한

통증의 원인 / Background

- 근 불균형
- 등근육의 피로
- 근 긴장
- 근 약화
- 반복적으로 무거운 물건 들기
- 비활동적인 생활

일반적인 치료 / General Remedies

가장 좋은 방법은 움직이는 것이다. 안전하다고 느끼는 범위에서 좌우로 움직인다. 움직일 수 있는 만큼 몸을 움직이는데 그 방법은 중요하지 않다.

아픈 것과 상관없이 걷고 움직여야 하며 걸을 수 있는 만큼 걷는다. 피곤하면 눕거나 쉰다. 바로 눕거나 엎드려 누워서 일어나는 것보다 옆으로 누워 있을 때 일어나기 쉽다면 옆으로 누워 있는다. 통증이 지속된다면 앉아있는 것은 피한다. 뿐만 아니라, 사지에 찌릿하는 통증을 만드는 움직임은 피한다. 몸의 방어기전을 유발하면 치유되는데 더 많은 시간이 소요되기 때문이다.

특수 치료 / Specific Remedies

매일 여러 번 스트레칭을 한다. 하루에 10번 스트레칭하면 곧 좋아질 것이다.

전문가의 도움이 필요할 때 / When to seek professional help

다음과 같은 증상들이 있다면 전문가의 도움을 받아야 한다:

- 다리 아래로 찌릿한 통증
- 피부의 어떤 부분에서 감각의 상실
- 일부 근육에서 근력 약화
- 소변보는 능력 상실

스트레칭 할 근육들 / Muscles to Stretch

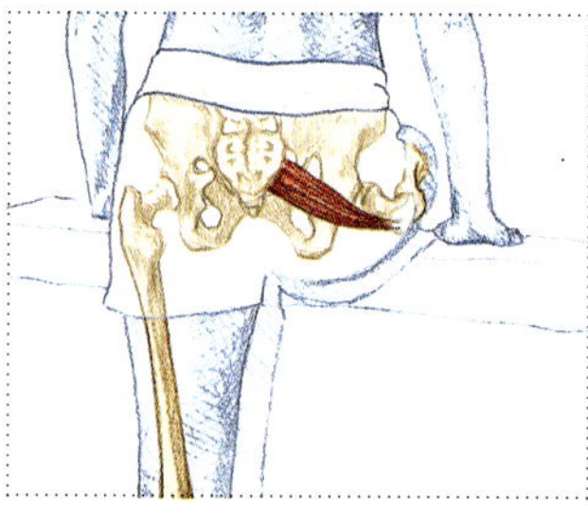

궁둥구멍근, 72, 75쪽

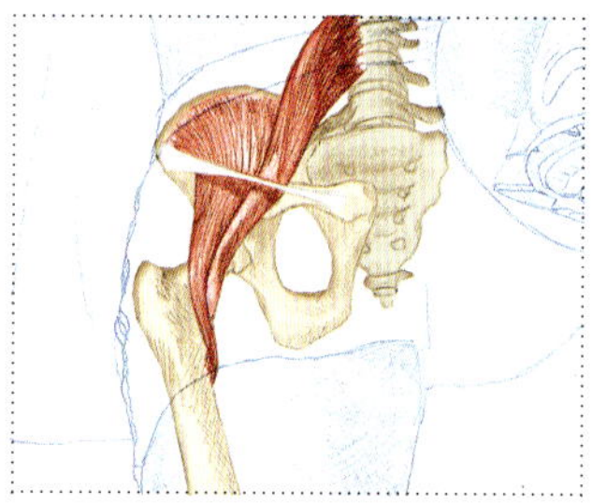

허리근과 엉덩근, 83쪽

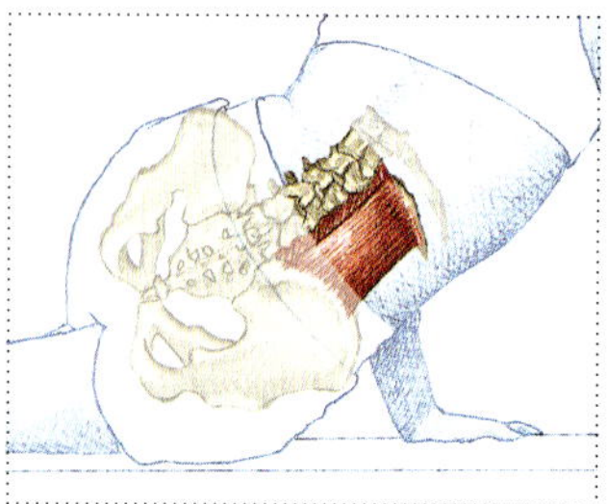

허리네모근, 78, 81쪽

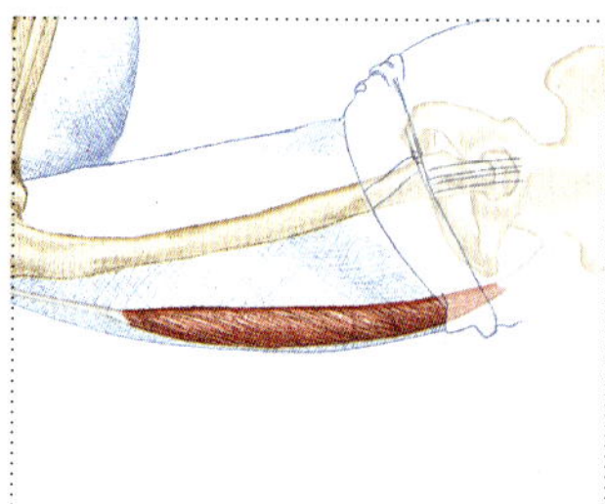

넙다리곧은근, 86, 90쪽

목을 구부릴 때 / Kink in your neck

환자는 목을 구부릴 때 아프다고 말하지만 어떻게 아픈지 언제 통증이 발생했는지는 알 수 없다. 하지만 이러한 표현은 아픈 문제를 해결할 수 있는 열쇠가 될 수 있다.

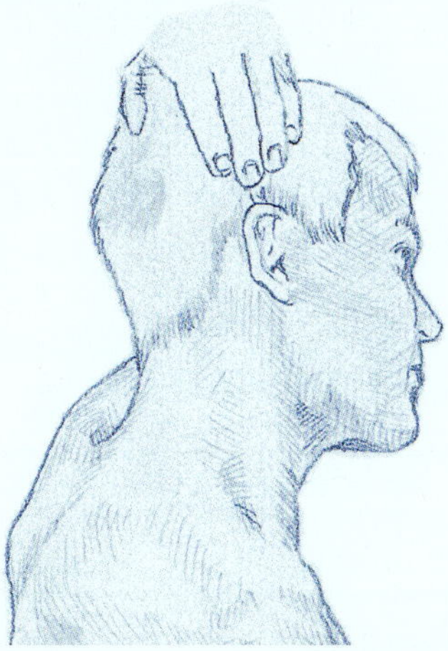

일반적으로 나타나는 목통증은 2가지 경우가 있다:

1. 타입 1 : 즉시 나타난다. 목을 돌리거나 한쪽으로 구부리는 것이 안 되지만 다른 방향에서는 통증이 없다. 대개 아침에 일어나면 통증이 생긴다.
2. 타입 2 : 움직임을 감소시키는 통증이 서서히 나타난다.

왜 아픈가? / What Hurts?

- 근 경련
- 신경 조임
- 압박된 디스크
- 늘어난 인대
- 목 관절 제한

통증의 원인 / Background

- 단조로운 일 또는 스트레스로 인한 긴장
- 불량한 수면 자세
- 갑작스럽게 과부하 된 근육
- 바람이 부는 곳(drafty place)에 앉아 있을 때

일반적인 치료 / General Remedies

움직임이는 것은 일반적인 치료법이 될 수 있다. 통증 없이 움직일 수 있는 만큼 앞으로 뒤로 움직이면서 머리를 돌리고 기울인다. 목 보조기나 냉치료는 피하고 열치료를 한다. 열치료는 목을 좀 더 자유롭게 움직일 수 있게 한다. 곡물 베개 역시 좋다.

특수 치료 / Specific Remedies

타입 1. 첫 번째 경우 통증을 유발하지 않는 방향으로 스트레칭하기

타입 2. 두 번째 경우 모든 방향으로 스트레칭하고 움직임이 제한되는 쪽은 시간을 더 많이 투자하기

2가지 타입을 치료하는데 스트레칭하는 것이 좋다. 시간 당 여러 번 스트레칭하는 것을 추천한다.

전문가의 도움이 필요할 때

다음과 같은 증상들이 있다면 전문가의 도움을 받아야 한다:

- 목에서 팔, 손으로 찌릿한 느낌의 통증이 있을 때
- 팔과 손에서 근력이 상실될 때
- 피부의 일 부분에서 감각이 손실될 때

스트레칭 할 근육들 / Muscles to Stretch

스스로 스트레칭하는 것 뿐만 아니라, 전문적인 치료사(마사지 치료사, 물리치료사, 카이로프락터)의 도움도 필요하다.

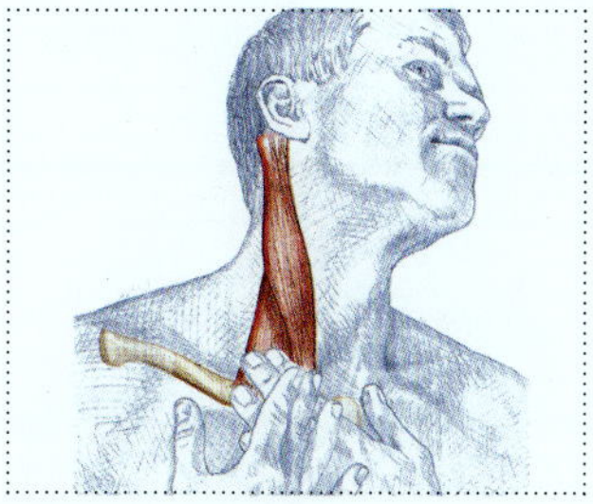

목빗근, 30쪽

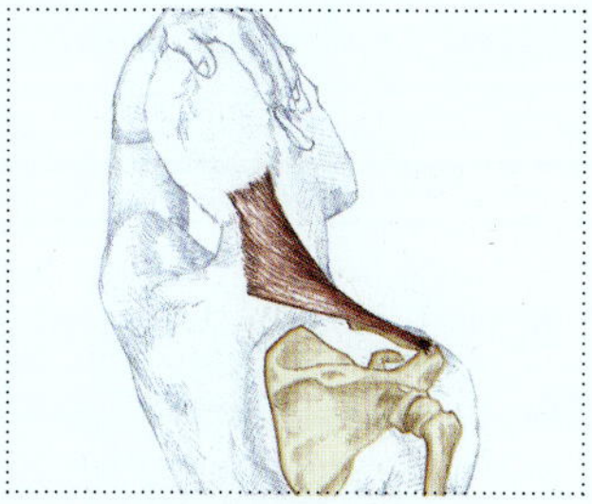

위등세모근, 26쪽

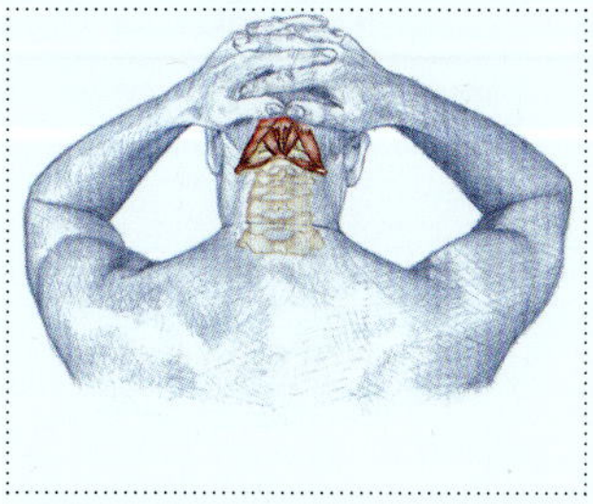

뒤통수밑근, 34쪽

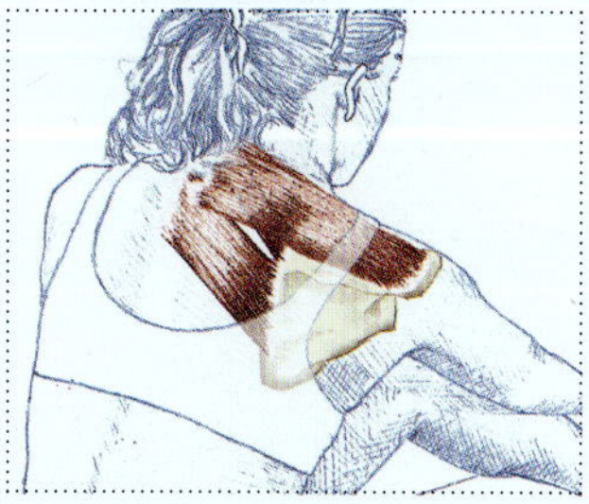

가운데등세모근과 마름근, 48, 50쪽

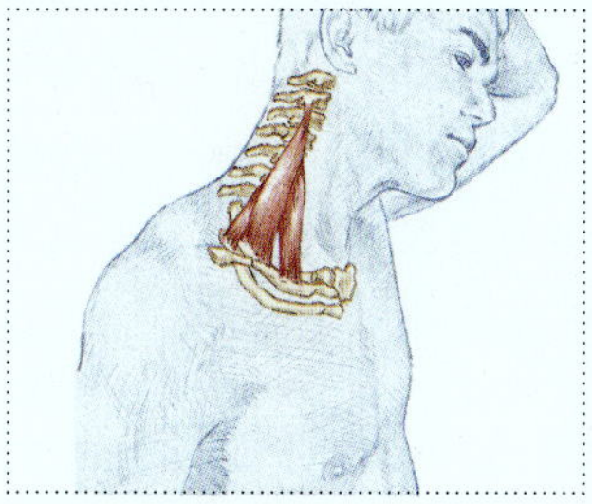

목갈비근, 32쪽

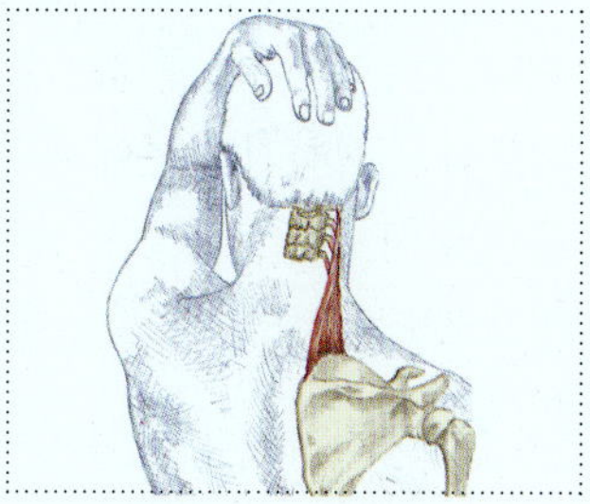

어깨올림근, 36, 38쪽

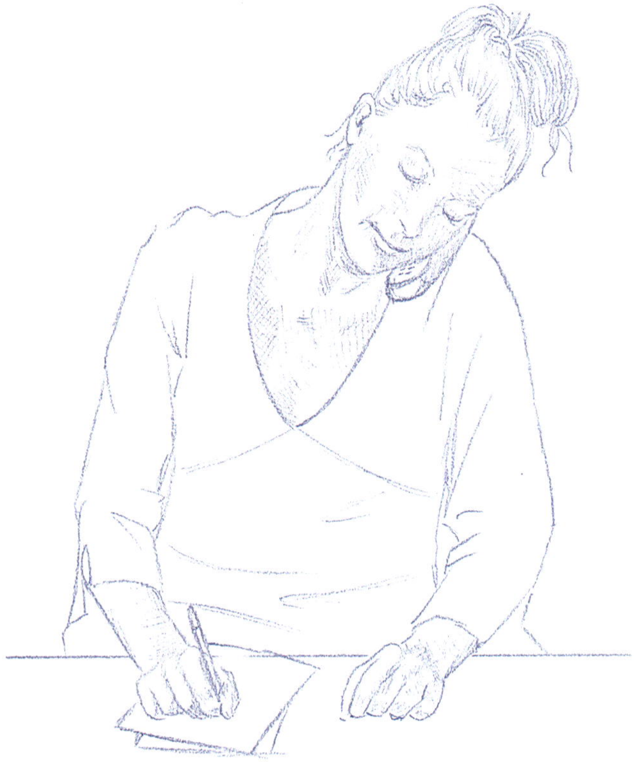

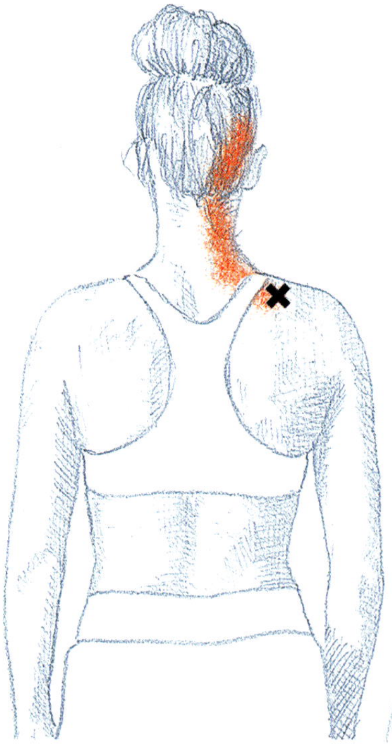

위등세모근(upper trapezius)

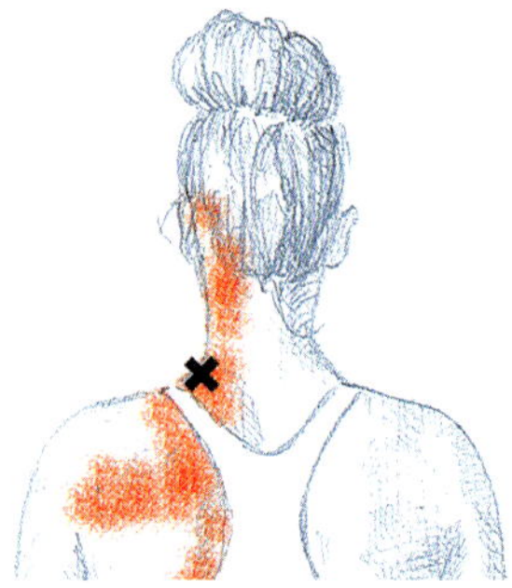

어깨올림근(levator scapulae)

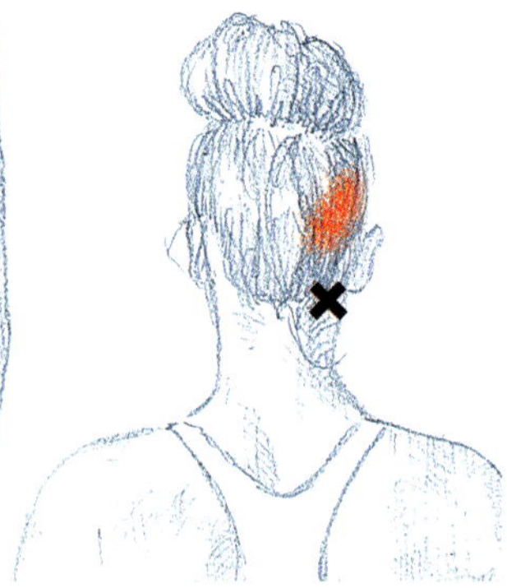

뒤통수밑근(suboccipitals)

척주에 가해지는 힘의 양이 꼭 목 통증이나 허리 통증의 원인이 되지는 않는다.
심각한 변수들은 특정 자세를 유지한 시간에 따른 척주의 배열이다.

두통 / Headache

두통은 통증 중에 가장 흔한 형태이다. 긴장된 목근육과 어깨근육들은 통증유발점을 자극해 머리 쪽으로 통증을 나타낸다. 일반적인 통증은 한쪽 목과 관자놀이를 지나 귀 뒤로 나타나며 마치 손톱이 살을 파고드는 듯한 느낌을 느끼게 된다. 이런 통증의 형태는 항상 위등세모근의 통증유발점에서부터 시작하기 때문에 관자놀이를 마사지하는 것은 통증을 완화시키지는 않는다. 두통이 계속 되면 스트레칭을 하는 것으로도 일시적으로 또는 길게 봤을 때 통증을 완화시킬 수 있다.

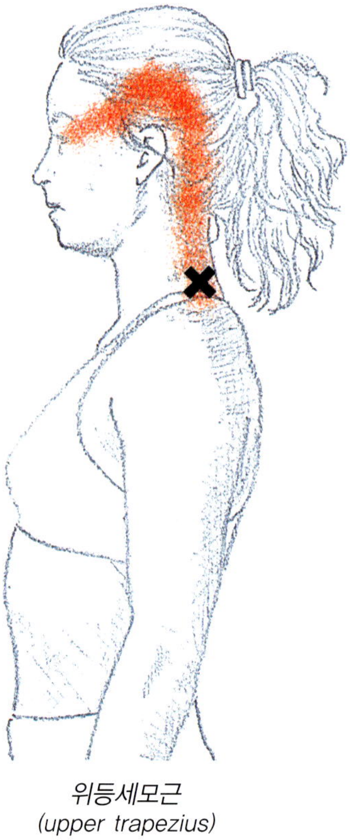

위등세모근
(upper trapezius)

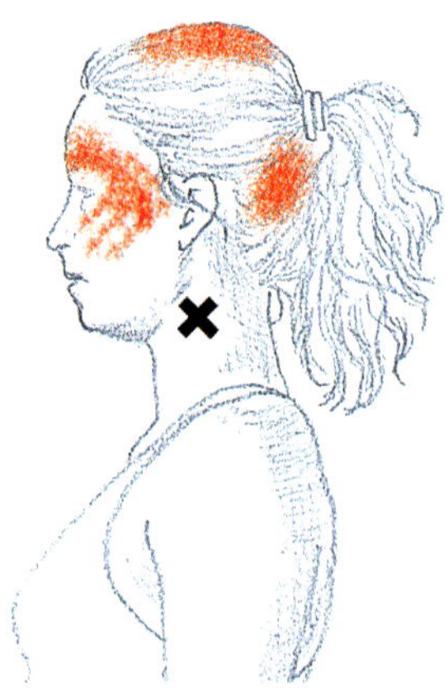

목빗근
(sternocleidomastoid)

X 표시된 부분은 통증유발점을 표시한 것이며 색칠된 부분은 통증이 퍼지는 양상을 표시한 것이다.

왜 아픈가? / What Hurts?

- 통증유발점
- 근 긴장
- 고정된 목관절

통증의 원인 / Background

- 스트레스로 인해 장기간 긴장
- 단조로운 작업
- 걱정하는 것
- 어깨 부위 또는 몸의 다른 부분 통증

일반적인 치료 / General Remedies

이완하는 것이 중요하다. 두통이 생기는 느낌이 들면 바로 앉아 목과 어깨를 지지해 통증을 멈추게 하고 목과 어깨를 이완한다. 온열 패드를 사용하면 긴장을 완화시킬 수 있다.

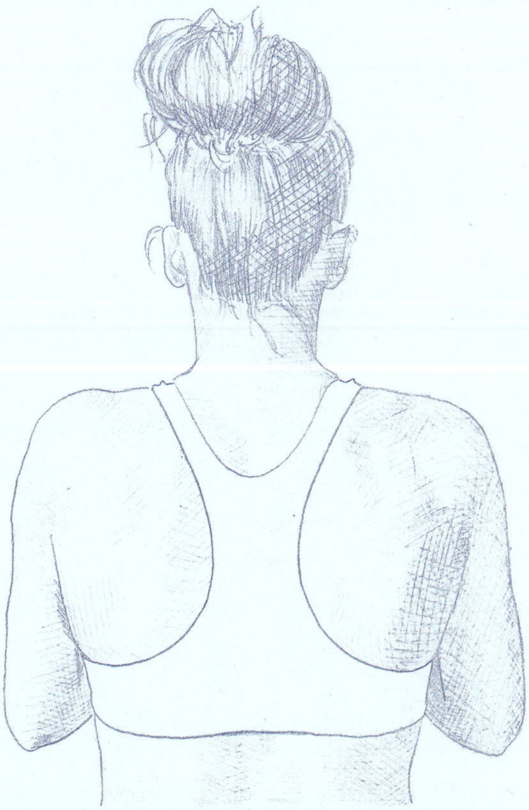

어깨를 올린 상태로 계속 앉아 있는 자세는 두통의 원인이 된다. 두통을 최소화하기 위해서는 어깨를 아래로 내리고 이완시키기 위해 노력해야 한다.

특수 치료 / Specific Remedies

다음 섹션에서 언급된 근육들을 스트레칭 한다. 두통이 너무 심하면 쉬거나 이완시키고 약간 좋아졌을 때 스트레칭 한다.

전문가의 도움이 필요할 때

다음과 같은 증상들이 있다면 전문가의 도움을 받아야 한다:

- 두통이 멈추지 않을 때
- 두통이 급성일 때(증가하는 타입), 계속적인 통증이 지속될 때, 정상적으로 두통이 전혀 감소되지 않을 때

스트레칭 할 근육들 / Muscles to Stretch

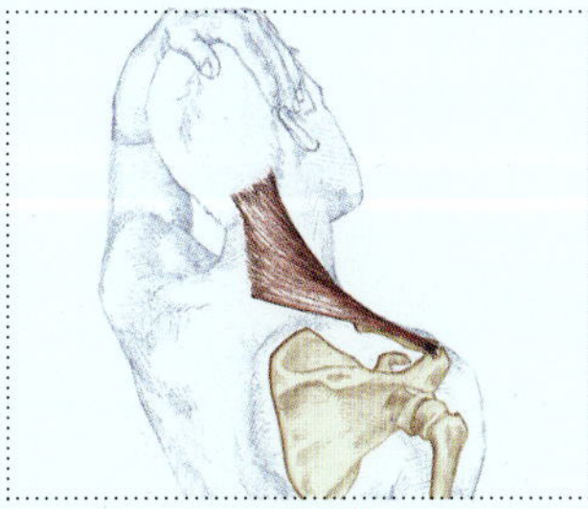

위등세모근, 26쪽

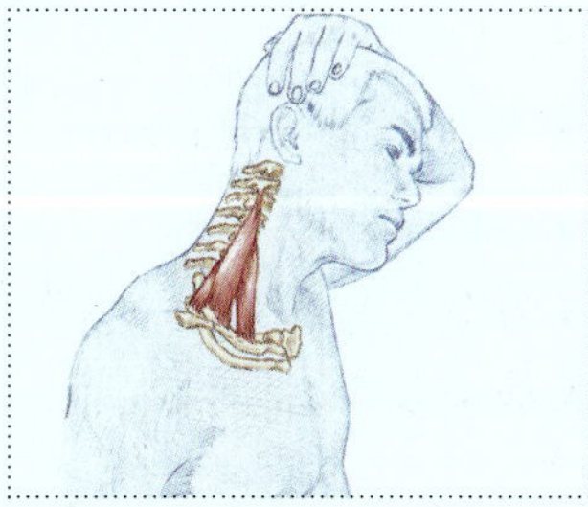

목갈비근, 32쪽

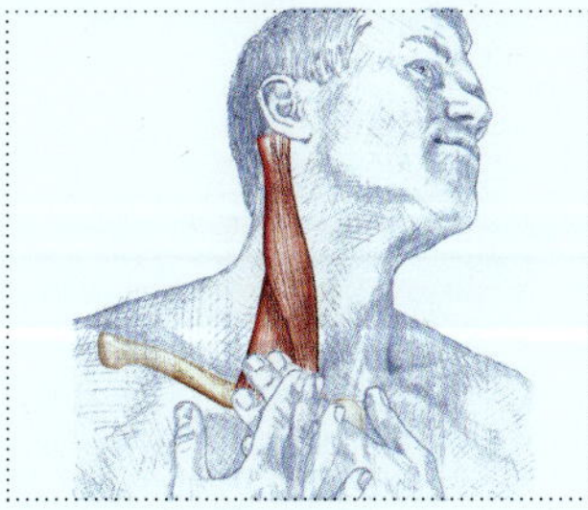

목빗근, 30쪽

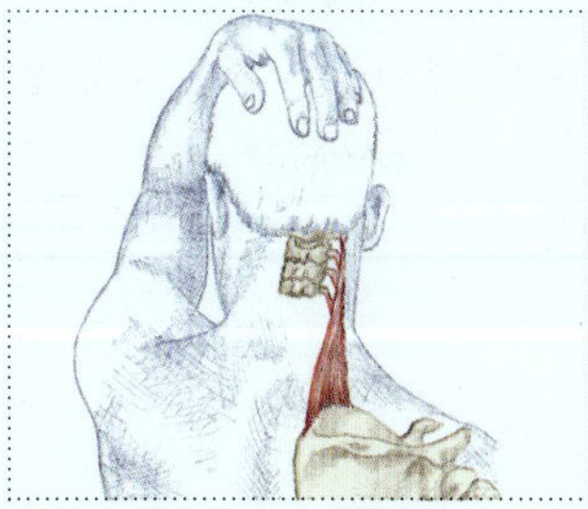

어깨올림근, 36, 38쪽

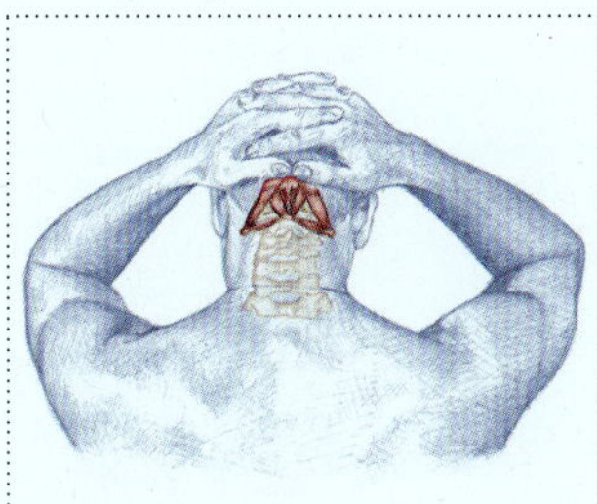

뒤통수밑근, 34쪽

등 통증 / Upper-back Pain

등은 한 부분 또는 더 많은 부분에서 통증이 나타난다. 어깨뼈의 위쪽의 안쪽 부분의 통증유발점의 자극은 어깨뼈 아래에서 통증이 생기는 것처럼 느껴지며 계속적인 통증이 나타날 수 있다. 통증을 없애기 위해서 등, 가슴, 목의 앞쪽 근육들을 스트레칭 한다. 가슴근육들을 스트레칭하지 않고 통증을 예방하기 위해 바른 자세를 교육시키는 것은 어렵다.

왜 아픈가? / What Hurts?

- 근육에서 통증유발점
- 가슴쪽 근처 척추뼈에서 고정된 관절들
- 갈비뼈와 척추뼈 사이 고정된 관절들
- 과도하게 늘어난 인대

통증의 원인 / Background

- 나쁜 자세
- 가슴, 엉덩이, 넙다리뒤근육의 긴장
- 등 근육 약화

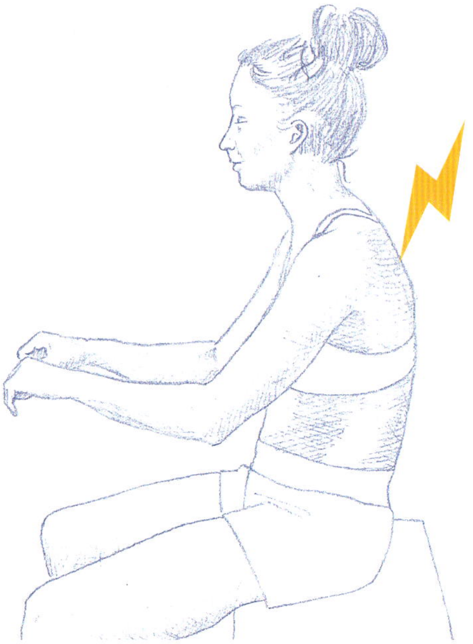

앉아 있을 때 등을 너무 구부리면 상체를 바로 세우고 척주의 인대를 보호하기위해 어깨뼈 사이 근육들이 작용하게 된다.

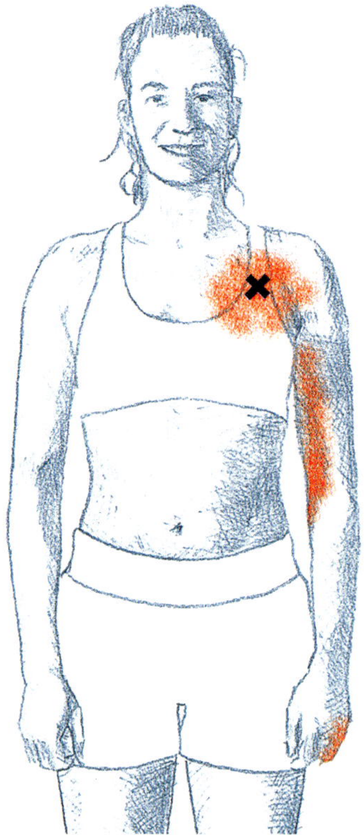

큰가슴근(pectoralis major)

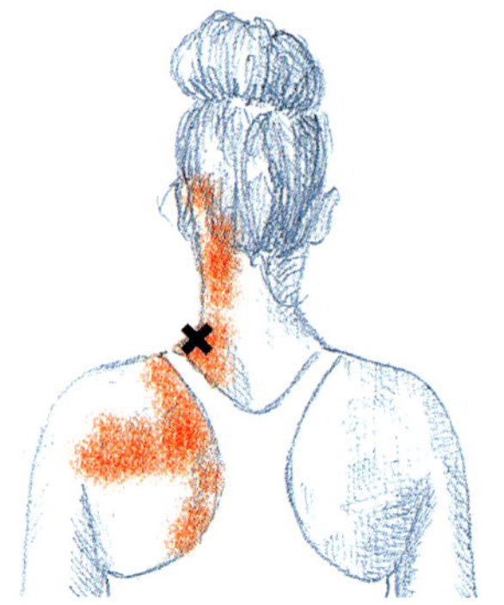

어깨올림근(levator scapulae)

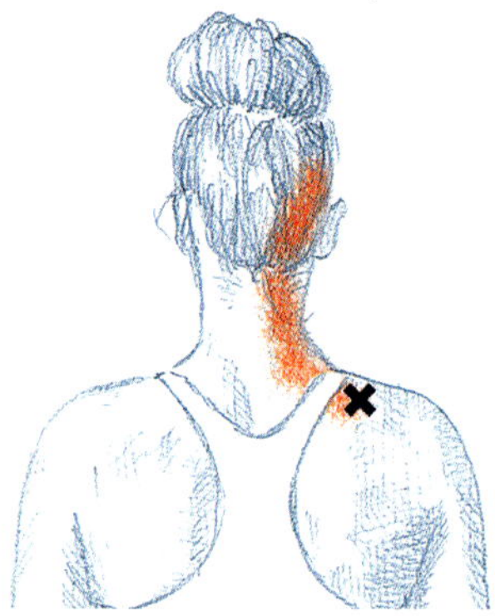

위등세모근(upper trapezius)

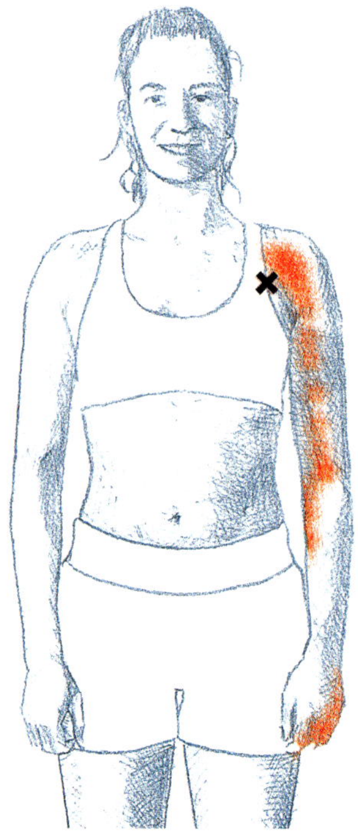

작은가슴근 (pectoralis minor)

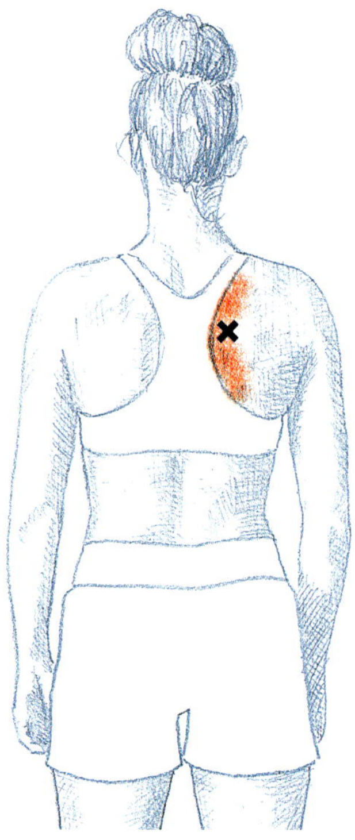

가운데등세모근과 마름근 (middle trapezius rhomboids)

***X** 표시된 부분은 통증유발점을 표시한 것이며, 색칠된 부분은 통증이 퍼지는 양상을 표시한 것이다.*

일반적인 치료 / General Remedies

가장 중요한 것은 자세를 바르게 하는 것이다. 한번 앉아 있을 때 20분 이상을 넘기지 않는다. 근육이 긴장되는 느낌이 들거나 5분 동안 앉아있었다면 어깨, 목, 머리를 움직이고 서는 것이 좋다. 온열 패드를 사용하는 것도 좋다.

특수 치료 / Specific Remedies

이 근육들은 쉽게 좋아지지 않기 때문에 스트레칭하기 위해 잠깐씩 쉬고 그 횟수를 늘린다.

전문가의 도움이 필요할 때

다음과 같은 증상들이 있다면 전문가의 도움을 받아야 한다. 일주일 동안 통증이 지속되면 전문가를 만나는 것이 좋다.

스트레칭 할 근육들 / Muscles to Stretch

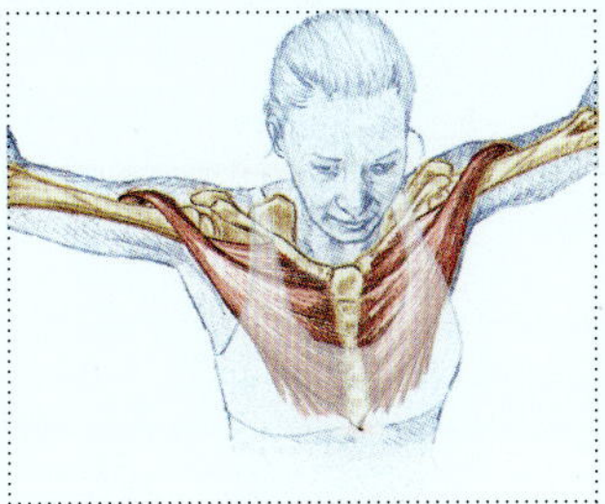

큰가슴근, 40, 42쪽

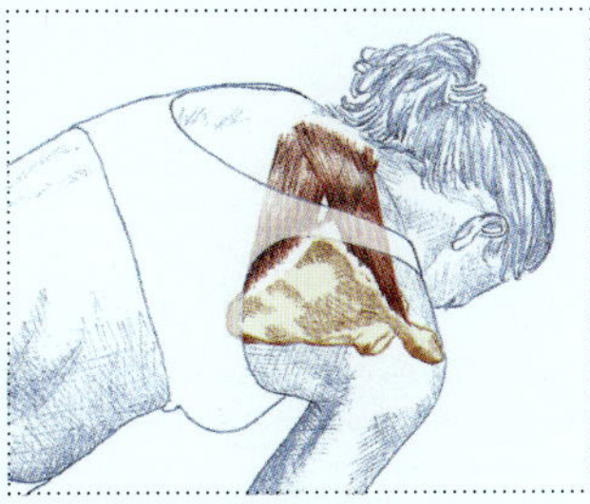

가운데등세모근과 마름근, 48, 50쪽

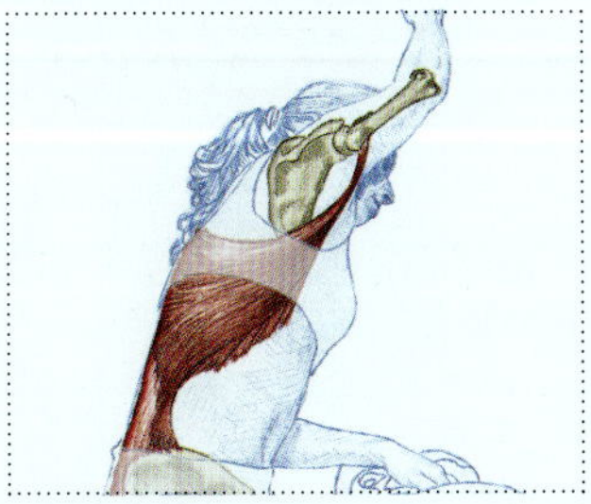

넓은등근, 52, 55쪽

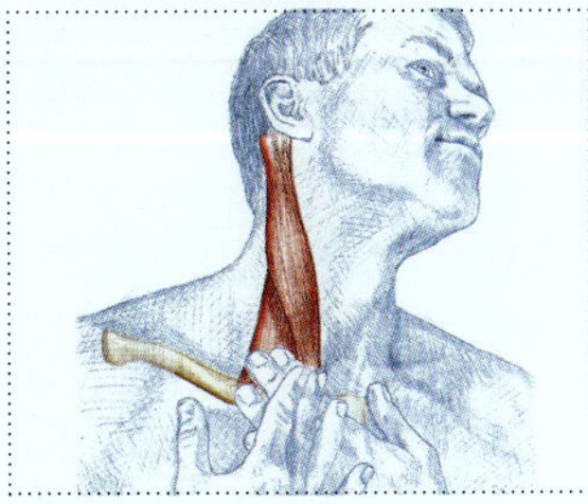

목빗근, 30쪽

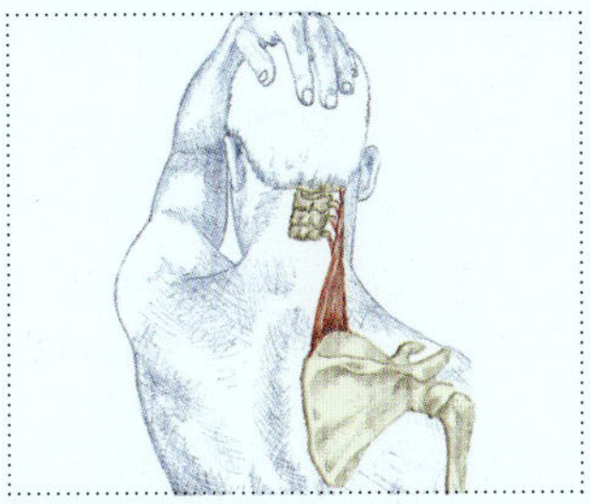

어깨올림근, 36, 38쪽

팔과 손으로 방사되는 어깨 통증
/ Shoulder pain that radiates into the arm and hand

어깨부위 근육들을 스트레칭 할 여유 없이 일을 하는 사람들은 팔과 손으로 방사되는 통증의 위험이 증가한다. 이런 이유로 먼저 어깨주변 근육들을 스트레칭하고 나서 특별한 어깨와 팔 근육들을 스트레칭 한다.

왜 아픈가? / What Hurts?

- 긴장된 근육의 통증유발점
- 과부하된 아래팔 근육들
- 목에서 관절 제한

통증의 원인 / Background

손과 아래팔로 하는 섬세한 움직임들은 아래팔과 어깨 근육들을 자극해 통증을 유발할 수 있다.

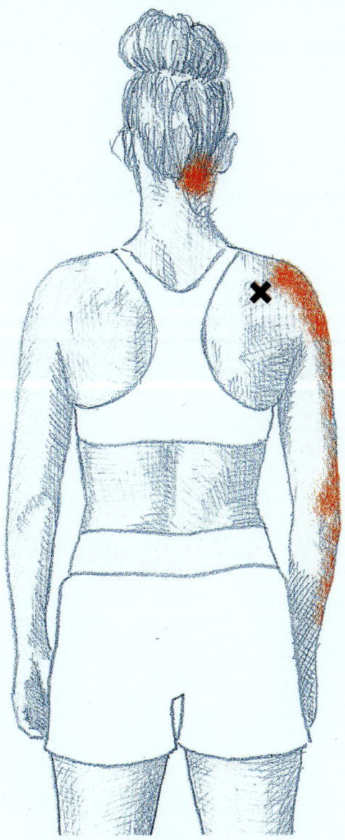

가시아래근 (infraspinatus)

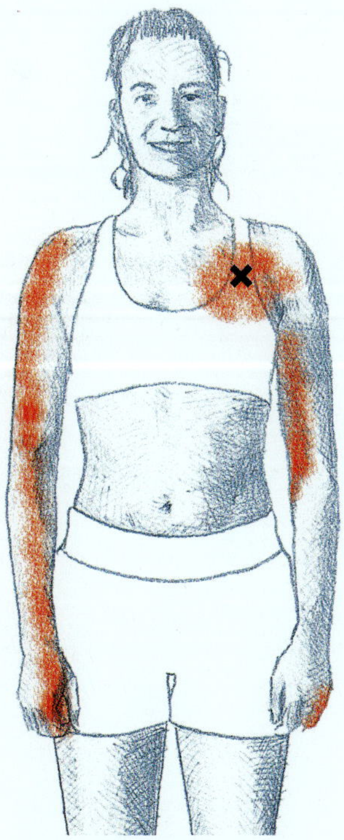

가시아래근(infraspinatus)
큰가슴근(pectoralis major)

***X** 표시된 부분은 통증유발점을 표시한 것이며 색칠된 부분은 통증이 퍼지는 양상을 표시한 것이다.*

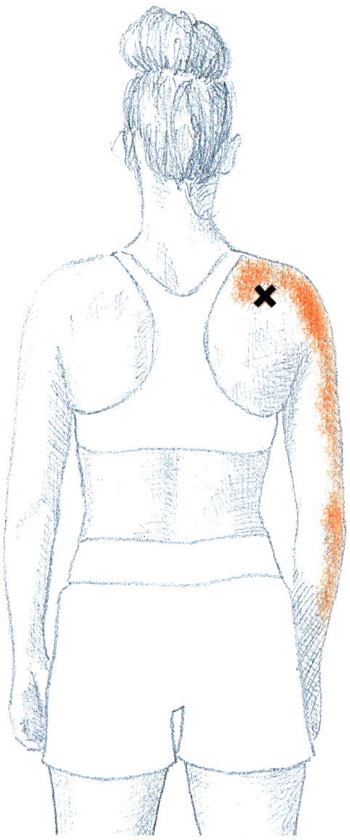

가시위근(supraspinatus)

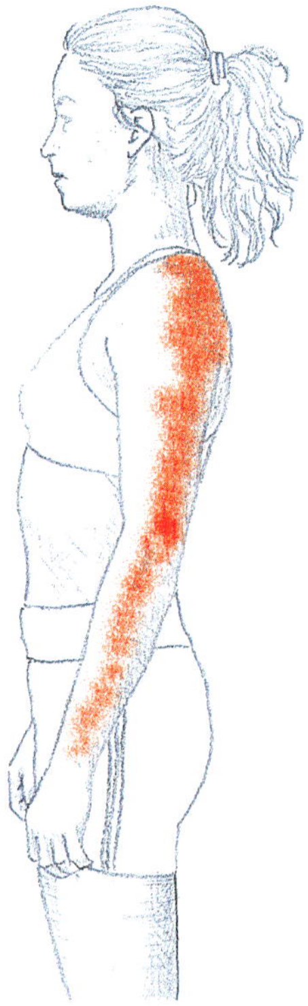

가시위근(supraspinatus)

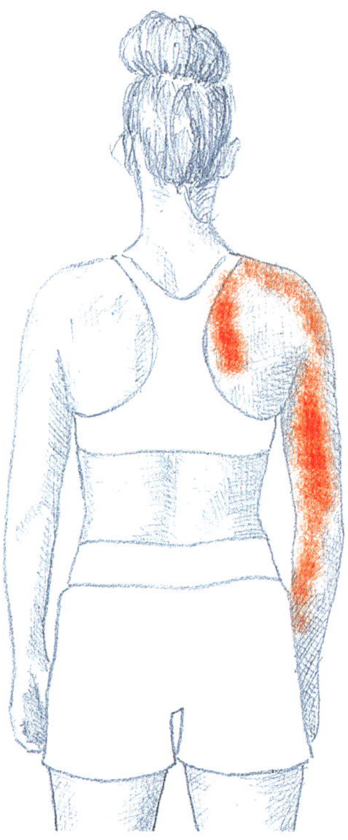

목갈비근(scalenes)

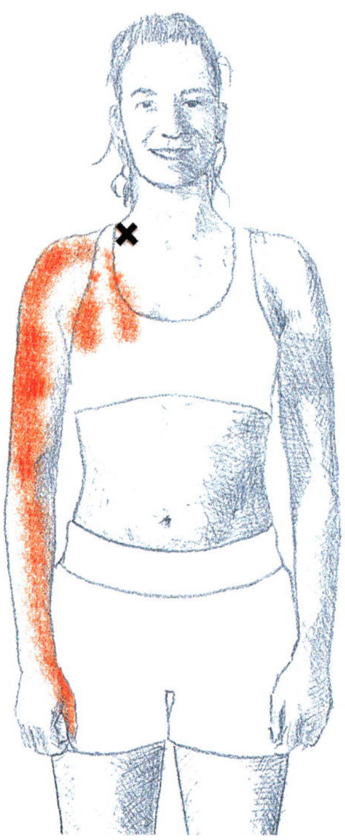

목갈비근(scalenes)

X 표시된 부분은 통증유발점을 표시한 것이며 색칠된 부분은 통증이 퍼지는 양상을 표시한 것이다.

일반적인 치료 / General Remedies

컴퓨터와 관련된 키보드, 마우스, 책상 높이, 의자 같은 장비들 모두 검사해야 한다. 20분 이상 의자에 앉아있지 말고 어깨주변을 움직인다. 집에 있을 때는 이 근육들을 사용하지 말고 어깨와 팔의 정적인 작업은 피한다.

특수 치료 / Specific Remedies

일하는 시간 동안 뿐 아니라 규칙적으로 스트레칭 한다.

전문가의 도움이 필요할 때

다음과 같은 증상들이 있다면 전문가의 도움을 받아야 한다. 통증이 3~4주 동안 사라지지 않는다면 전문가를 찾는다.

스트레칭 할 근육들 / Muscles to Stretch

먼저 어깨 주변과 목에 근육들을 스트레칭 한다.

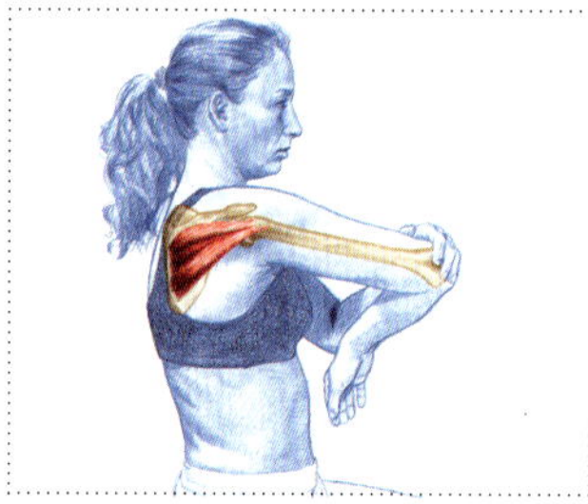

가시아래근 57, 60쪽

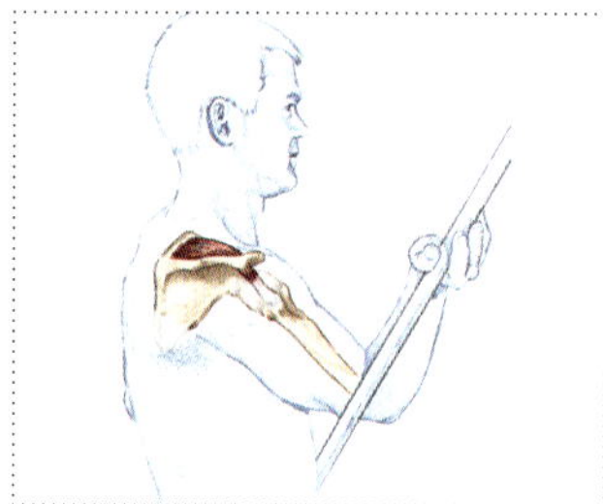

가시위근, 64, 66쪽

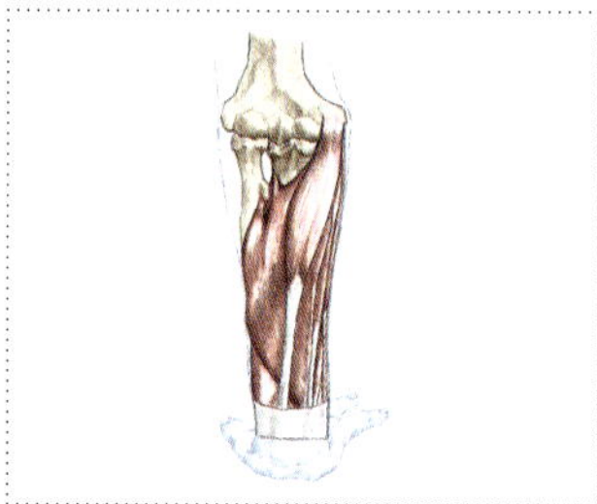

아래팔 굽힘근, 112쪽

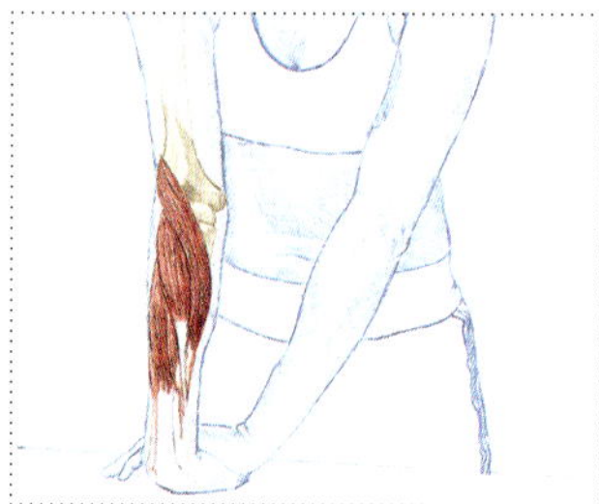

아래팔 폄근, 114쪽

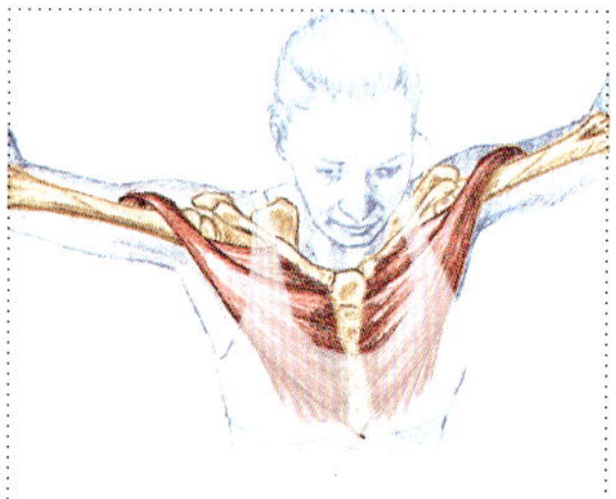

큰가슴근, 40, 42쪽

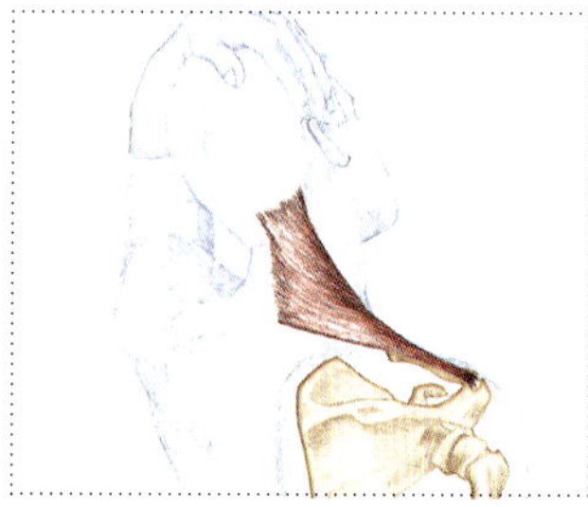

위등세모근, 26쪽

어깨통증 / Shoulder Pain

어깨 또는 그 주변이 아픈 이유는 여러 원인들이 있다. 통증 때문에 운동하는데 불편을 느낀다면 스스로 스트레칭하기 위해 애쓰지 않는다.

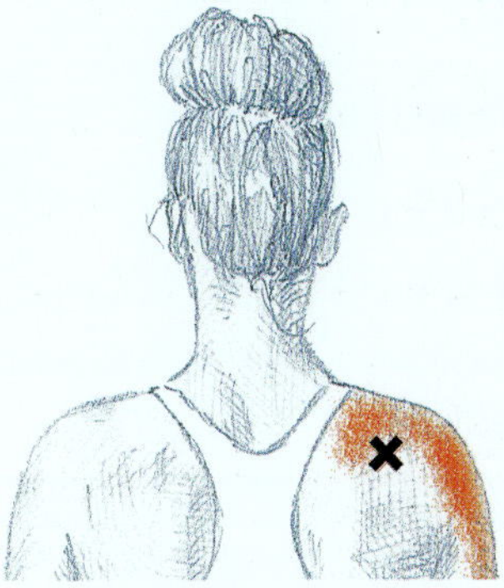

가시위근(supraspinatus)

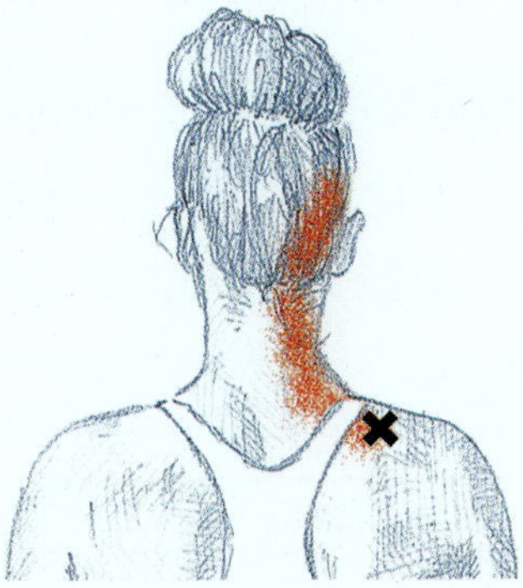

위등세모근(upper trapezius)

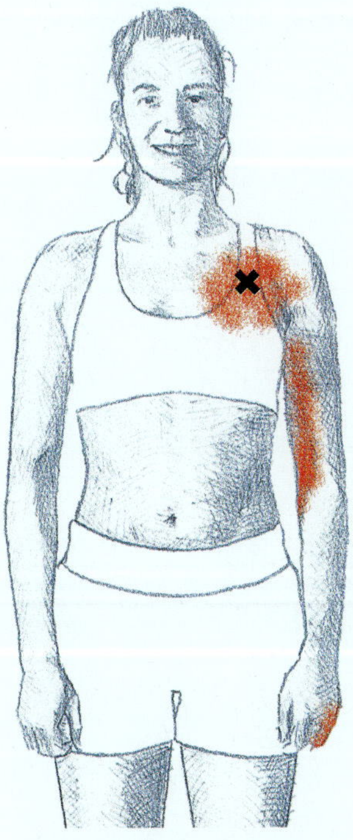

큰가슴근(pectoralis major)

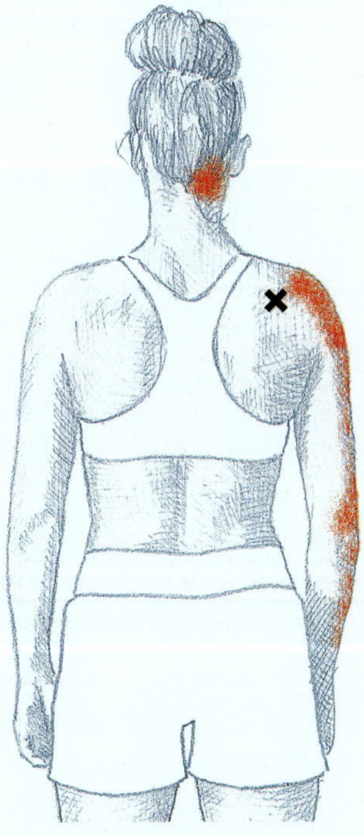

가시아래근(infraspinatus)

***X** 표시된 부분은 통증유발점을 표시한 것이며 색칠된 부분은 통증이 퍼지는 양상을 표시한 것이다.*

왜 아픈가? / What Hurts?

- 긴장된 근육의 통증유발점
- 근육 조임
- 신경 조임
- 부상에 의해 손상된 관절 연골
- 목 잠긴 상태(neck locking)에서 관절들

통증의 원인 / Background

- 안쪽 또는 바깥쪽으로 어깨관절을 회전시키는 반복적인 움직임
- 머리 위로 손을 올리는 작업을 많이 할 때
- 던지는 동작을 하는 스포츠에서 활동적으로 참여

일반적인 치료 / General Remedies

머리 위로 움직이는 것을 피하고 반복적으로 어깨관절의 회전을 피한다.

특수 치료 / Specific Remedies

조심스럽게 스트레칭하고 통증을 느끼면 멈춘다.

전문가의 도움이 필요할 때

다음과 같은 증상들이 있다면 전문가의 도움을 받아야 한다:

- 멈추지 않는 통증
- 갑작스러운 저항이나 통증 때문에 최대한으로 어깨를 움직이는 것이 어려울 때

스트레칭 할 근육들 / Muscles to Stretch

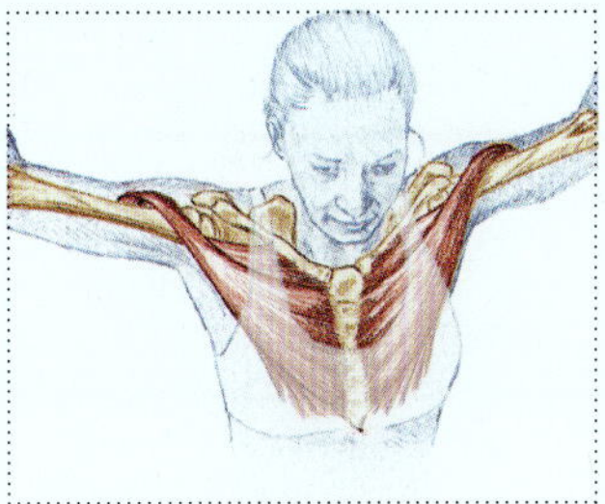

큰가슴근, 40, 42쪽

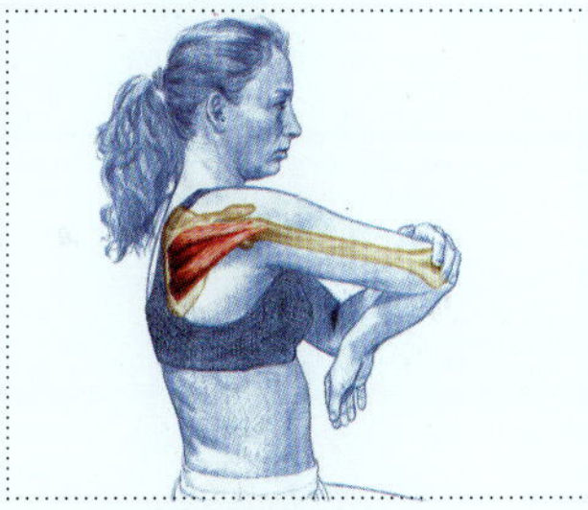

가시아래근 57, 60쪽

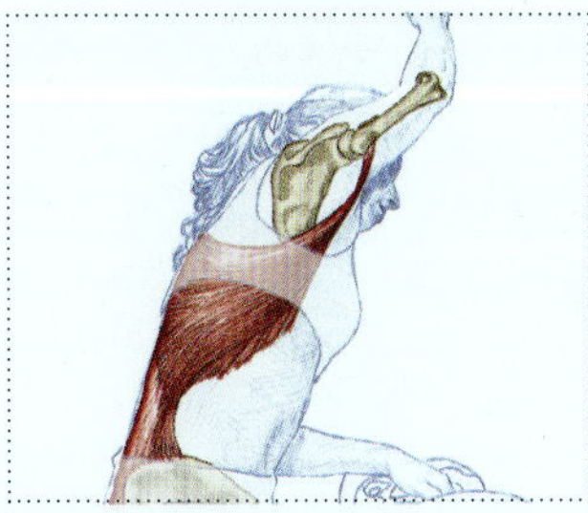

넓은등근, 52, 55쪽

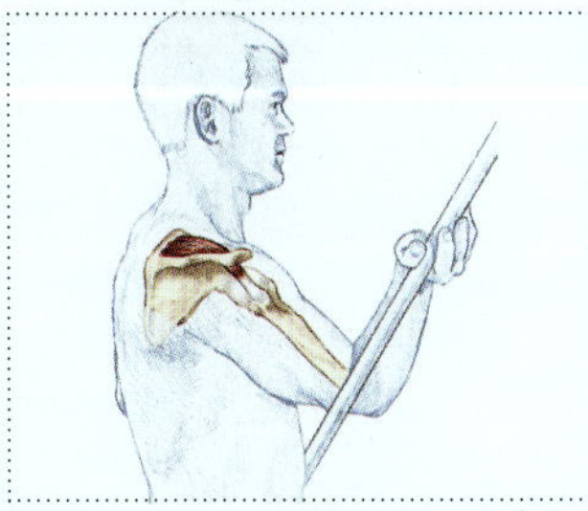

가시위근, 64, 66쪽

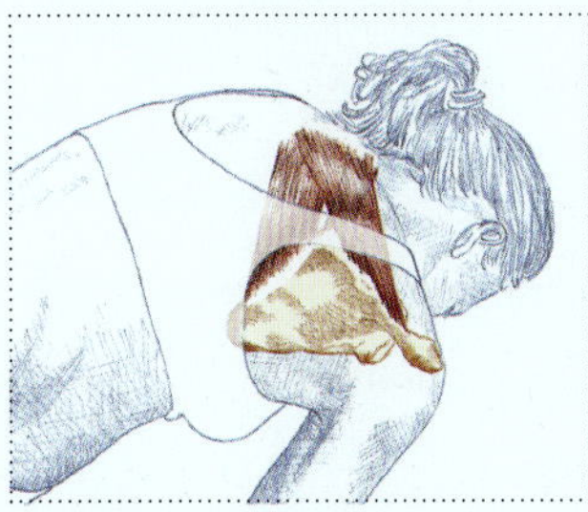

가운데등세모근과 마름근, 48, 50쪽

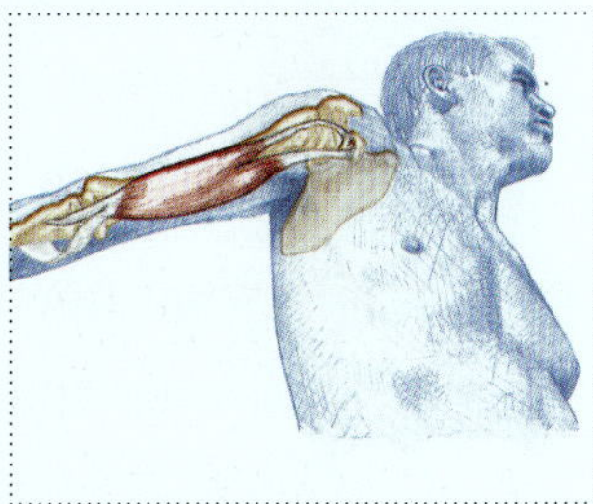

위팔두갈래근, 108쪽

테니스 엘보우와 골퍼 엘보우 / Tennis Elbow and Golfer's Elbow

이 용어는 아래팔 통증의 원인을 설명하며 일반적으로 나타난다. 건설노동자들에게 자주 발생 한다.

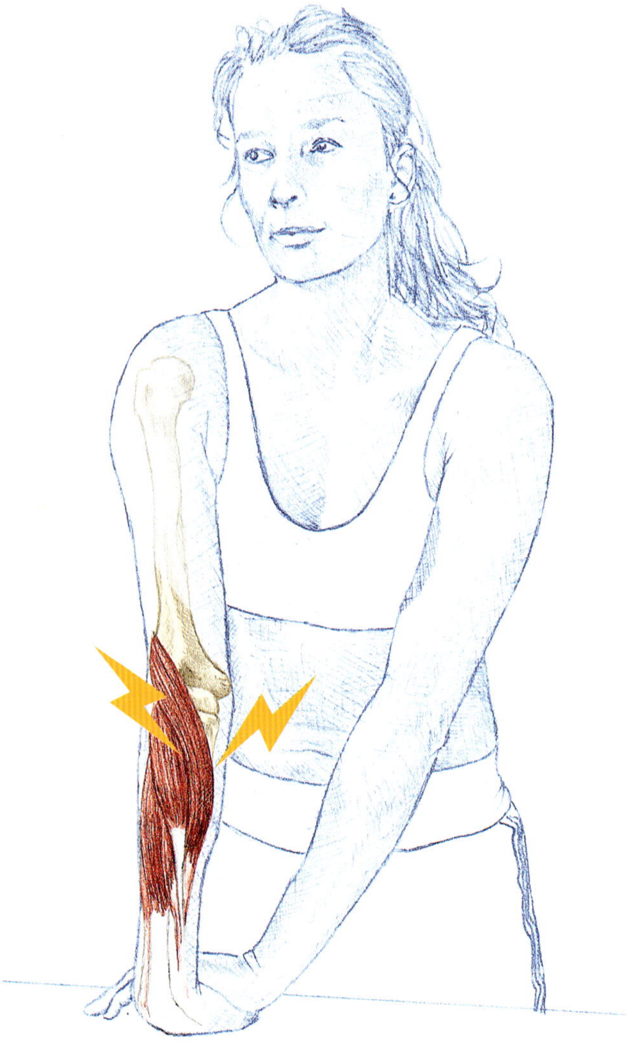

골퍼 엘보우는 팔꿉의 안쪽에 통증이 생기고 테니스 엘보우는 팔꿉의 바깥쪽에 통증이 생기게 된다.

왜 아픈가? / What Hurts?

- 높은 젖산과 과부하된 아래팔 근육

통증의 원인 / Background

- 아래팔을 사용해서 장기간 정적인 일을 한 경우
- 손과 아래팔의 근력과 지구력을 요구하는 작업

일반적인 치료 / General Remedies

가벼운 업무를 하고 아래팔 사용하는 일은 피한다. 아래팔의 혈액순환을 증가시키기 위해 온열 패드를 사용한다.

특수 치료 / Specific Remedies

하루에 20번씩 자주 스트레칭 한다.

전문가의 도움이 필요할 때

다음과 같은 증상들이 있다면 전문가의 도움을 받아야 한다. 일주일 이상 통증이 지속된다면 전문가를 만나야 한다.

스트레칭 할 근육들 / Muscles to Stretch

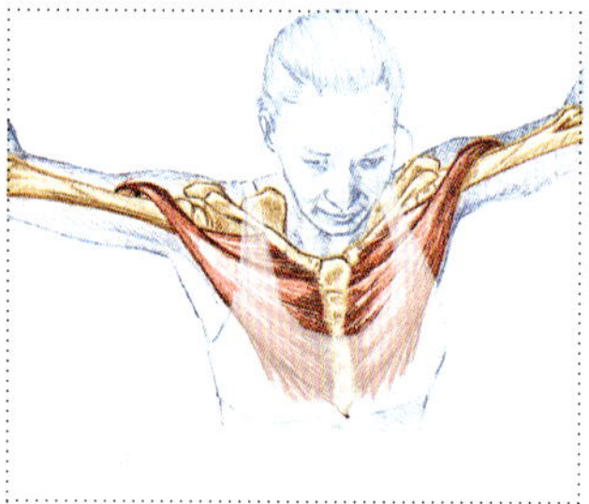

큰가슴근, 40, 42쪽

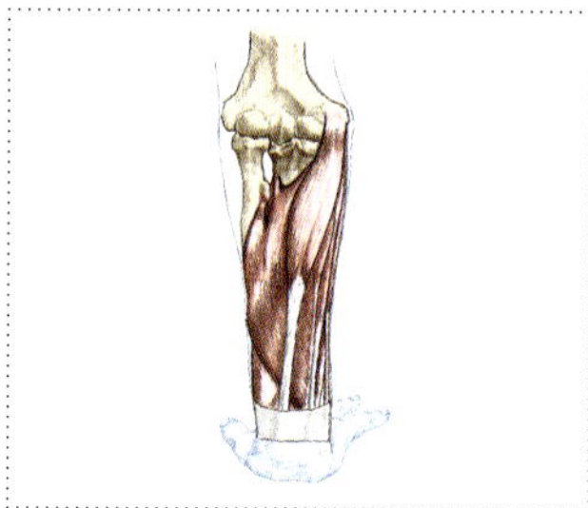

아래팔 굽힘근, 112쪽

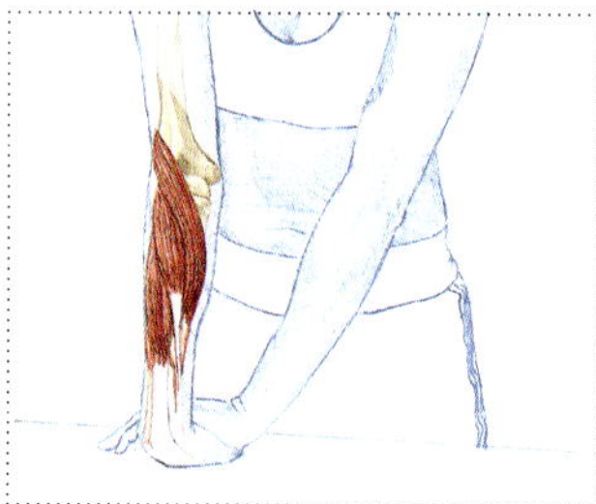

아래팔 폄근, 114쪽

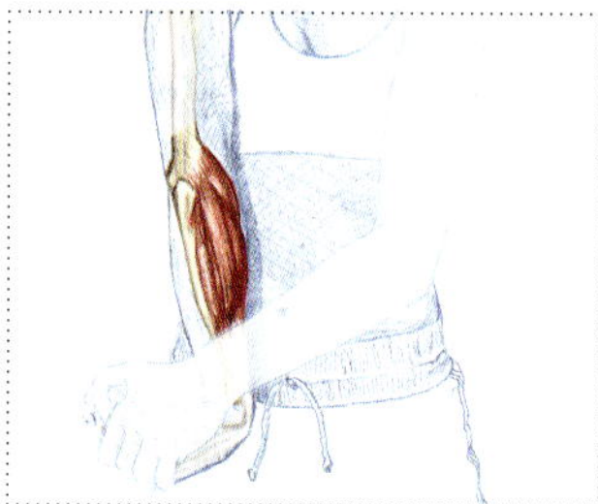

긴노쪽손목폄근, 짧은노쪽손목폄근, 116쪽

러너 무릎 / Runner' s Knee

러너 무릎은 운동을 하지 않는 사람들에게 공통적으로 나타나는 운동 손상이다.

왜 아픈가? / What Hurts?

- 넙다리근막긴장근과 중간볼기근이 짧아져 무릎 바깥쪽으로 가로질러 통증이 나타남

통증의 원인 / Background

- 엉덩이나 넙다리에 위치한 근육들이 짧아져 있거나 긴장하고 있을 때 그리고 근막이 긴장하고 있어 무릎 바깥쪽을 문지르게 될 때
- 바르지 못한 발 각도로 달리거나 걷거나 자전거를 탈 때

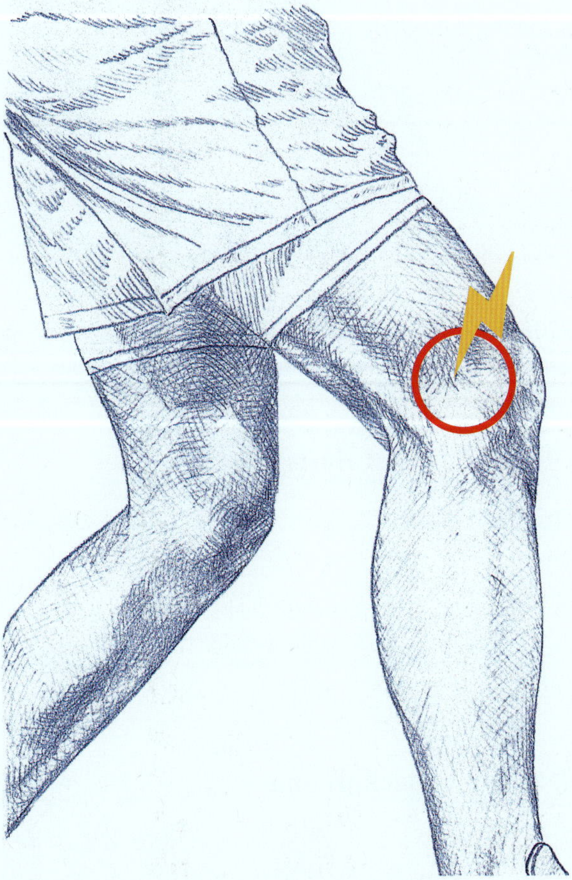

러너 무릎은 스트레칭 시 반응이 잘 나타난다.

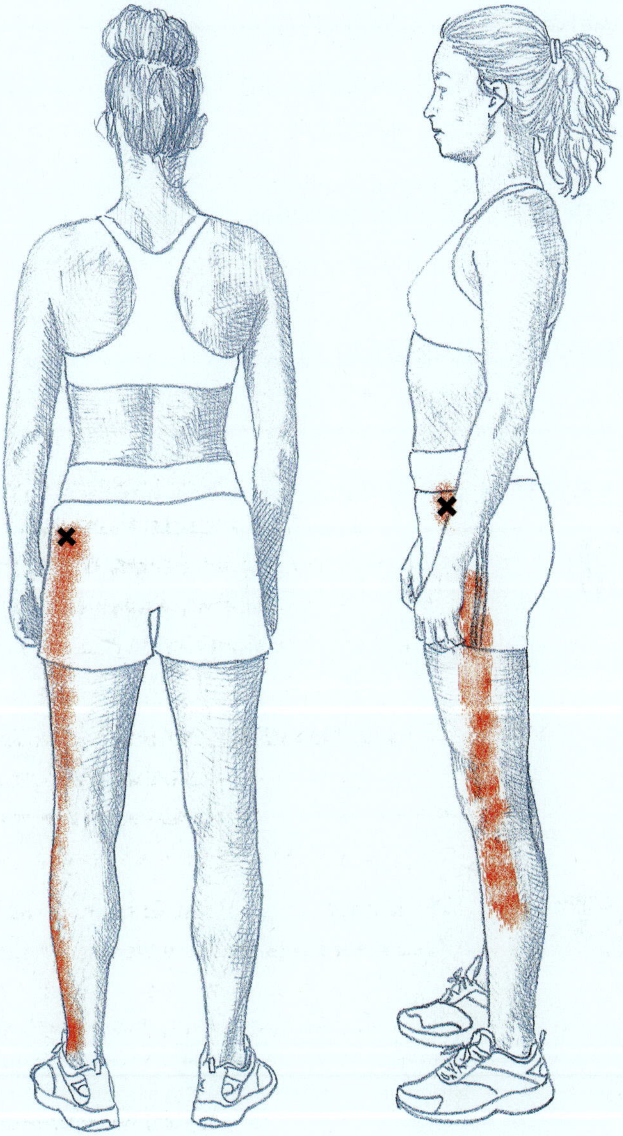

중간볼기근 (gluteus medius)

넙다리근막장근 (tensor fasciae latae)

***X** 표시된 부분은 통증유발점을 표시한 것이며, 색칠된 부분은 통증이 퍼지는 양상을 표시한 것이다.*

일반적인 치료 / General remedies

통증이 있으면 뛰거나 걷거나 자전거 타는 것을 멈추고 불편한 느낌이 있어도 바로 멈춘다.

특수 치료 / Specific remedies

작업하기 전 · 후로 하루에 여러 번 근육을 스트레칭 한다.

전문가의 도움이 필요할 때

만성 통증으로 바뀌기 전 전문가를 찾는 것이 좋다.

스트레칭 할 근육들 / Muscles to Stretch

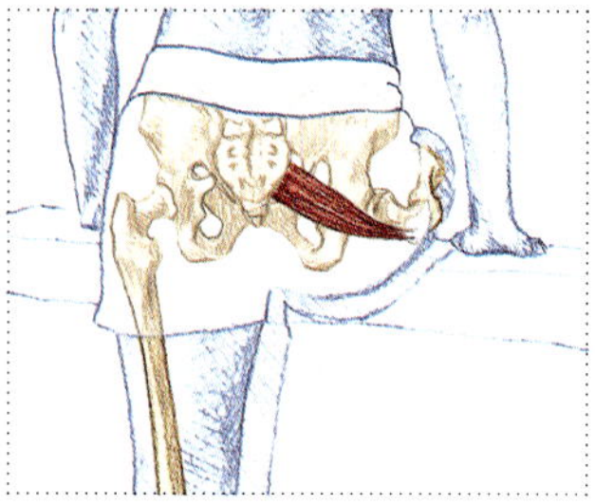

궁둥구멍근 72, 75쪽

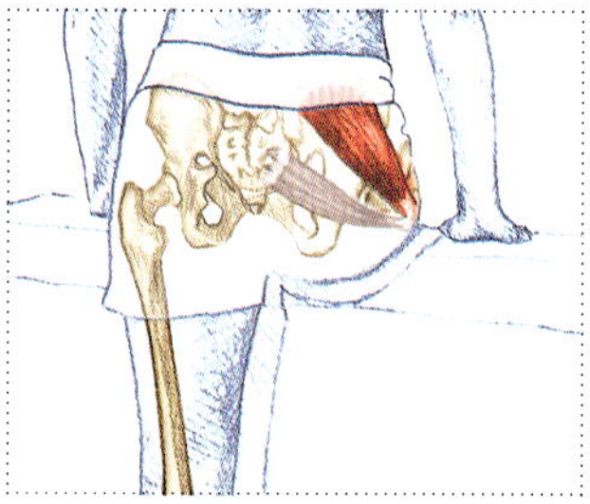

중간볼기근, 작은볼기근, 70쪽

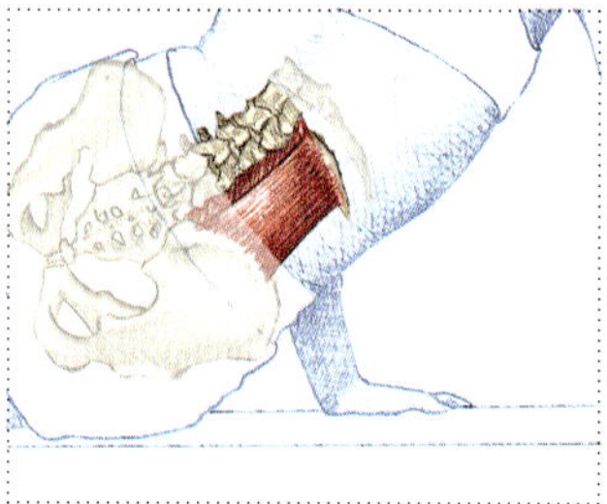

허리네모근, 78, 81쪽

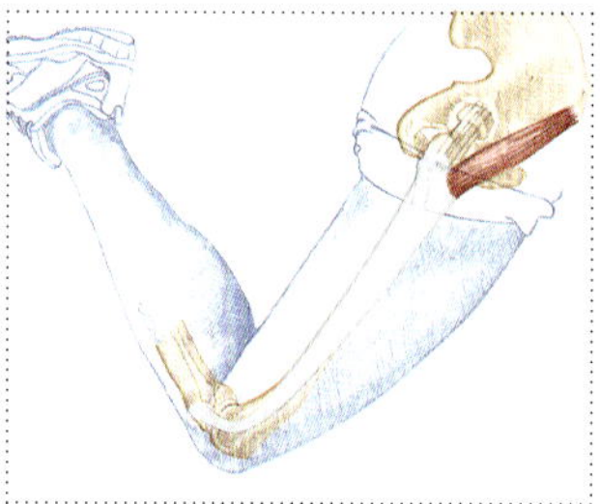

넙다리근막긴장근, 92쪽

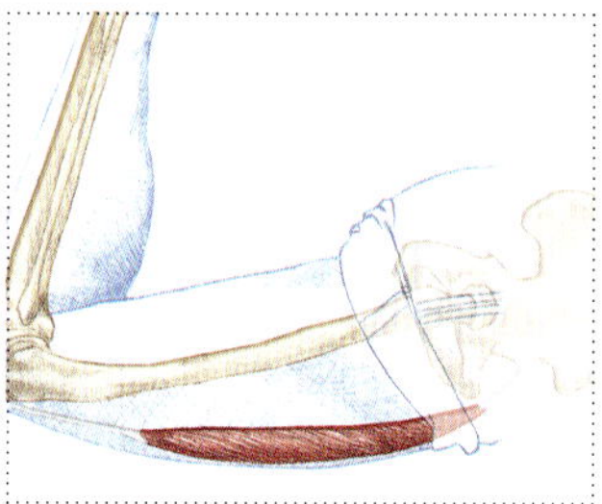

넙다리곧은근, 86, 90쪽

허리 통증 / Lower-back Pain

대부분의 사람들은 일부분에서 허리 통증을 느낀다. 고통과 삶의 질이 감소하고, 업무차질, 병가, 상해비용 등으로 사회적으로 많은 비용이 지출되고 있다.

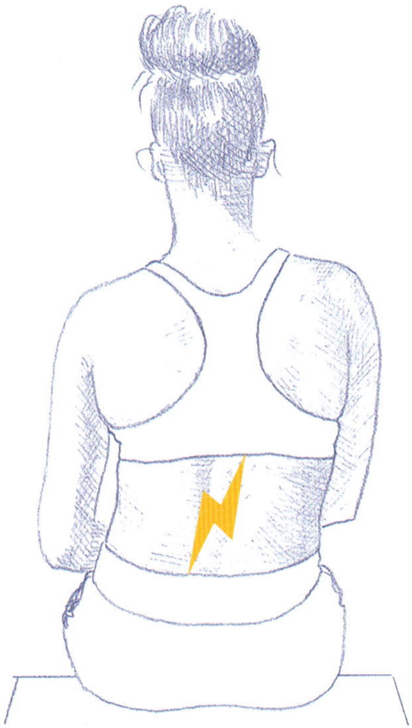

앉아 있는 것은 허리 통증을 유발하는 가장 대표적인 자세이다. 다리를 꼬고 앉는 것은 통증을 더 증가시킬 수 있다.

왜 아픈가? / What Hurts?

- 척추에서 디스크
- 인대
- 척추와 엉덩관절에서 비가동성 관절들
- 척추와 엉덩관절에서 과운동성
- 근육 긴장과 연축

통증의 원인 / Background

허리통증의 원인은 다양하다. 주된 이유는 장시간 오랫동안 앉아있게 되면 척추의 디스크가 압박되고 인대가 늘어나기 때문이다. 또한 장기간 앉아 있게 되면 엉덩굽힘근이나 볼기근들이 짧아지고 허리 심부에 있는 근육들이 피로해진다.

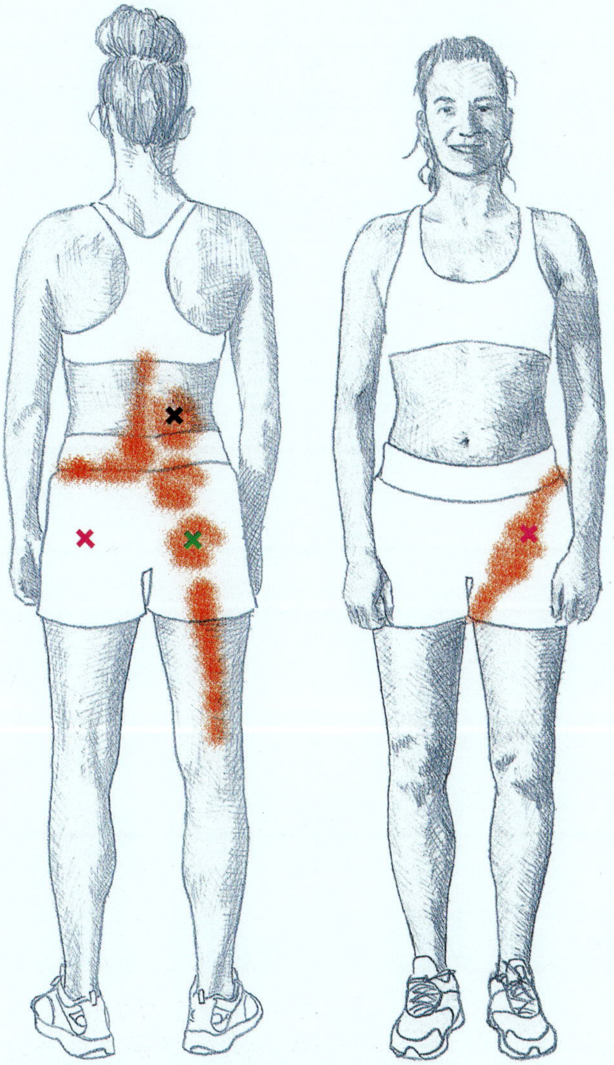

엉덩허리근(iliopsoas) - 빨강색 ***X***
허리네모근(quadratus lumborum) - 검정색 ***X***
궁둥구멍근(piriformis) - 녹색 ***X***

***X** 표시된 부분은 통증유발점을 표시한 것이며 색칠된 부분은 통증이 퍼지는 양상을 표시한 것이다.*

일반적인 치료 / General remedies

근 활동을 줄이기 위해 앉는 것을 피하고, 잠깐씩 움직인다. 매시간 컴퓨터 앞에 앉아 있는 것은 등에 엄청난 스트레스를 주게 된다.

특수 치료 / Specific remedies

하루에 여러 번 다음 근육들을 스트레칭 한다.

전문가의 도움이 필요할 때

다음과 같은 증상들이 있다면 전문가의 도움을 받아야 한다:

- 잘 수 없을 정도로 심한 통증
- 하루 종일 통증이 있거나 자세를 바꿀 때 통증
- 다리, 아래다리, 발로 강한 방사통
- 다리 근력이 약해짐
- 발뒤꿈치, 발가락으로 가만히 서 있을 수 없음
- 재채기나 기침할 때 다리와 등에서 찌릿한 느낌

스트레칭 할 근육들 / Muscles to Stretch

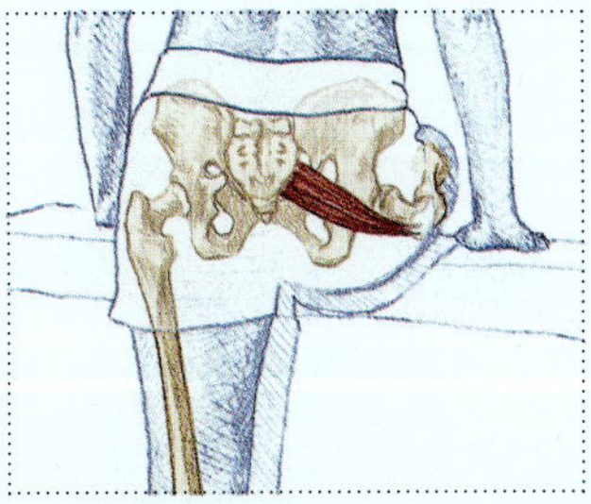

궁둥구멍근, 72, 75쪽

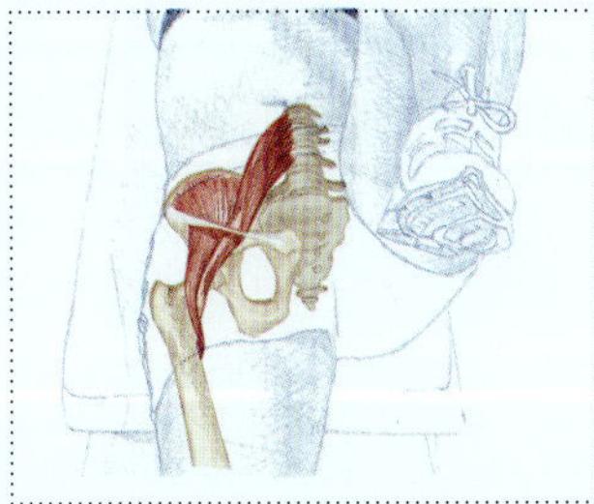

허리근과 엉덩근, 83쪽

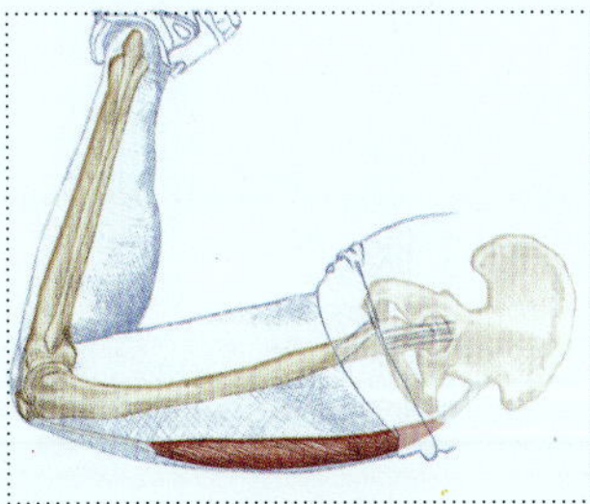

넙다리곧은근, 86, 90

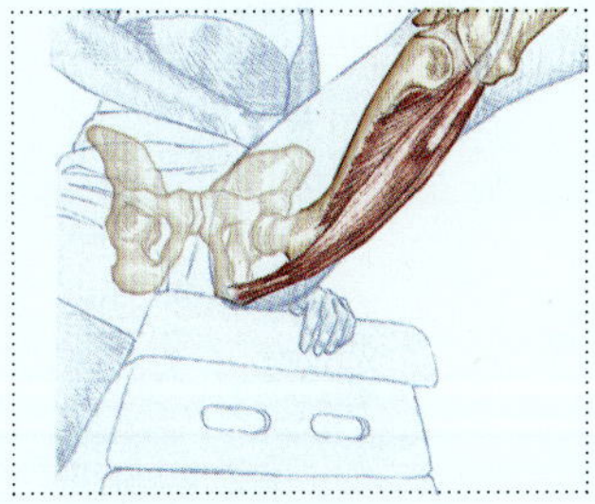

넙다리뒤근, 95쪽

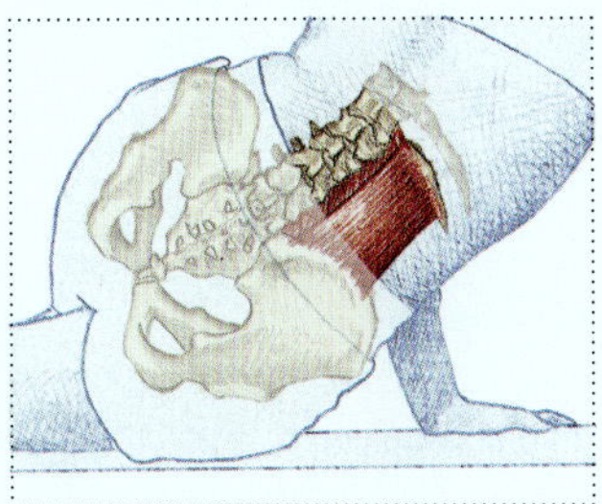

허리네모근, 78, 81쪽

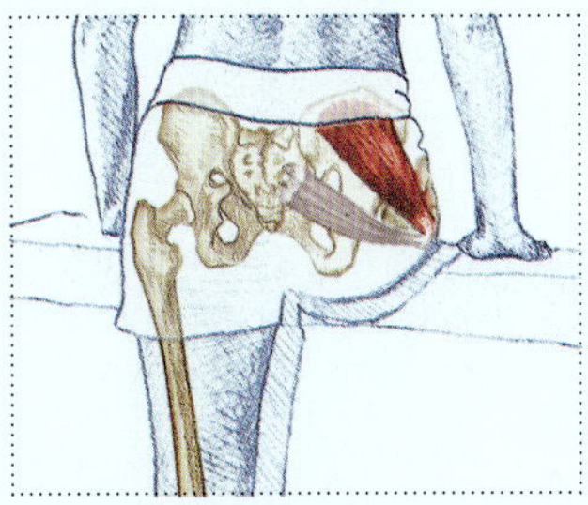

중간볼기근, 작은볼기근, 70쪽

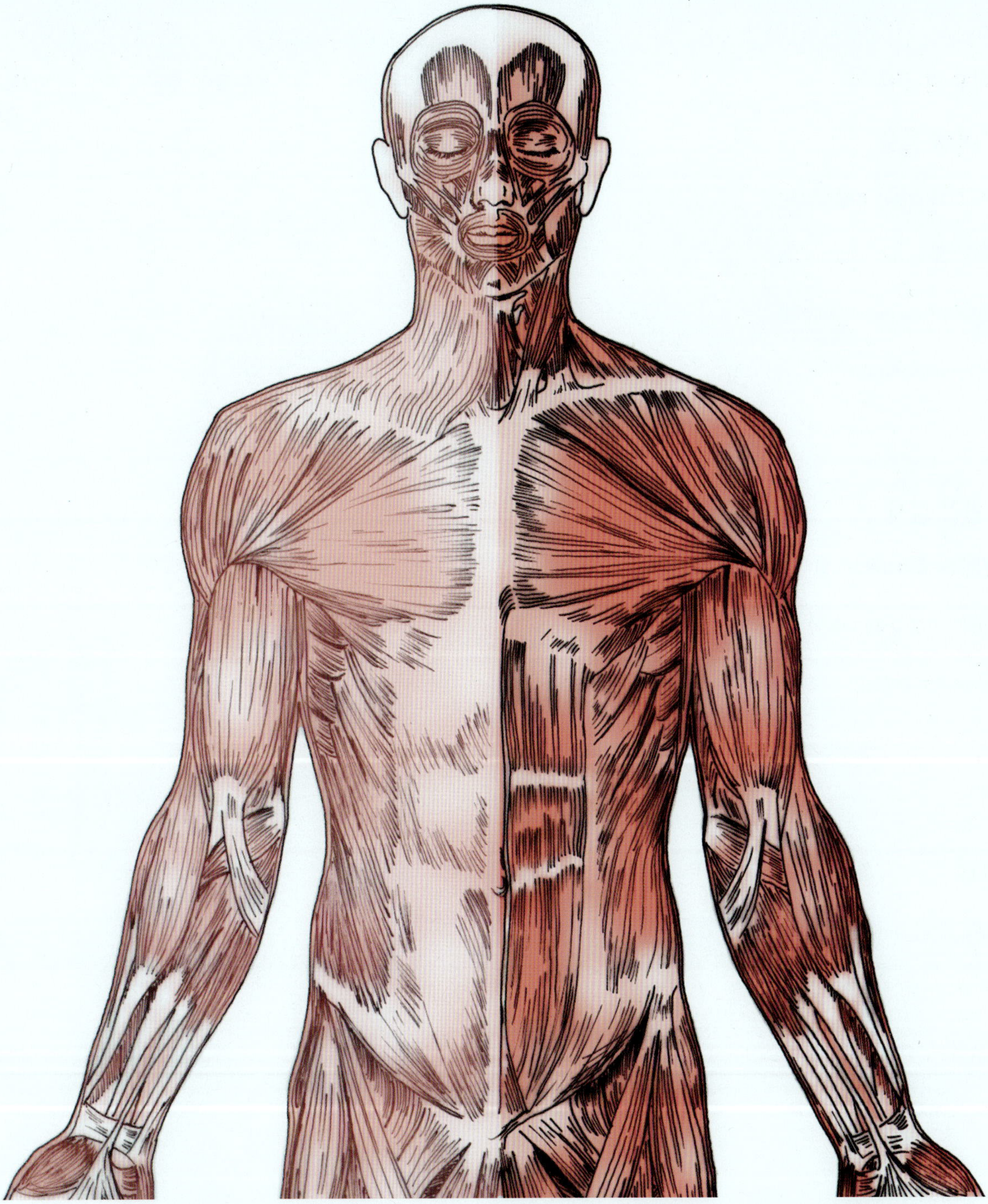

유연성 평가와 근육 균형

Assessing Flexibility and Muscle Balance

뻐근함과 통증 그리고 손상은 왼쪽과 오른쪽 근육의 유연성 불균형 때문에 나타난다. 오른쪽과 왼쪽 근육의 차이는 실제적으로 큰 문제를 야기하지는 않는다. 유연성을 테스트할 때는 할 수 있는 이상으로 스트레칭하지 말고 저항을 느끼거나 근육에서 찌릿한 느낌을 가질 때 멈춘다. 이런 감각은 양쪽에서 나타날 수 있으므로 오른쪽, 왼쪽 각각 같은 방법으로 테스트 한다.

스트레칭 할 근육	왼쪽이 짧은 경우	오른쪽이 짧은 경우	양쪽이 짧은 경우
목과 어깨 검사			
위등세모근(upper trapezius)			
어깨올림근(levator scapulae)			
목빗근(sternocleidomastoid)			
목갈비근(scalenes)			
어깨관절 검사			
가시위근(supraspinatus)			
가시아래근(infraspinatus)			
큰원근(teres major)			
넓은등근(latissimus dorsi)			
등 검사			
가운데등세모근(middle trapezius)			
마름근(rhomboids)			
넓은등근(latissimus dorsi)			
큰가슴근(pectoralis major)			
허리 검사			
허리근과 엉덩근(psoas and iliacus)			
궁둥구멍근(piriformis)			
중간볼기근/작은볼기근(gluteus medius and minimus)			
넙다리곧은근(rectus femoris)			
넙다리뒤근(hamstrings)			

From K. Berg, 2011, *Prescriptive Stretching* (Champaign, IL: Human Kinetics).

스트레칭 찾아보기
/ Stretch Index

참고문헌 / References

Amako, M., T. Oda, K. Masuoka, H. Yokoi, and P. Campisi. 2003. Effect of static stretching on prevention of injuries for military recruits. *Military Medicine* 168: 442-446.

Barcsay, Jenö. 1976. *Anatomy for artists.* [Anatomi för konstnärer.] Stockholm: Bonnier.

Bojsen-Möller, Finn. 2000. *The anatomy of the musculoskeletal system.* [Rörelseapparatens anatomi.] Stockholm: Liber.

Feland, J.B., J.W. Myrer, S.S. Schulthies, G.W. Fellingham, and G.W. Measom. 2001. The effect of duration of stretching of the hamstring muscle group for increasing range of motion in people aged 65 years or older. *Physical Therapy* 81: 1110-1117.

Fowles, J.R., D.G. Sale, and J.D. MacDougall. 2000. Reduced strength after passive stretch of the human plantar-flexors. *Journal of Applied Physiology* 89: 1179-1188.

Halbertsma, J.P., Al van Bolhuis, and L.N. Göeken. 1996. Sport stretching: Effect on passive muscle stiffness on short hamstrings. *Archives of Physical Medicine and Rehabilitation* 77: 688-692.

Harvey, L., R. Herbert, and J. Crosbie. 2002. Does stretching induce lasting increases in joint ROM? A systematic review. *Physiotherapy Research International* 7: 1-13.

Handel, M., T. Horstmann, H.H. Dickhuth, and R.W. Gulch. 1997. Effects of contract-relax stretching training on muscle performance in athletes. *European Journal of Applied Physiology and Occupational Physiology* 76: 400-408.

Karlsson, T., and M. Hallonlöf. 2003. *Stretching the hamstrings: The effect on quadriceps femoris regarding strength. [Stretching av hamstrings: Effekt på quadriceps femoris beträffande styrka.]* Stockholm: Karolinska Institute.

Lundeberg, Thomas, and Ralph Nisell. 1993. *Pain and inflammation: Physiology and pain in the moving parts. [Smärta och inflammation: fysiologi och behandling vid smärta i rörelseorganen.]* Stockholm: Syntex Nordica.

Peterson, Florence P., Elizabeth Kendall McCreary, and Patricia Geise Provance. 1993. *Muscles, testing and function: With posture and pain.* Baltimore: Williams & Wilkins.

Petrén, Ture. 1989. *Textbook of anatomy: Musculoskeletal system. [Lärobok i anatomi: Rörelseapparaten.]* Stockholm: Nordic Bookstore.

Pope, R.P., R.D. Herbert, J.D. Kirwan, and B.J. Graham. 2000. A randomized trial of preexercise stretching for prevention of lower limb injury. *Medicine and Science in Sports and Exercise* 32: 271-277.

Putz, R., and R. Pabst, eds. 2001. *Sobotta atlas of human anatomy: Head, neck, upper limb.* Munich: Elsevier, Urban & Fischer.

Putz, R., and R. Pabst, eds. 2001. *Sobotta atlas of human anatomy: Trunk, viscera, lower limb.* Munich: Elsevier, Urban & Fischer.

Richer, Paul. 1971. *Artistic anatomy.* trans. Robert Beverly Hale. New York: Watson-Guptill.

Rohen, Johannes W., Chihiro Yokochi, and Elke Lütjen-Drecoll. 1998. *Color atlas of anatomy: A photographic study of the human body.* Baltimore: Williams & Wilkins.

Szunyoghy, András. 1999. *Anatomical drawing school: Humans, animals, comparative anatomy. [Anatomisk tecknarskola människa, djur, jämförande anatomi.]* London: Könemann.

Travell, Janet G., David G. Simons, and Lois S. Simons. 1999. *Myofascial pain and dysfunction: The trigger point manual.* Baltimore: Williams & Wilkins.